Strukturen und Funktionen begreifen

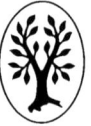

Strukturen und Funktionen begreifen

Funktionelle Anatomie – Therapierelevante Details

1 Grundlagen zur Wirbelsäule
HWS und Schädel
BWS und Brustkorb
Obere Extremität

Jutta Hochschild

423 Abbildungen

1998
Georg Thieme Verlag
Stuttgart · New York

Jutta Hochschild
Physiotherapeutin,
Leiterin der Schule für Physiotherapie
an der Orthopädischen Universitätsklinik
Marienburgstr. 2
60528 Frankfurt, M.

Die Deutsche Bibliothek – CIP-Einheitsaufnahme

Hochschild, Jutta:
Funktionelle Anatomie : Strukturen und Funktionen begreifen ; therapierelevante Details / Jutta Hochschild. – Stuttgart ; New York : Thieme, 1998

© 1998 Georg Thieme Verlag
Rüdigerstraße 14
D-70469 Stuttgart

Printed in Germany

Zeichnungen: Malgorzata & Piotr Gusta, Stuttgart

Satz: Kittelberger GmbH, Reutlingen
(3B2, V. 4.65a/X)

Druck: Gulde-Druck GmbH, Tübingen

ISBN 3-13-110421-X   1 2 3 4 5 6

Wichtiger Hinweis: Wie jede Wissenschaft ist die Medizin ständigen Entwicklungen unterworfen. Forschung und klinische Erfahrung erweitern unsere Erkenntnisse, insbesondere was Behandlung und medikamentöse Therapie anbelangt. Soweit in diesem Werk eine Dosierung oder eine Applikation erwähnt wird, darf der Leser zwar darauf vertrauen, daß Autoren, Herausgeber und Verlag große Sorgfalt darauf verwandt haben, daß diese Angabe dem **Wissensstand bei Fertigstellung des Werkes** entspricht.

Für Angaben über Dosierungsanweisungen und Applikationsformen kann vom Verlag jedoch keine Gewähr übernommen werden. **Jeder Benutzer ist angehalten,** durch sorgfältige Prüfung der Beipackzettel der verwendeten Präparate und gegebenenfalls nach Konsultation eines Spezialisten festzustellen, ob die dort gegebene Empfehlung für Dosierungen oder die Beachtung von Kontraindikationen gegenüber der Angabe in diesem Buch abweicht. Eine solche Prüfung ist besonders wichtig bei selten verwendeten Präparaten oder solchen, die neu auf den Markt gebracht worden sind. **Jede Dosierung oder Applikation erfolgt auf eigene Gefahr des Benutzers.** Autoren und Verlag appellieren an jeden Benutzer, ihm etwa auffallende Ungenauigkeiten dem Verlag mitzuteilen.

Geschützte Warennamen (Warenzeichen) werden **nicht** besonders kenntlich gemacht. Aus dem Fehlen eines solchen Hinweises kann also nicht geschlossen werden, daß es sich um einen freien Warennamen handelt.

Das Werk, einschließlich aller seiner Teile, ist urheberrechtlich geschützt. Jede Verwertung außerhalb der engen Grenzen des Urheberrechtsgesetzes ist ohne Zustimmung des Verlages unzulässig und strafbar. Das gilt insbesondere für Vervielfältigungen, Übersetzungen, Mikroverfilmungen und die Einspeicherung und Verarbeitung in elektronischen Systemen.

Vorwort

Dieses Buch schrieb ich in erster Linie für meine Physiotherapie-Schüler, es richtet sich aber auch an erfahrene Physiotherapeuten, die ihre Kenntnisse in Funktioneller Anatomie erweitern wollen. Für Physiotherapeuten ist das funktionelle Verständnis Voraussetzung für die Interpretation von Funktionsstörungen und für eine effektive Behandlung.

Als ich vor 11 Jahren mit dem Unterricht in Funktioneller Anatomie an einer Physiotherapie-Schule begann stellte ich fest, daß mir vorhandene Bücher nur in Auszügen hilfreich waren.

Entscheidende fachliche Impulse erhielt ich in der Manuellen Therapie als Lehrtherapeutin in Boppard. Ebenfalls hilfreich waren die Bücher von Kapandji. Die Besuche von Präparations-Kursen, besonders unter der Leitung von Professor Vleeming, erweiterten mein Verständnis für die funktionelle Anatomie.

Mein Buch soll und kann die klassischen Anatomie-Bücher nicht ersetzen. So sind Knochen z. B. nur kurz beschrieben, Gelenkflächen und der Aufbau der Gelenke dagegen sehr ausführlich. Während ich Kenntnisse über Muskelursprünge und -ansätze vorausgesetzt habe, hielt ich es doch für wichtig, die funktionellen Aspekte der Muskulatur detailliert zu beschreiben.

Die Palpation der verschiedenen Strukturen nimmt einen großen Raum ein. Sie ist stets ein wichtiger Bestandteil der Untersuchung und Behandlung in der Physiotherapie.

Ich hoffe, daß meine Hinweise zu Pathologien und die Praxistips allen Kollegen im Behandlungsalltag nützlich sind.

Mein besonderer Dank gilt den Grafikern Herrn P. Gusta und seiner Frau, die sich intensiv in die Materie vertieft haben und das Ergebnis sind viele sehr gute und detaillierte Zeichnungen.

Auch Frau Haarer-Becker vom Thieme Verlag möchte ich Dank sagen. Ich fühlte mich von ihr ausgezeichnet betreut und erhielt viele wichtige Hinweise.

Ebenso bedanke ich mich bei meinen Kolleginnen in der Schule, die mir immer wieder zu wichtigen Informationen verhalfen.

Bad Homburg,   Jutta Hochschild
im Oktober 1997

Inhaltsverzeichnis

1	**Grundlagen zur Wirbelsäule** ⋯ *1*		**3**	**Brustwirbelsäule und Thorax** ⋯ *67*

1.1   Entwicklung und Form der Wirbelsäule ⋯ *2*
1.1.1   Ideale Krümmungen ⋯ *2*
1.1.2   Spongiosaarchitektur ⋯ *3*
1.2   Bewegungssegment ⋯ *4*
1.2.1   Der Aufbau eines Wirbels ⋯ *5*
1.2.2   Wirbelbogengelenke ⋯ *7*
1.2.3   Innervation des Bewegungssegments ⋯ *12*
1.2.4   Bänder der Wirbelsäule ⋯ *14*
1.2.5   Bandscheibe ⋯ *16*

2   Schädel und Halswirbelsäule ⋯ *25*

2.1   Palpation im Bereich des Schädels und der Halswirbelsäule ⋯ *26*
2.2   Funktionelle Anatomie des Schädels ⋯ *32*
2.2.1   Knöcherne Bestandteile ⋯ *32*
2.2.2   Meningen des Gehirns ⋯ *33*
2.2.3   Liquor cerebrospinalis ⋯ *34*
2.2.4   Mobilität des Schädels ⋯ *34*
2.2.5   Articulatio temporomandibularis ⋯ *35*
2.2.6   Funktionelle Einheit Kiefer-HWS ⋯ *39*
2.2.7   Kaumuskulatur ⋯ *40*
2.2.8   Suprahyale Muskulatur ⋯ *41*
2.2.9   Infrahyale Muskulatur ⋯ *41*
2.2.10   Zusammenspiel Kaumuskulatur und supra- und infrahyale Muskulatur ⋯ *42*
2.2.11   Muskeln des Schädeldachs (M. epicranius) ⋯ *42*
2.2.12   Mimische Muskulatur ⋯ *43*
2.3.   Funktionelle Anatomie der Halswirbelsäule ⋯ *44*
2.3.1   Röntgenbild HWS ⋯ *44*
2.3.2   Obere Halswirbelsäule ⋯ *46*
2.3.3   Untere Halswirbelsäule ⋯ *53*
2.3.4   Praevertebrale Muskulatur ⋯ *59*
2.3.5   Nackenmuskulatur ⋯ *62*
2.3.6   Plexus brachialis ⋯ *65*

3.1   Palpation im Bereich der Brustwirbelsäule und des Thorax ⋯ *68*
3.2   Funktionelle Anatomie der Brustwirbelsäule ⋯ *71*
3.2.1   Röntgenbild BWS ⋯ *71*
3.2.2   Brustwirbel ⋯ *72*
3.2.3   Bänder der Brustwirbelsäule ⋯ *73*
3.2.4   Bewegungen im BWS-Bereich ⋯ *74*
3.3   Funktionelle Anatomie des Thorax ⋯ *76*
3.3.1   Bewegungen der Rippen ⋯ *80*
3.3.2   Muskulatur der BWS: Lateraler Trakt ⋯ *82*
3.3.3   Medialer Trakt ⋯ *82*
3.3.4   Inspirationsmuskeln ⋯ *84*
3.3.5   Exspirationsmuskeln ⋯ *86*
3.3.6   Atemhilfsmuskulatur ⋯ *86*
3.3.7   Verlauf der Nerven im BWS-Bereich ⋯ *87*

4   Schulter ⋯ *89*

4.1   Palpation im Schulterbereich ⋯ *90*
4.2   Funktionelle Anatomie der Schulter ⋯ *96*
4.2.1   Röntgenbild Schulter ⋯ *96*
4.2.2   Bewegungsumfang des Armes: beteiligte Gelenke ⋯ *97*
4.2.3   Humeroskapulargelenk ⋯ *98*
4.2.4   Subakromialer Gleitraum ⋯ *103*
4.2.5   Skapulothorakale Gleitebene ⋯ *104*
4.2.6   Muskulatur der Skapula ⋯ *106*
4.2.7   Akromioklavikulargelenk ⋯ *108*
4.2.8   Sternoklavikulargelenk ⋯ *109*
4.3   Bewegungen des Armes ⋯ *112*
4.3.1   Bewegung: Abduktion ⋯ *112*
4.3.2   Adduktion ⋯ *122*
4.3.3   Extension ⋯ *124*
4.3.4   Flexion ⋯ *125*
4.3.5   Rotation ⋯ *126*
4.4   Verlauf der Nerven im Schulterbereich ⋯ *128*

5 Ellenbogen ... 133

5.1	Palpation im Ellenbogenbereich ... 134	
5.2	Funktionelle Anatomie des Ellenbogens ... 141	
5.2.1	Röntgenbild Ellenbogen ... 141	
5.2.2	Articulatio cubiti ... 142	
5.2.3	Bänder ... 149	
5.2.4	Achsen und Bewegungen ... 151	
5.2.5	Muskulatur: Flexoren ... 154	
5.2.6	Muskulatur: Extensoren ... 156	
5.2.7	Muskulatur: Pronatoren ... 156	
5.2.8	Muskulatur: Supinatoren ... 157	
5.3	Verlauf der Nerven im Ellenbogenbereich ... 158	

6 Hand ... 161

6.1 Palpation im Bereich der Hand ... 162
6.1.1 Radiale Handkante ... 162
6.1.2 Handrücken ... 163
6.1.3 Ulnare Handkante ... 165
6.1.4 Hohlhandbereich ... 166
6.1.5 Phalangen ... 169
6.2 Funktionelle Anatomie der Hand ... 170
6.2.1 Röntgenbild Hand ... 170
6.2.2 Handgelenk ... 171
6.2.3 Gelenkkapseln ... 174
6.2.4 Durchblutung ... 175
6.2.5 Innervation ... 176
6.2.6 Bänder ... 177
6.2.7 Karpaltunnel ... 182
6.2.8 Loge de Guyon ... 182
6.2.9 Achsen und Bewegungen ... 183
6.2.10 Muskeln des Handgelenks: Extensoren ... 187
6.2.11 Muskeln des Handgelenks: Flexoren ... 188
6.2.12 Muskeln des Handgelenks: radiale Abduktoren ... 189
6.2.13 Muskeln des Handgelenks: ulnare Abduktoren ... 190
6.2.14 Mittelhandgelenke ... 191
6.2.15 Fingergelenke ... 196
6.2.16 Muskeln der Finger: Extensoren ... 202
6.2.17 Muskeln der Finger: Flexoren ... 207
6.2.18 Muskeln des Daumens ... 209
6.2.19 Muskeln des Kleinfingers ... 210
6.3 Verlauf der Nerven im Handbereich ... 211

Literatur ... 213

Sachverzeichnis ... 217

1 Grundlagen zur Wirbelsäule

1.1 Entwicklung und Form der Wirbelsäule ··· 2

1.1.1 Ideale Krümmungen ··· 2

1.1.2 Spongiosaarchitektur ··· 3

1.2 Bewegungssegment ··· 4

1.2.1 Der Aufbau eines Wirbels ··· 5

1.2.2 Wirbelbogengelenke ··· 7

1.2.3 Innervation des Bewegungssegments ··· 12

1.2.4 Bänder der Wirbelsäule ··· 14

1.2.5 Bandscheibe ··· 16

1 Grundlagen zur Wirbelsäule

1.1 Entwicklung und Form der Wirbelsäule

Von lateral betrachtet, entwickelt sich die Wirbelsäule von der Totalkyphose in der frühen Embryonalzeit zur normal gekrümmten Wirbelsäule (zwei Kyphosen, zwei Lordosen) innerhalb der ersten 7 Lebensjahre.

Im Wachstum geschieht folgendes: Die zervikale Lordose bildet sich aus, wenn der Säugling versucht, aus der Bauchlage und mit Fortbewegungsversuchen in Vierfüßlerstellung den Kopf zu heben. Die Lordose in der Lendenwirbelsäule bildet sich durch die Aufrichtung aus, denn durch die fehlende Dehnbarkeit der Hüftbeuger macht jede Extension der Hüftgelenke eine Beckenneigung und weiterlaufend eine Lordose der Lendenwirbelsäule. Das normalisiert sich erst gegen Ende des 6. Lebensjahres.

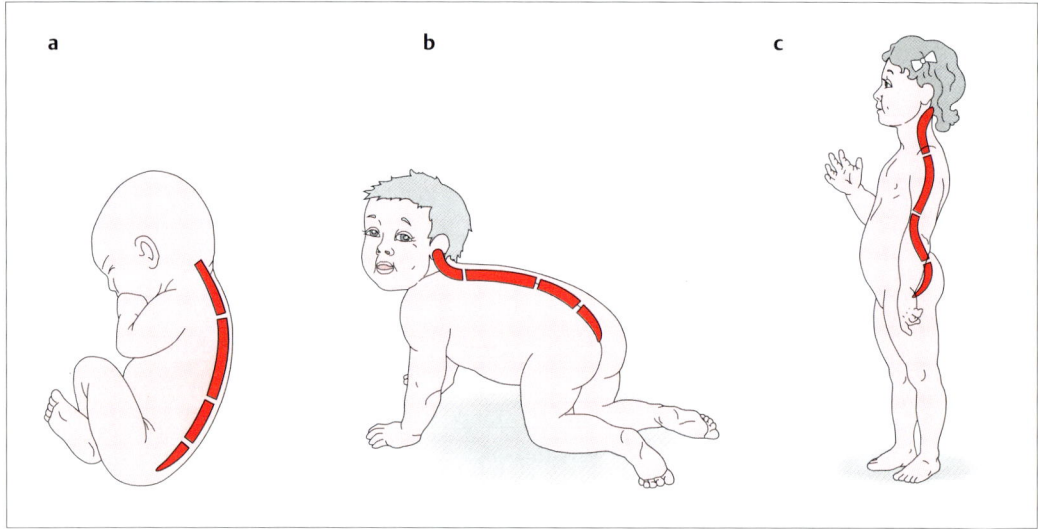

Abb. 1.1 Entwicklung der Wirbelsäulenkrümmungen.
a Embryonalzeit, **b** Säuglingsalter, **c** Kleinkindalter.

1.1.1 Ideale Krümmungen

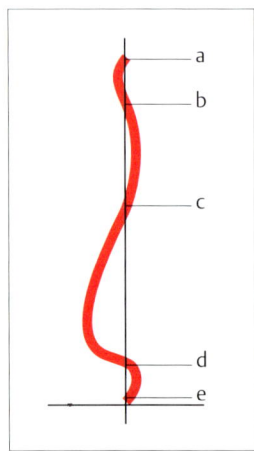

Abb. 1.2 Die ideale Krümmung der Wirbelsäule und die Schnittpunkte mit dem Schwerelot.

Mit Hilfe der Computeranalyse wurde die ideale Krümmungsform ermittelt: Das Schwerpunktlot schneidet bei aufrechter Haltung das Tuberculum anterius atlantis (**a**), den 6. Halswirbel (**b**), den 9. Brustwirbel (**c**), den 3. Sakrumwirbel (**d**) und die Spitze des Os coccygeum (**e**).

Praxistip Die Beurteilung der Statik der Wirbelsäule ist ein wichtiger Bestandteil des physiotherapeutischen Befundes. Unter anderem wird die Ausprägung der Krümmungen in der Sagittalebene protokolliert. Abweichungen von der Norm sind der Hohlrundrücken mit vermehrter Lendenlordose und Brustkyphose und der Flachrücken mit Abschwächung der physiologischen Krümmungen.

1.1.2 Spongiosaarchitektur

Die mechanische Belastung beeinflußt die Anordnung der Knochenbälkchenstruktur. Durch diese Spannungsverteilung gibt es unterschiedlich dichte Zonen.

Im Sagittalschnitt durch den Wirbelkörper ist ein weniger dichtes Areal im ventralen Bereich zu erkennen. Dieses entsteht durch die Spannungslinien, die einen fächerförmigen Verlauf haben und zwar von der kranialen Wirbelkörperkante in die oberen Gelenkfortsätze und in den Dornfortsatz und von der kaudalen Wirbelkörperkante in die unteren Gelenkfortsätze und den Dornfortsatz.

Im Frontalschnitt sind zusätzlich zu den fächerförmigen vertikal und horizontal verlaufende Spannungslinien erkennbar.

Die Ordnung der Knochenbälkchenstruktur = Trabekelstruktur ist von Zug- und Druckbelastungen abhängig und kann sich durch Umordnung an veränderte Krafteinwirkungen anpassen.

Werden Belastungsgrenzen auf Dauer über- oder unterschritten, kommt es zu Veränderungen.

Beispiele:
- Die Knochenstruktur verändert sich bei Fehlhaltungen und nach nicht achsengerecht geheilten Frakturen.
- Werden Belastungsgrenzen auf Dauer über- oder unterschritten wird das Gerüst fragil.
- Strukturelle Erkrankungen führen zu charakteristischen Wirbelkörperformen: Fischwirbel bei Osteoporose, Keilwirbel bei Spondylitis.

Praxistip Die Beseitigung von Muskeldysbalancen und die Reduktion zu hoher Gewichte sowie die Verbesserung des Haltungsbewußtseins führen zu ausgewogenen Zug- und Druckbeanspruchungen des Knochens. Festigkeit und Anordnung der Trabekelstruktur werden positiv beeinflußt und halten auf Dauer Belastungen und Belastungsänderungen stand.

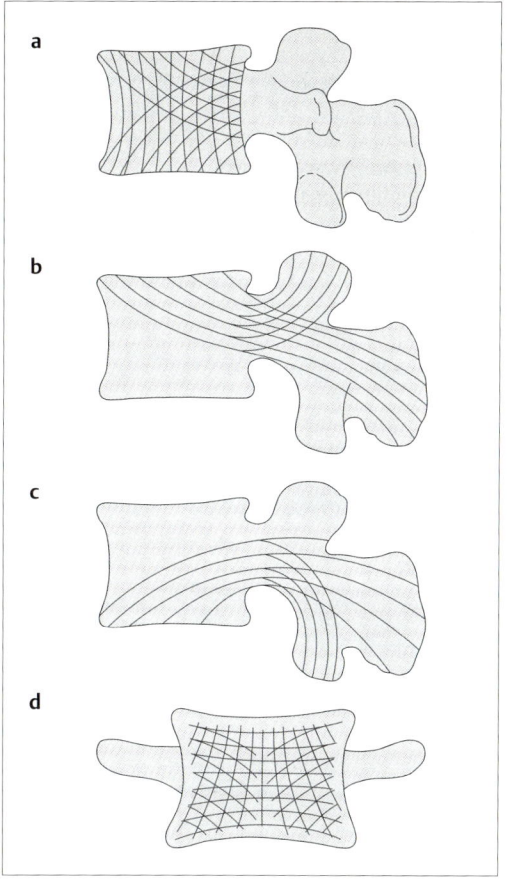

Abb. 1.3 Spongiosaarchitektur.
a–c im Sagittalschnitt,
d im Frontalschnitt.

1.2 Bewegungssegment

Das Bewegungssegment ist eine funktionelle Einheit und entspricht dem Bewegungsraum zwischen zwei Wirbeln. Dazu gehören:

- **Wirbelbogengelenke**
  1 = Gelenkkapsel
  2 = Lig. flavum

- **Spinalkanal und Foramen intervertebrale**
  3 = Spinalnerv
  4 = Ramus meningicus
  5 = Gefäße

- **Bandscheibenraum**
  6 = Knorpelplatte
  7 = Randleiste des Wirbelkörpers
  8 = Nucleus pulposus
  9 = Anulus fibrosus
  10 = Lig. longitudinale anterius
  11 = Lig. longitudinale posterius

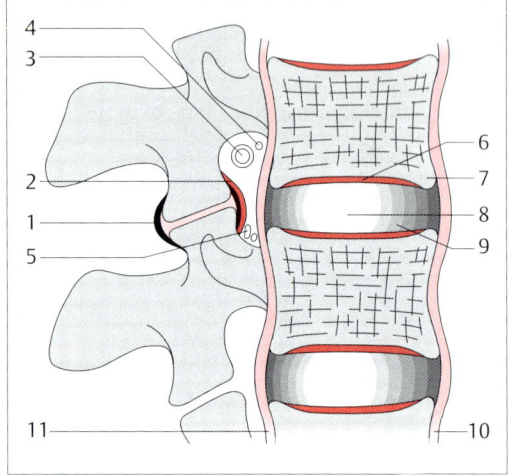

Abb. 1.4 Bewegungssegment.

Die Räume zwischen den übereinanderliegenden Wirbelbögen, Dorn- und Querfortsätzen mit allen Bändern und Muskeln gehören ebenfalls dazu.

Dieser Bewegungskomplex ist anatomisch und funktionell aufeinander abgestimmt. Er läßt sich in einen ventralen und einen dorsalen Abschnitt unterteilen. Der ventrale Bereich: Wirbelkörper und Bandscheibenraum, ist das Stützelement und nimmt direkt axiale Druckkräfte auf und leitet sie weiter. Der dorsale Bereich: Wirbelbogengelenke und alles, was zwischen den Wirbelbögen liegt, bestimmt die Bewegungsrichtung, d.h. läßt bestimmte Bewegungen zu und blockiert andere. Die Bandstrukturen, die Stellung der Wirbelbogengelenke und der Anulus fibrosus begrenzen gemeinsam die Bewegung.

Das Bewegungssegment funktioniert als eine Einheit. Irritationen eines Teils des Segmentes haben stets Auswirkungen auf die anderen Strukturen.

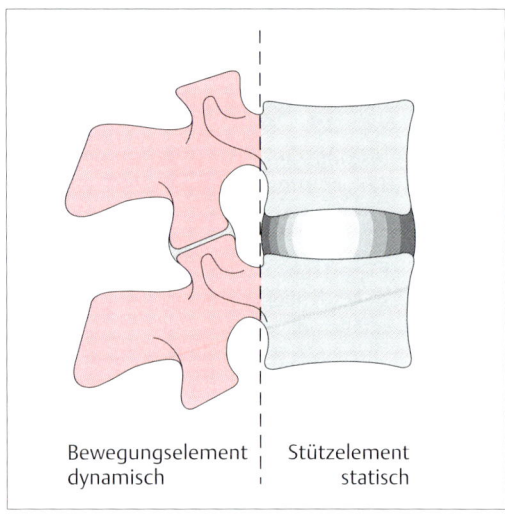

Abb. 1.5 Einteilung des Bewegungssegments.

1.2.1 Der Aufbau eines Wirbels

Corpus vertebrae

Der Wirbelkörper besteht aus einem Spongiosagerüst, das seitlich von der Kompakta abgegrenzt wird. Dorsolateral ist die Kompakta sehr kräftig ausgebildet, von hier geht der Wirbelbogen ab.

Die Grund- und Deckplatten bilden den Abschluß des Wirbelkörpers gegen die Bandscheibe. Sie bestehen aus Knorpel und sind von einer knöchernen Randleiste umgeben.

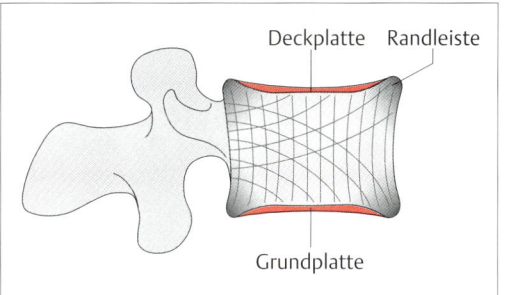

Abb. 1.6   Corpus vertebrae.

Arcus vertebrae

Der Wirbelbogen besteht aus zwei symmetrischen Hälften, die miteinander verwachsen sind. So bilden sie das Foramen vertebrale.

Man unterscheidet einen ventralen Abschnitt = **Pediculus arcus vertebrae** und einen dorsalen Abschnitt = **Lamina arcus vertebrae**.

Der Pediculus arcus hat auf jeder Seite einen oberen und unteren Gelenkfortsatz.

Processus transversus

Die Querfortsätze sind in den einzelnen Abschnitten unterschiedlich geformt.

In der **HWS** bilden sie zusammen mit dem Rippenrudiment das Foramen processus transversi für die A. vertebralis.

Im **BWS**-Bereich sind sie sehr ausgeprägt und gehen eine gelenkige Verbindung mit den Rippen ein.

In der **LWS** sind sie nur noch rudimentär vorhanden, als Processus accessorii.

Processus spinosus

Der Arcus vertebrae geht dorsal in den Dornfortsatz über. Er ist ein wichtiger Ansatz- und Ursprungsbereich der Muskulatur. Sein Aussehen ist sehr unterschiedlich, z.B. gespalten in der HWS, sehr lang und schräg nach kaudal verlaufend in der BWS und sehr kräftig ausgebildet im LWS-Bereich.

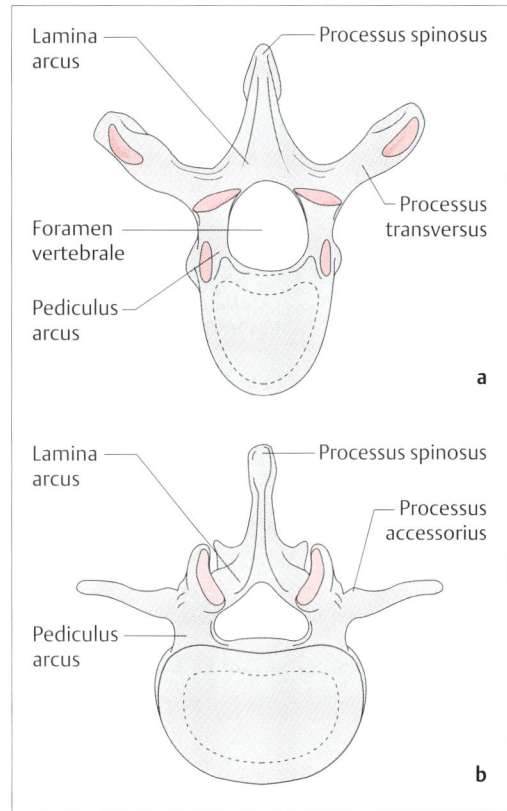

Abb. 1.7   Arcus vertebrae, Processus transversus und spinosus.
a im BWS-Bereich,
b im LWS-Bereich.

Foramen vertebrale

Form und Größe des Foramen vertebrale sind von Segment zu Segment unterschiedlich. Im Transversalschnitt zeigt es in der LWS eine deutliche dreieckige Form, in der HWS ein Dreieck, das abgerundeter ist, und in der BWS ist es rund und kleiner als in der LWS und HWS.

Übereinander bilden sie den Canalis vertebralis, in dem das Rückenmark verläuft.

Foramen intervertebrale

Die Foramina intervertebralia liegen zwischen zwei benachbarten Wirbeln. Die kraniale und kaudale Begrenzung werden von der Bogenwurzel der beiden Wirbel gebildet. Ventral sind die laterale Seite des Wirbelkörpers und die Dorsalfläche der Bandscheibe und dorsal sind die Gelenkfortsätze die Begrenzungen des Foramens.

Die Dura mater der Wurzeltasche geht im Foramen in das Periost über und fixiert so die Nervenwurzel. Der Nervus meningicus zieht rückläufig durch das Foramen in den Spinalkanal.

Bei Lateralflexion wird das Foramen auf der gleichen Seite enger und kontralateral bis zu $1/3$ weiter. Flexion wirkt erweiternd, Extension verengend.

Processus articulares

Es gibt vier Gelenkfortsätze, die von den Wirbelbögen abgehen. Processus articulares superiores und inferiores. Dabei bilden ein Processus articularis inferior des oberen und ein Processus articularis superior des unteren Wirbels das Wirbelbogengelenk.

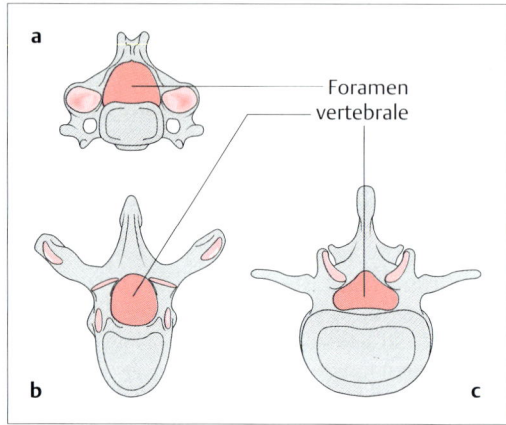

Abb. 1.8 Foramen vertebrale.
a HWS,
b BWS,
c LWS.

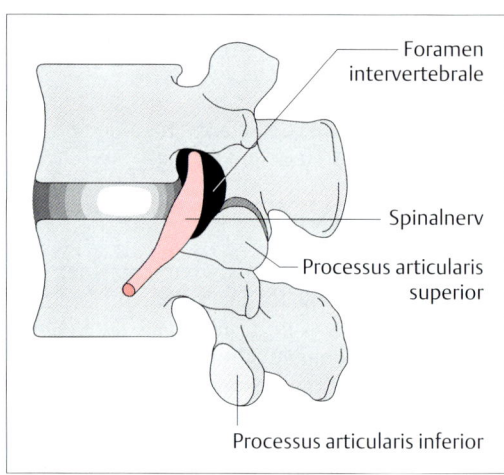

Abb. 1.9 Foramen intervertebrale.

1.2.2 Wirbelbogengelenke

Gelenkflächen

Die Articulationes zygapophysiales haben die Aufgabe, Druckkräfte aufzunehmen und weiterzuleiten und die Bewegung zu steuern. Diese hängt von der Konstruktion der Gelenkflächen sowie dem Kapsel-Band-Apparat ab.

HWS: Gegenüber der Horizontalen zeigt die Gelenkfläche eine Neigung von kranial-ventral nach kaudal-dorsal um ca. 45°.

BWS: Gegenüber der Horizontalen steht die Gelenkfläche in einem Winkel von 60° und gegenüber der Frontalebene von 20°, so daß die überknorpelte Fläche des Processus articularis superior nach dorso-kranial-lateral zeigt.

LWS: Medial-ventrale Stellung von 45° gegenüber der Frontalebene und 90° gegenüber der Horizontalebene.

Die räumliche Stellung der Gelenkflächen bestimmt Bewegungsausmaß und Bewegungskombinationen.

Beispiel: In der LWS ist die Rotation aufgrund der Gelenkflächenstellung nur möglich, wenn sich die Gelenkflächen durch Flexion etwas voneinander entfernt haben. Dann erst ist ein geringer Rotationsspielraum in Kombination mit gleichsinniger Lateralflexion möglich. Daß das Ausmaß der Rotation im Vergleich mit anderen Bewegungsrichtungen sehr gering ist, ist vorstellbar.

Praxistip Da die Traktionsbehandlung im rechten Winkel zur Gelenkebene erfolgt, muß zur Entlastung der Wirbelbogengelenke in der HWS der Processus articularis superior und mit ihm der kaudale Wirbel nach kaudo-ventral, in der BWS nach kaudo-medial-ventral und in der LWS nach ventral-lateral mobilisiert werden. Aufgrund dieser Kenntnisse kann die entsprechende Grifftechnik ausgesucht werden. ■

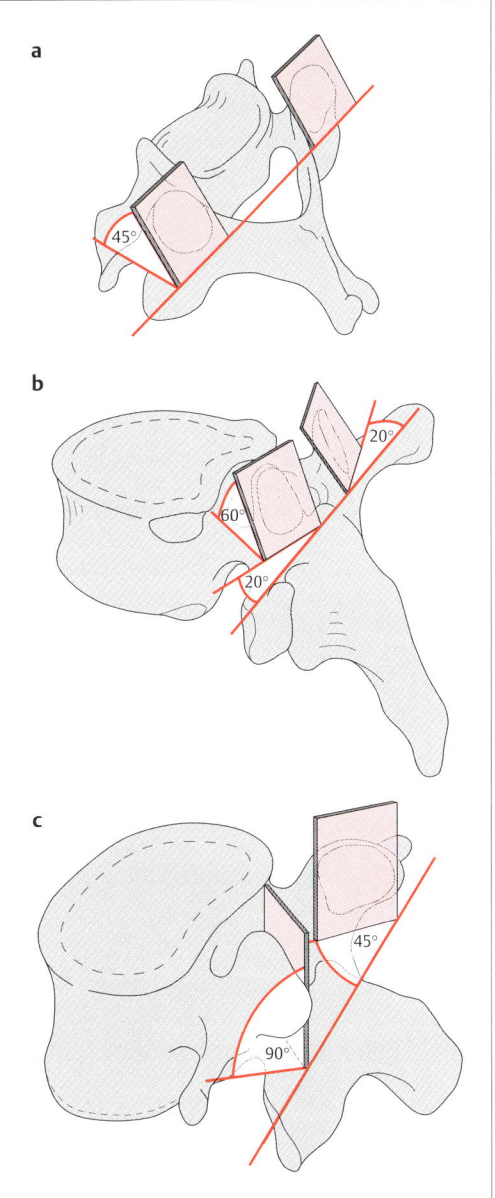

Abb. 1.**10** Stellung der Wirbelbogengelenke.
a HWS,
b BWS,
c LWS.

Gelenkkapsel

Membrana synovialis

Sie zieht an der Knochen-Knorpel-Grenze in das Periost des Processus articularis. Sie bildet in Richtung der Membrana fibrosa Recessi = Ausbuchtungen, die Reserveräume für Extrembewegungen darstellen.

Außerdem bildet die Membrana synovialis viele Ausstülpungen, die in den Innenraum des Gelenkes ragen. Es wird vermutet, daß sie eine Rolle bei den sogenannten Blockierungen der Wirbelgelenke spielen. Diese Ausstülpungen = Plicae und Villi synoviales sind häufiger in den lordotischen Abschnitten der Wirbelsäule. Sie können im LWS-Bereich bis zu 6 mm in den Gelenkraum ragen. Aufgrund ihres Aussehens werden sie deshalb als Disci oder meniskoide Falten bezeichnet. Sie bestehen aus sehr dichtem Bindegewebe mit geringen Einlagerungen von Fettgewebe. Im Gelenk finden sich manchmal kleine abgerissene Teile dieser Falten, da sie ausfransen können.

Membrana fibrosa

Ein Teil der Gelenkkapsel geht aus dem entsprechenden Periost hervor. An der Basis des Proc. articularis setzt sie weit vom Rand der Gelenkflächen entfernt an, da sich zwischen der Membranae fibrosa und synovialis Binde- und Fettgewebe eingelagert hat.

Die Membrana fibrosa besitzt Verstärkungszüge, die in der **LWS** an den Außenkanten der Processus articulares inferiores zu den Processus mamillares und den kaudal davon liegenden Processus articulares superiores verlaufen, also transversal. Die Mm. multifidi ziehen an die Verstärkungszüge und können die Kapsel spannen.

In der **BWS** und **HWS** ist die Ausrichtung vertikal. Die Ligg. flava liegen in allen Wirbelsäulenabschnitten mit ihrem lateralen Rand an der Gelenkkapsel und ziehen mit einigen Fasern hinein. Ebenso die Ligg. intertransversaria mit ihren medialen Faserzügen.

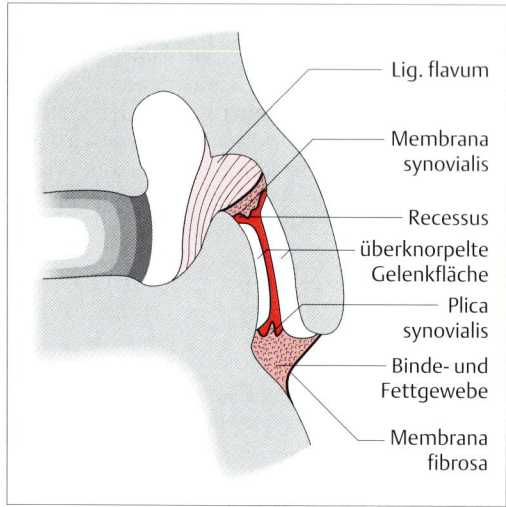

Abb. 1.11 Gelenkkapsel.

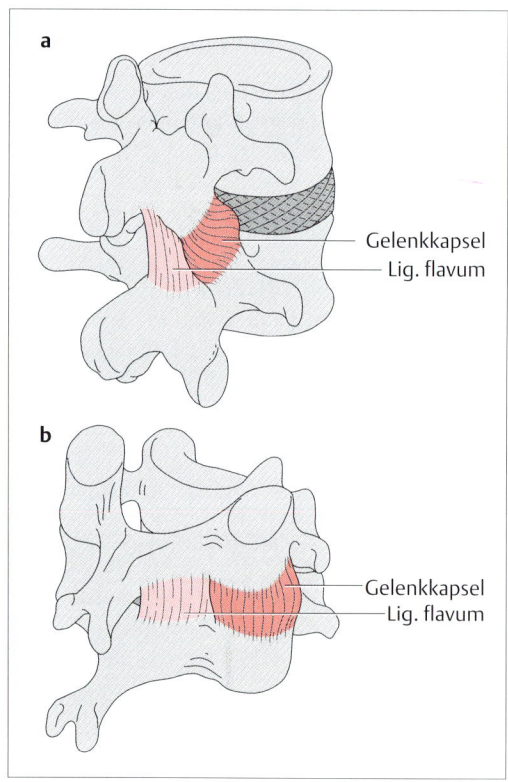

Abb. 1.12 Verlauf der Membrana fibrosa.
a In der Lendenwirbelsäule,
b in der Halswirbelsäule.

Gefäßversorgung

Die arterielle Versorgung der Wirbelbogengelenke ist in den einzelnen Regionen unterschiedlich. Im **BWS- und LWS-Bereich** erfolgt die Versorgung vor allem durch die Segmentalarterien:
- A. intercostales posterior
- A. lumbalis
- A. iliolumbalis

Es bilden sich Rete articulares, die auch das angrenzende Periost versorgen.

In der **HWS** geschieht die Versorgung vor allem durch die A. vertebralis.

Praxistip Die ventral oder lateral der Wirbelkörper liegenden großen Zuleitungswege zeigen, daß eine Durchblutungsförderung der Bewegungssegmente über hubfreie Mobilisationen des ganzen Wirbelsäulenabschnitts zu erreichen ist. ■

Pathologie Die Versorgung der Wirbelbogengelenke geschieht über zwei benachbarte Segmentalarterien. Falls z.B. durch Ödembildung im Gewebe o.ä. ein Zuleitungsweg blockiert oder eingeengt ist, kann die andere Arterie die Versorgung übernehmen.

Im HWS-Bereich kann durch die Einengung der A. vertebralis eine einseitige Minderdurchblutung des Kapsel-Band-Apparates mehrerer Segmente entstehen. ■

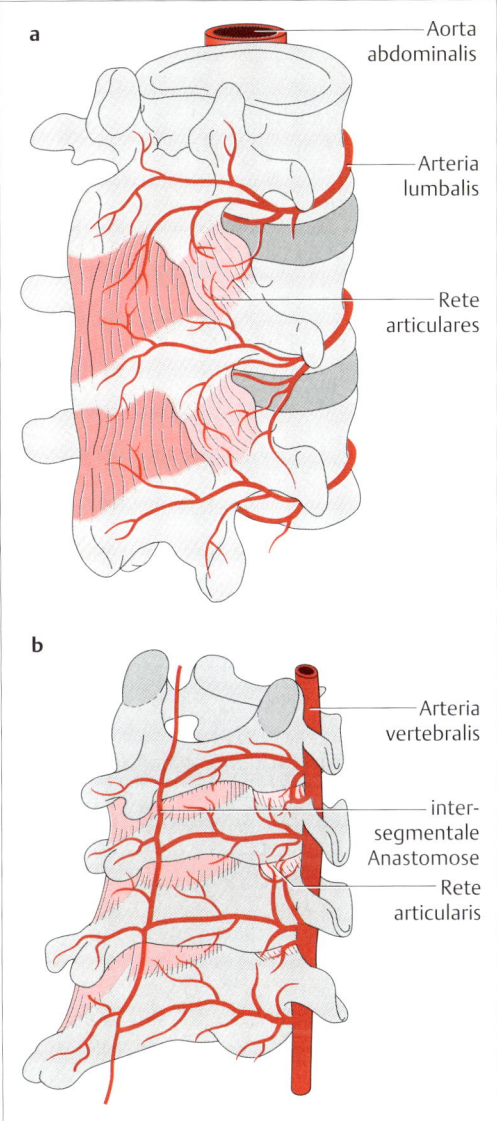

Abb. 1.13 Gefäßversorgung der Gelenkkapsel.
a Im LWS-/BWS-Bereich,
b im HWS-Bereich.

Das Gelenk als sensorisches Organ

Die Gelenkkapsel und die angrenzenden Bänder und Sehnen sind dicht mit Rezeptoren besetzt. Im Bereich der Gelenkkapsel handelt es sich um folgende Rezeptoren:

Propriozeptoren

Golgi-ähnliche Rezeptoren, die an den Übergängen des Kapsel-Band-Apparates liegen. Sie sind von einer Bindegewebskapsel umhüllt und myelinisiert. Sie haben eine hohe Leitgeschwindigkeit.

Ruffini-Rezeptoren befinden sich vor allem in der fibrösen Schicht der Kapsel. Es handelt sich um ein geflechtartiges Gebilde mit einer niedrigen Leitgeschwindigkeit.

Diese Rezeptoren melden die Spannung der Gelenkkapsel und haben reflektorisch über die Motoneurone einen tonischen und phasischen Einfluß auf die Muskulatur.

Nozizeptoren

Sie werden auch Schadensmelder genannt. Es sind freie Nervenendigungen, die zum großen Teil nicht myelinisiert, plexusartig ausgebreitet sind und eine sehr langsame Leitgeschwindigkeit haben. Sie befinden sich in der Capsula fibrosa. Sie reagieren auf mechanische und chemische Reize, z.B. auf körpereigene Stoffe, die bei Entzündungen freigesetzt werden (Polypeptide, Serotonin, Histamin etc.), auf Ödeme und andere akute und chronische Druckeinwirkungen. Sie lösen Schmerzempfindungen aus und beeinflussen über die Motoneurone den Spannungszustand der gelenknahen Muskulatur.

Das dichte Netz von Proprio- und Nozizeptoren an den Wirbelbogengelenken erklärt deren Dominanz als Verursacher von Störungen bei Bewegungen.

Beispiel: Der nozizeptive Blockierungseffekt verhindert bei Irritationen schädigende Bewegungen.

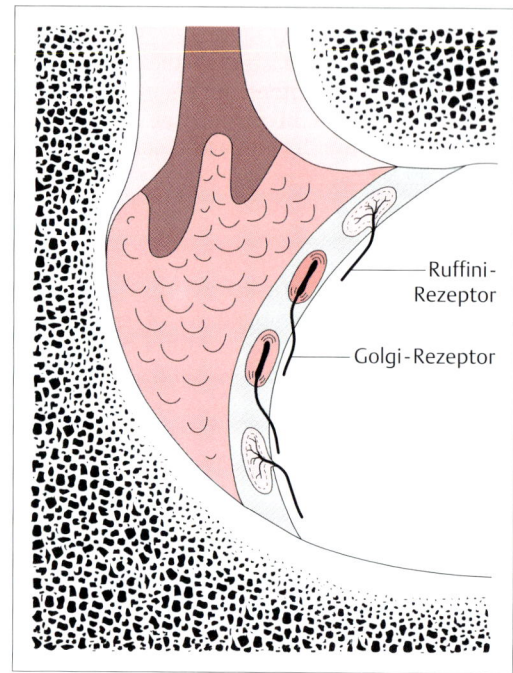

Abb. 1.14 Propriozeptoren in der Gelenkkapsel.

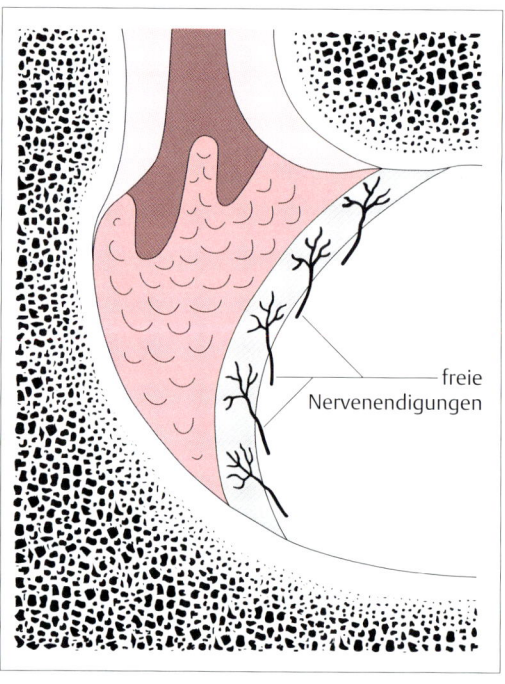

Abb. 1.15 Nozizeptoren in der Gelenkkapsel.

Der arthromuskuläre Circulus vitiosus

Die Rezeptoren bewirken über die spinale Verschaltung mit den Motoneuronen und den motorischen Zentren des Gehirns eine Spannungsveränderung der Muskulatur. Normalerweise besteht ein muskuläres Gleichgewicht und die Kapsel entfaltet sich ohne Probleme = das Gelenk ist frei beweglich.

Durch Überdehnung der Kapsel, z.B. durch Fehlbeanspruchung, kommt es zu einer Reizung der Rezeptoren. Die Information wird über die Afferenz zu Hirnstamm und Kortex und durch direkte Umschaltung zum motorischen Vorderhorn weitergeleitet. Die von hier ausgehenden Efferenzen wirken sowohl auf die α- als auch auf die γ-Motoneurone ein. Es kann zum Beispiel zu einer Verkürzung der intrafusalen Fasern kommen, was wiederum einen erhöhten Ruhetonus zur Folge hat.

Solange das Gelenk gestört ist, wird die dem Gelenk zugeordnete Muskulatur einen erhöhten Dauertonus zeigen. Erst wenn die arthrogene Störung behoben ist, läßt auch die Tonuserhöhung nach.

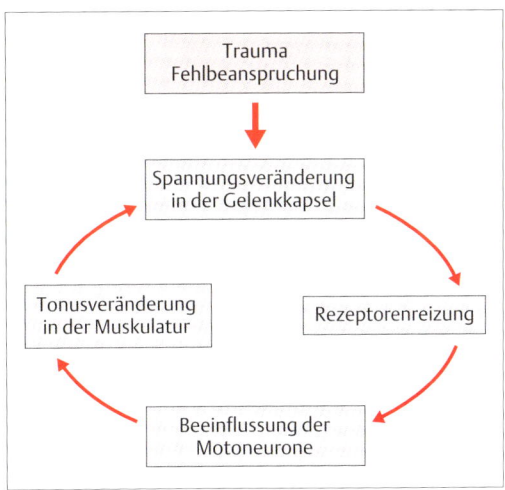

Abb. 1.16   Arthromuskulärer Circulus vitiosus.

Praxistip   Viele physiotherapeutische Behandlungstechniken nehmen über die Rezeptoren Einfluß auf Bewegung, Bewegungskoordination und Haltung.

PNF setzt die propriozeptiven Reize über Dehnung und Stretch einer Muskelgruppe ein und beeinflußt über spezielle Techniken wie Contract relax und Rhythmic stabilisation den Muskeltonus. Da der Muskeltonus als ein Schutzmechanismus aufgebaut wurde, muß der Zeitpunkt dieser Maßnahmen genau überlegt werden.

Ein Teil der Manuellen Therapie nimmt Einfluß auf die Rezeptoren des Kapsel-Band-Apparates, indem eine Fehlstellung durch Traktions- und Mobilisationstechniken korrigiert wird.

Der Kreis kann also an verschiedenen Stellen unterbrochen werden. Um jedoch eine Störung dauerhaft zu beseitigen, muß die Ursache gefunden und behandelt werden.

1.2.3 Innervation des Bewegungssegments

Die vordere motorische und hintere sensorische Wurzel vereinigen sich zum Nervus spinalis. Im Foramen intervertebrale bzw. kurz danach zweigt der Ramus meningicus vom Spinalnerv ab und kehrt parallel zu diesem verlaufend in den Spinalkanal zurück, deshalb wird er auch Ramus recurrens genannt.

R. meningicus

Er führt rein sensibel-sympathische Nervenfasern und versorgt mit einem vorderen und hinteren Ast folgende Strukturen:
- innerhalb des Spinalkanals: Periost, Meningen und epidurale Gefäße,
- Lig. longitudinalis posterius,
- äußerste Schichten des Anulus fibrosus.

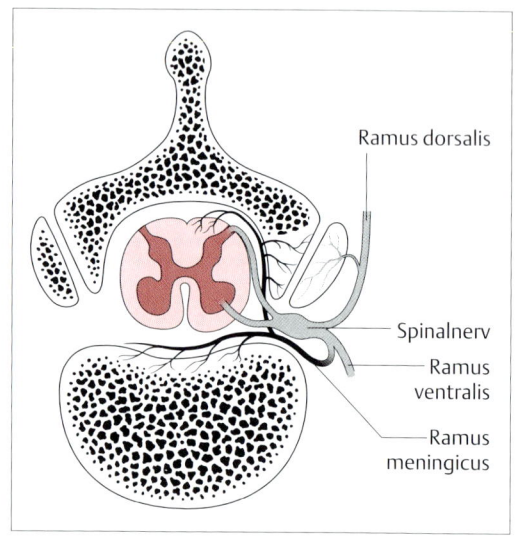

Abb. 1.17 Versorgungsgebiet des R. meningicus.

Dabei bilden die Endfasern mit denen des Ramus meningicus aus den jeweils benachbarten Segmenten ein Geflecht. Es gibt also eine Segmentüberlappung.

Nach der Abzweigung des Ramus meningicus teilt sich der Spinalnerv in einen Ramus dorsalis und ventralis.

Praxistip Viele Patienten können die Abgrenzungen ihrer Schmerzen nicht genau beschreiben, sie sprechen von tiefsitzenden und ausstrahlenden Schmerzen, aber nicht genau lokalisierbar, also eine sehr vage Beschreibung.

Das wird verständlich, wenn die vielfältige Verästelung des Spinalnervs in die verschiedenen Strukturen und über mehrere Segmente deutlich wird. Es zeigt auch die vielfältigen Irritationsmöglichkeiten. Das heißt, Irritation einer Struktur im Bewegungssegment kann Reaktionen in anderen Strukturen des gleichen oder benachbarten Segments hervorrufen.

Außerdem besteht der Spinalnerv aus motorischen, sensiblen und vegetativen Fasern, ein Kommunikationsnetz, das die Verbindung Gelenk-Bänder-Muskeln-Periost-Gefäße-Organe und ihre wechselseitige Beeinflussung aufzeigt.

R. dorsalis

Auch hier gibt es wiederum eine Verzweigung: Das Filamentum mediale versorgt als R. articularis die segmental zugehörige Gelenkkapsel und gibt kollaterale Äste zu den 1–2 nächsthöheren und tieferen Wirbelbogengelenken ab. D. h., jeder R. dorsalis versorgt mindestens zwei bis drei Bewegungssegmente. Der R. articularis versorgt außerdem die angrenzenden Bänder und das Periost. Einige Abzweigungen des Filamentums ziehen in die gelenknahe Muskulatur.

Das Filamentum laterale versorgt die autochthone Rückenmuskulatur und Hautareale.

Ramus ventralis

Die Rr. ventrales bilden die Plexi lumbalis, sacralis, brachialis und cervicalis und versorgen die entsprechende Muskulatur und andere Strukturen.

Ramus communicans

Ein R. communicans stellt kurz nach dem Foramen intervertebrale die Verbindung zum Grenzstrang her. Er führt sowohl afferente als auch efferente sympathische Fasern.

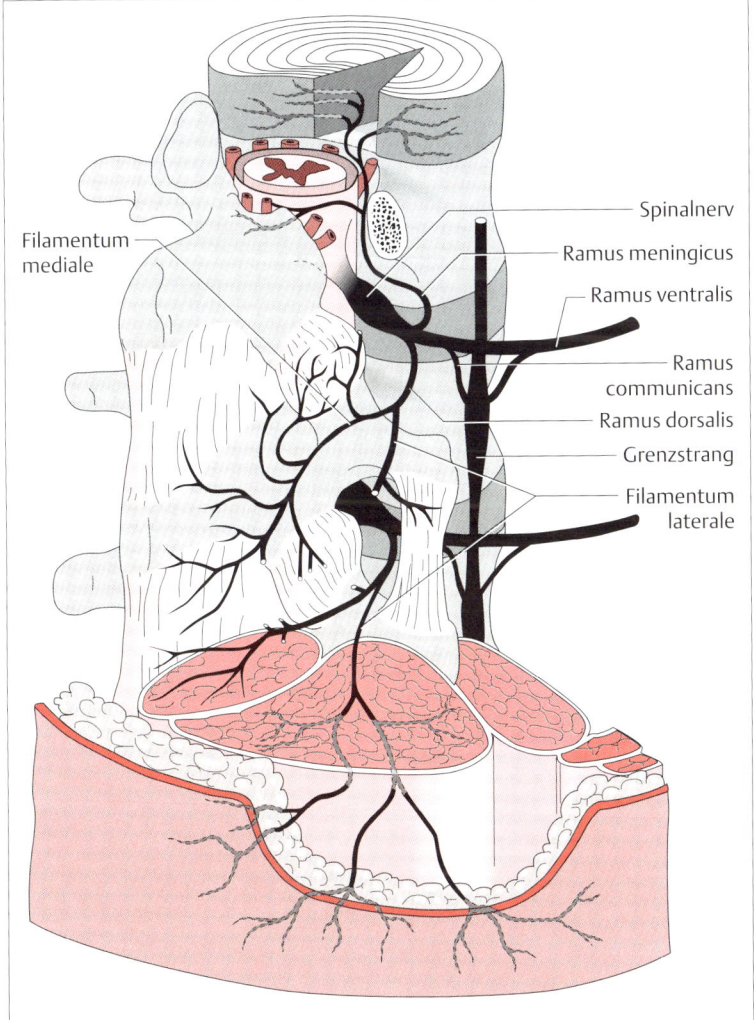

Abb. 1.18 Innervation des Bewegungssegments.

1.2.4 Bänder der Wirbelsäule

Lig. interspinale

Dieses Band füllt den Raum zwischen zwei benachbarten Dornfortsätzen aus. Seine Zugrichtung ist von dorsokranial nach ventrokaudal. Es verbindet sich mit der Capsula fibrosa des Wirbelbogengelenks.

Lig. supraspinale

Es verbindet die Spitzen der Dornfortsätze und besteht aus sehr kräftigen, vertikal verlaufenden Bandzügen. Das Band erstreckt sich vom 7. Halswirbel bis zum Os sacrum. Am Halsteil tritt an seine Stelle das Lig. nuchae.

Lig. flavum

Es besteht zum größten Teil aus elastischen Fasern, deshalb die gelbliche Farbe. Es ist segmental zwischen den Wirbelbögen ausgespannt.

Sie stehen beim aufrechten Stand unter Spannung. Durch die enge Verbindung zur Gelenkkapsel üben sie bei Flexion einen Druck nach dorsal aus und verschieben so die meniskusartigen Ausstülpungen in den Gelenkspalt.

Ligamentum intertransversarium

Das Band verläuft zwischen den Querfortsätzen.

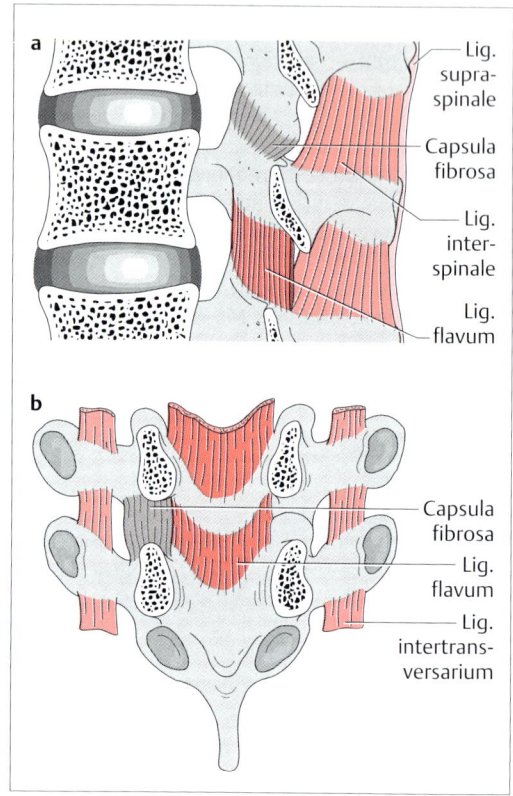

Abb. 1.19 Bänder der Wirbelsäule.
a Ansicht von lateral (linker Wirbelbogen entfernt),
b Ansicht von dorsal (Wirbelbogen entfernt).

Lig. longitudinale posterius

Das Band liegt an der dorsalen Seite der Wirbelkörper. Es ist sehr schmal im Wirbelkörperbereich, wird in Höhe der Bandscheibenräume breiter und zeigt eine rhombenartige Gestalt. Es ist an den Bandscheiben befestigt und zieht mit einigen Fasern schräg nach kaudal zum Pediculus arcus, so daß die kranialen Anteile der Bandscheibe nicht abgedeckt sind. Zwischen Knochen und Band liegt ein Venengeflecht = Plexus venosi vertebralis interni. Das Band erstreckt sich vom Os occipitale bis zum Sakralkanal und ist kranial breiter als kaudal.

Lig. longitudinale anterius

Es liegt an der ventralen Fläche der Wirbelkörper und erstreckt sich vom Tuberculum anterius atlantis bis zum ersten Sakrumwirbel. Es wird kaudal breit und kräftig. Das Band ist mit den Wirbelkörpern verwachsen. Es überspringt den Bandscheibenraum.

Dieses Band besteht aus langen oberflächlichen Faserbündeln, die über vier bis fünf Wirbel ziehen, und kurzen, tiefer gelegenen Bündeln, die zwei benachbarte Wirbel miteinander verbinden.

Bänder sichern das Bewegungssegment in alle Richtungen.

Beispiel: Bei Lateralflexion nach links geraten die Ligg. intertransversaria und der Kapsel-Band-Apparat auf der rechten Seite sowie rechte Anteile der Ligg. flava und longitudinale posterius unter Spannung und sind dadurch auch provozierbar. Da diese Anteile in der Tiefe liegen, ist eine Palpation zur möglichen Differenzierung einer irritierten Struktur nicht möglich.

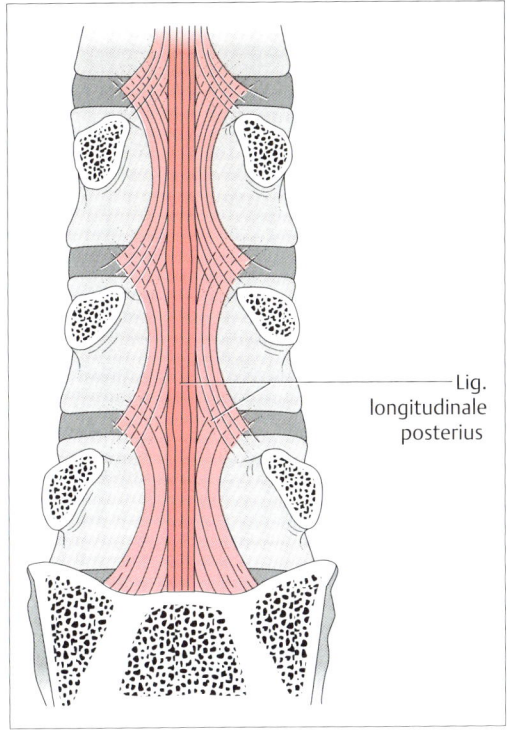

Abb. 1.20 Lig. longitudinale posterius (Ansicht von dorsal, Wirbelbogen entfernt).

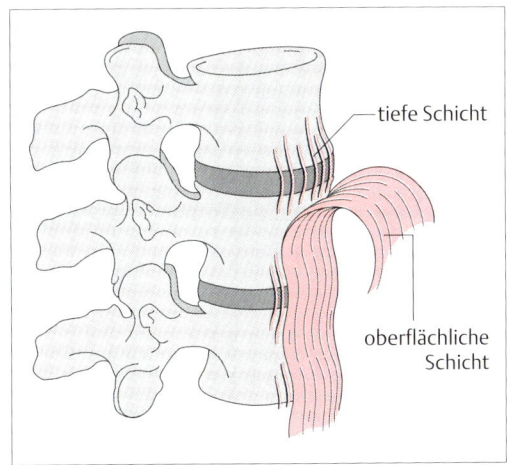

Abb. 1.21 Lig. longitudinale anterius.

1.2.5 Bandscheibe

Es gibt 23 Bandscheiben, nur die Verbindungen Occiput-Atlas und Atlas-Axis besitzen keine. Sie nehmen von der HWS Richtung LWS an Höhe zu. Zur Bandscheibe gehören der Nucleus pulposus, der Anulus fibrosus und die Knorpelplatten.

Anulus fibrosus

Der Faserring ist aus mehreren Kollagenschichten mit unterschiedlicher Molekularstruktur aufgebaut. Die äußeren Schichten bestehen hauptsächlich aus dicken Fibrillen, sie schließen sich zu Fasern zusammen und besitzen große Festigkeit. Auch ein geringer Anteil an elastischen Fasern ist zu finden. Es sind vertikale, schräge und horizontale Faserzüge zu unterscheiden. Die Fasern der äußersten Schicht verlaufen zum Beispiel schräg und überkreuzen sich mit den Fasern der nächsten Schicht in einem Winkel von ca. 120° und diese wiederum mit der nächsten, so daß jede Schicht in gegensinnigen Touren verläuft. Dieser Winkel verändert sich nach innen, d. h. er wird größer, so daß die Fasern der inneren Schicht fast horizontal verlaufen. Durch diese Anordnung kann sich der Anulus den unterschiedlichen Bedingungen anpassen, d. h., er ist in der Lage, alle Bewegungen zu bremsen.

Die äußerste Schicht ist mit dem Lig. longitudinale posterius verwachsen und wird durch Einsprießen kleiner Gefäße über diesen Weg durchblutet. Eine nervale Versorgung dieses Areals ist über den Ramus meningicus des gleichen und angrenzender Segmente gewährleistet. Im übrigen Bandscheibenbereich gibt es weder Nerven noch Gefäße.

Nach innen hin ändert sich die Molekularstruktur der Kollagenfibrillen, es vermehren sich dünne Fibrillen, die sich nicht zu Fasern zusammenschließen und elastische Eigenschaften besitzen. Der Übergang von einer Schicht in die nächste ist fließend, ebenso der Übergang zum Nucleus.

Die Anordnung der Faserschichten ist unterschiedlich in Stärke und Anzahl. Dorsal befinden sich wenige und sehr dünne Fasern, ventral und lateral sind sie zahlreicher und dicker.

An den knöchernen Randleisten des Wirbelkörpers wird die Bandscheibe durch die Sharpey-Fasern fixiert.

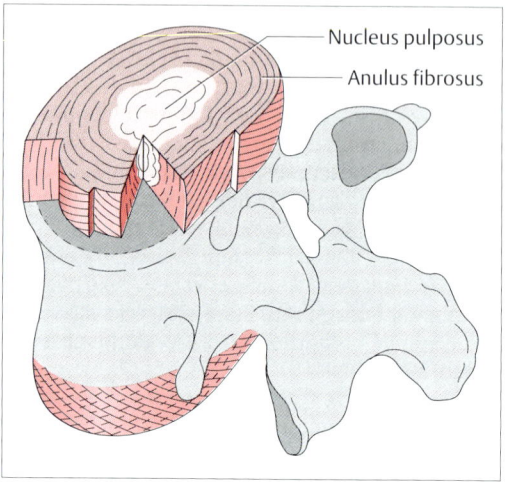

Abb. 1.22 Faserschichtung des Anulus fibrosus.

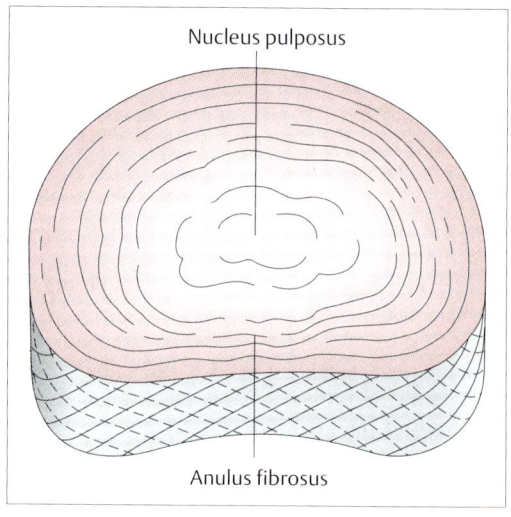

Abb. 1.23 Bandscheibe im Transversalschnitt.

Nucleus pulposus

Es handelt sich um den im Bandscheibenraum gelegenen, gallertigen Kern. Er liegt im LWS-Bereich am Übergang des mittleren zum hinteren Drittel der Bandscheibe. Er ist gefäß- und nervenlos und besteht aus dünnen elastischen Kollagenfibrillen, die unter dem Mikroskop wie ein dreidimensionales Netzwerk aussehen.

Der Nukleus wirkt als hydroelastischer Stoßdämpfer, da sein Makromolekülgemisch, vor allem Mucopolysaccharide, die Fähigkeit hat, Wasser zu binden. Beim Jugendlichen beträgt dieser Wassergehalt etwa 88%. Im Laufe des Lebens vermindert sich die Flüssigkeit und damit auch seine innere Spannkraft. Er übt durch die in ihm befindliche Spannung Druck nach allen Seiten aus. Dieser hält den Abstand zwischen zwei Wirbelkörpern aufrecht, klammert sie jedoch auch durch die Spannung der vertikal verlaufenden Lamellen des Anulus aneinander.

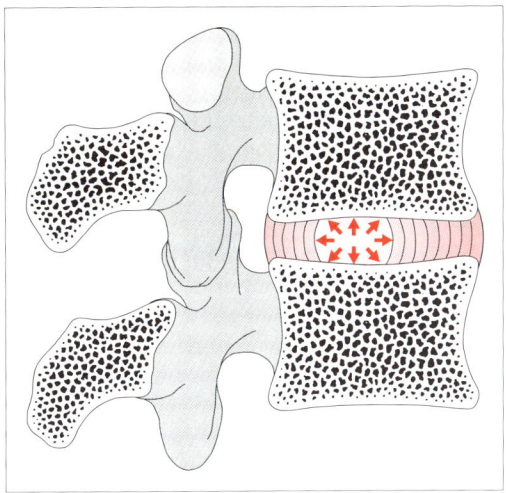

Abb. 1.24 Nucleus pulposus.

Knorpelplatten

Die Grund- und Deckplatten gehören anatomisch zu den Wirbelkörpern, funktionell jedoch zu den Bandscheiben. Sie bestehen aus hyalinem Knorpel, sind etwa 1 mm dick und enden am inneren Rand der Wirbelkörperrandleiste. Die Platten sind vor allem beim Fetus und Kleinkind stark vaskularisiert, gegen Wachstumsende bilden sich die Gefäße zurück.

Die Knorpelplatten sind ein wichtiger Ort für die Diffusion von Mineralien von der vaskularisierten Spongiosa ins Zentrum der Bandscheibe und Abtransport von Stoffwechselschlacken. Im Zentrum ist die Platte etwas dünner, hier findet der meiste Austausch statt.

Pathologie Während des Wachstums kann es an den Deckplatten zu Veränderungen kommen. Beim Morbus Scheuermann entstehen im Bereich der Gefäßdurchtrittsstellen kleine Ossifikationslücken, ein Deckplattendefekt, durch den Bandscheibengewebe Richtung Wirbelkörperspongiosa eindringen kann. Im Röntgenbild sind diese Einbrüche als sogenannte Schmorl-Knorpelknötchen sichtbar.

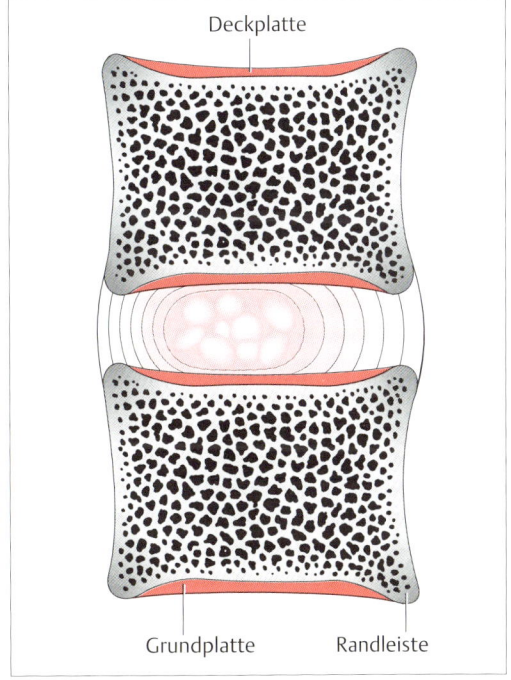

Abb. 1.25 Knorpelplatten.

Ernährung der Bandscheibe

Der Flüssigkeits- und Ernährungsaustausch zwischen dem Bandscheibengewebe und seiner Umgebung findet zum größten Teil durch die knöcherne und hyalinknorpelige Abschlußplatte statt und nur gering über die Blutgefäße der äußersten Lamellenschicht. Diese Strukturen haben die Eigenschaft einer semipermeablen Membran, d. h., sie sind nur für bestimmte Stoffe durchlässig.

Der wesentliche Bestandteil der Grundsubstanz des Nukleus ist ein Makromolekülgemisch, bestehend aus Eiweiß, Kohlehydraten, Natrium und Calcium. Sie besitzen starke Wasseranziehungskraft und haben dadurch großen Einfluß auf Elastizität und Quellbarkeit. Sie sind für den osmotischen Druck verantwortlich. Dieser Druck wirkt dem Belastungsdruck, der von außen auf den Bandscheibenraum ausgeübt wird, entgegen. Überwiegt der von außen einwirkende Druck, gibt die Bandscheibe Flüssigkeit und Stoffwechselschlacken ab, bei Druckreduzierung nimmt sie wichtige Nährstoffe mit der Flüssigkeit auf.

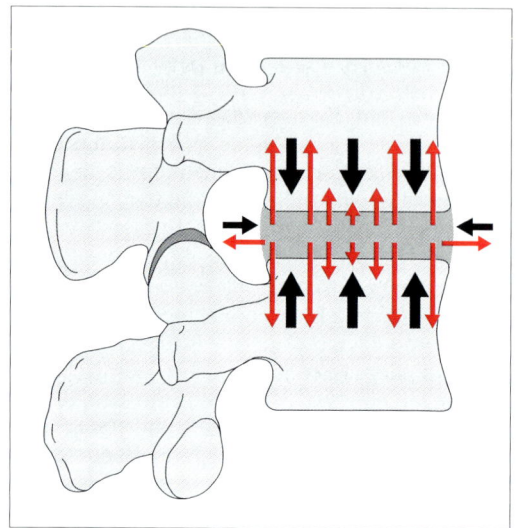

Abb. 1.**26** Flüssigkeitsabgabe der Bandscheibe (rote Pfeile) bei hohem Belastungsdruck (schwarze Pfeile).

Da mit der Flüssigkeitsaufnahme auch gleichzeitig eine Verdünnung des Makromolekülgemischs eintritt, reduziert sich die Ansaugkraft des Diskus und es entsteht ein Gleichgewicht. Es stellt einen Schutzmechanismus für übermäßiges Aufquellen dar. Ein Schutz vor dem absoluten Auspressen stellt die zunehmende Konzentration des Gemischs dar, dadurch wird die Ansaugkraft erhöht und wirkt dem Belastungsdruck entgegen.

Praxistip Da der Wechsel von Be- und Entlastung für den Austausch von Stoffwechselprodukten und die Bewegung für die Verteilung zur weniger belasteten Seite hin für die Ernährung der Bandscheibe von großer Bedeutung sind, müssen entsprechende Behandlungsmaßnahmen bei Bandscheibenproblematik ausgesucht werden, um diesem gerecht zu werden. ■

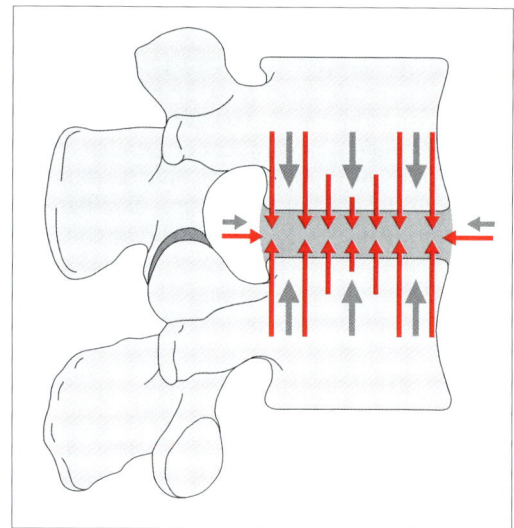

Abb. 1.**27** Flüssigkeitsaufnahme der Bandscheibe (rote Pfeile) bei niedrigem Belastungsdruck (graue Pfeile).

Intradiskaler Druck

Grenze von Hydratation und Dehydratation

Die Grenze von Flüssigkeitsaufnahme und -abgabe liegt bei einem Bandscheibenbelastungsdruck von 800 N = 80 kp, dem sogenannten intradiskalen Druck. Die Flüssigkeitsabgabe wird als Dehydratation, die -aufnahme als Hydratation bezeichnet. Durch bestimmte Körperpositionen und Übungen wird der intradiskale Druck deutlich beeinflußt.

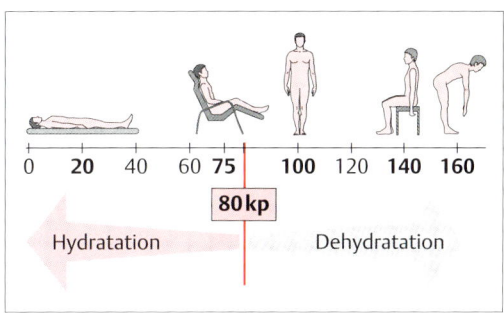

Abb. 1.**28** Grenze von Hydratation und Dehydratation.

Druck in verschiedenen Ausgangsstellungen

Nachemson (1966) beschrieb zum ersten Mal die Abhängigkeit von Körperpositionen und intradiskalen Druckverhältnissen. Seine In-vivo-Messungen des 3. Lendenwirbels haben bis heute Aussagekraft. Zum Beispiel:

Liegen = 250 N (25 kp)
Stehen = 1000 N (100 kp)
Sitzen = 1400 N (140 kp)

Druck in verschiedenen Belastungssituationen

Bei plötzlicher Anspannung der Muskulatur, zum Beispiel beim Niesen, Husten und Lachen, kommt es zu einer deutlichen Druckerhöhung, was eine beschleunigte Flüssigkeitsabgabe bedeutet, ebenso bei einigen Rücken- und Bauchmuskelübungen.

Die Bandscheibe hat eine hohe Anpassungsfähigkeit an mechanische Drücke, deshalb hat eine kurze Druckerhöhung bei einer gesunden Bandscheibe keine wesentlichen Konsequenzen.

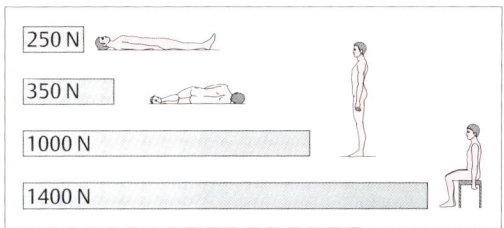

Abb. 1.**29** Intradiskaler Druck in verschiedenen Ausgangsstellungen.

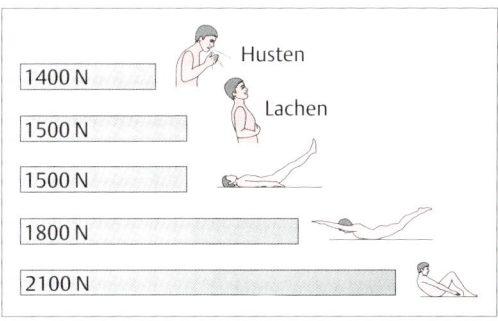

Abb. 1.**30** Intradiskaler Druck in verschiedenen Belastungssituationen.

Höhenänderungen des Diskus

Durch die Flüssigkeitsverschiebung verändert sich die Höhe des Diskus. Das läßt sich durch die Messung der Körperlänge am Morgen und Abend darstellen. Das Stehen, Gehen und Sitzen im Laufe des Tages bewirkt eine Flüssigkeitsabgabe, und es ist ein Körperlängenverlust bis zu 2 cm beobachtbar. Er ist abhängig von den Belastungssituationen und bei einem Jugendlichen ausgeprägter als bei einem alten Menschen. Durch die entlastende Position über Nacht nimmt der Diskus wieder Flüssigkeit auf, und es kommt zur Höhenzunahme.

Belastung beim Heben und Tragen

Die Belastung beim Heben und Tragen kann sehr hoch sein. Eine Vorneige mit geradem Rücken von nur 20° erhöht den intradiskalen Druck auf 1400 N. Wenn in dieser Stellung ein Gewicht getragen wird, erhöht sich der Druck auf das 3- bis 4fache des Körpergewichts.

Geschieht das mit rundem Rücken, erhöht sich der Druck auf das 7- bis 8fache. Das bedeutet, daß die Haltung beim Heben eine wesentliche Rolle spielt und die tolerierbare Belastung nur bei einer optimal eingestellten Wirbelsäule, d.h. in ihren physiologischen Krümmungen, nicht überschritten wird.

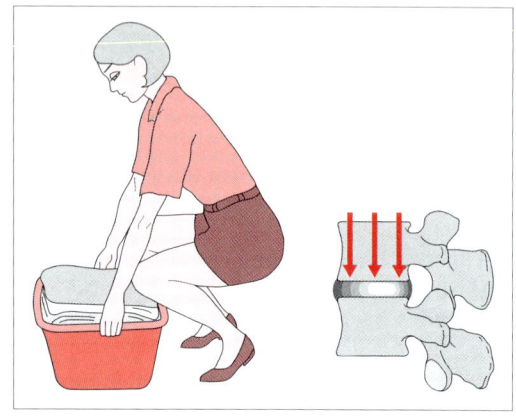

Abb. 1.**31** Belastung beim Heben in physiologischer Stellung.

Praxistip Zur Vermeidung von erhöhten Druckbelastungen müssen die bisher genannten Faktoren bei der Auswahl von Behandlungsmaßnahmen berücksichtigt werden. Deshalb soll bei der Beseitigung von muskulären Dysbalancen, zum Beispiel hinsichtlich der abgeschwächten Muskulatur, eine segmentale Stabilisation aus der Manuellen Therapie, stabilisierende Umkehr aus dem Bereich PNF oder funktionelles Bauch- und Rückenmuskeltraining nach Klein-Vogelbach ausgesucht werden.

Ein weiteres wichtiges Ziel ist das Erlernen geeigneter Verhaltensweisen im täglichen Leben, zum Beispiel Kontrolle und gegebenenfalls Korrektur der Sitzhaltung und des Bückverhaltens.

Die *Traktion* des Bandscheibenraumes beschleunigt die Hydratation. Zum Beispiel reicht für den LWS-Bereich eine Zeit von 10–15 Minuten aus, um eine deutliche Erweiterung und damit Entlastung des Bandscheibenraumes zu bewirken. Da nicht jeder Patient positiv auf die Hydratation reagiert, muß durch die Probebehandlung und aufgrund der Angaben des Patienten über Schmerzlinderung in liegender oder sitzender Position die entsprechende Maßnahme ausgesucht werden. ■

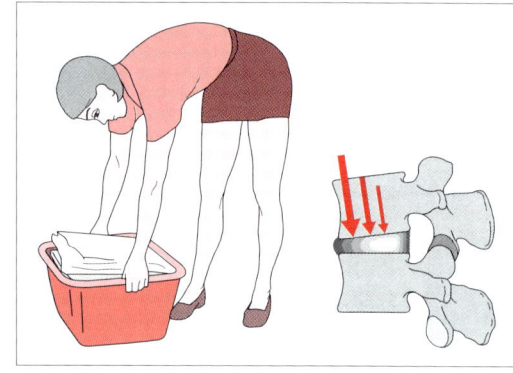

Abb. 1.**32** Belastung beim Heben mit rundem Rücken.

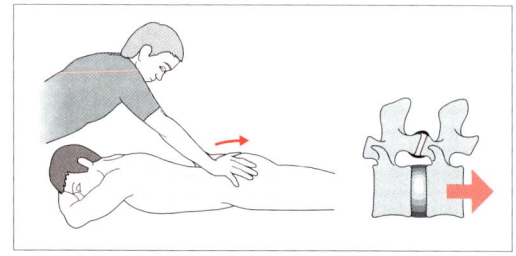

Abb. 1.**33** Traktion des Bandscheibenraumes.

Verhalten der Bandscheibe bei Bewegungen

Die inneren elastischen Anteile der Bandscheibe können sich innerhalb gewisser Grenzen bei den Bewegungen verschieben.

Bei einer Flexion neigt sich der Wirbelkörper nach ventral, und es kommt dorsal zu einer keilförmigen Verbreiterung des Bandscheibenraums. Die äußeren Kollagenfaserschichten werden dorsal gestrafft und ventral komprimiert, so daß sie sich hier etwas vorwölben. Der Nukleus paßt sich dieser Keilform an und verlagert sich nach dorsal, dabei nimmt er die inneren elastischen Fasern des Anulus fibrosus mit. Diese Verlagerung nimmt, bedingt durch die Viskosität und damit der Trägheit des Nukleus, eine gewisse Zeit in Anspruch. Durch das Auseinandergehen der dorsalen Wirbelkörper erreichen die äußeren Schichten des Anulus sehr schnell die Grenzen ihrer Dehnfähigkeit, und die Verschiebung wird gebremst. Diese Verspannung hält also nicht nur die Wirbel zusammen, sondern verhindert auch ausgeprägte Kippbewegungen und bremst damit Bewegungen.

Bei der Rotation werden Fasern gespannt, die schräg gegen die Drehrichtung orientiert sind.

Bewegungsachsen

Die Bewegungsachsen sind abhängig von den Verlagerungsmöglichkeiten des Nukleus und deshalb nicht auf den Punkt bestimmbar. Die Flexionsachse liegt innerhalb eines Ovals im ventralen, die Achse für die Extension im dorsalen Bandscheibenbereich. Die Achse für die Lateralflexion nach links befindet sich im linken, nach rechts im rechten Diskusabschnitt. Die Achse für die Rotation liegt fast in der Mitte des Diskus, eventuell etwas ventraler.

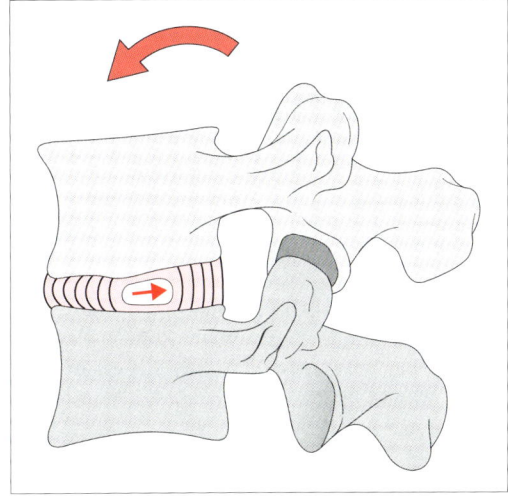

Abb. 1.**34** Verhalten der Bandscheibe bei Flexion.

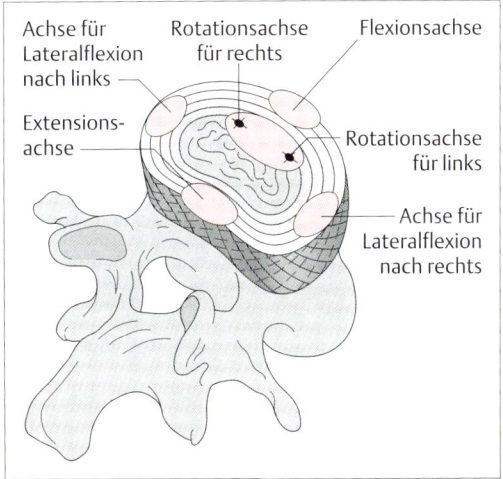

Abb. 1.**35** Bewegungsachsen.

Pathologische Veränderungen

Protrusion

Die Degeneration der Bandscheibe geht von den kollagenen Fasern des Anulus fibrosus aus. Es bilden sich durch ständige Überbelastung Risse, in die der Nukleus bei asymmetrischer Belastung eindringen kann und die intakten äußeren Schichten des Anulus fibrosus verschiebt. Die Protrusion ist also die Vorwölbung des Diskus über die Wirbelkörperhinterkante hinaus. Die Heilungsaussichten bei einer Protrusion sind günstig, da das vorgewölbte Gewebe zurückverlagert werden kann.

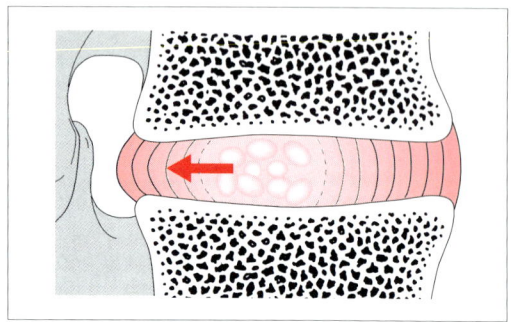

Abb. 1.36 Protrusion.

Die Schmerzhaftigkeit ist aufgrund der Überdehnung der äußeren Schichten des Anulus und des Lig. longitudinale posterior mit denen des Prolaps vergleichbar, jedoch fehlt die motorische Symptomatik.

Prolaps

Sind alle Faserschichten des Anulus zerrissen, kann der Nukleus Richtung Spinalkanal oder Spinalnerv vordringen. Er nimmt Teile des Anulus und evtl. der Knorpelplatte mit. Das ist der Prolaps.

Ein Prolaps mit **medialer** Verlaufsrichtung komprimiert die nach kaudal ziehenden Nervenstränge der Cauda equina. Es werden sehr wichtige motorische Funktionen gestört: Die Patienten können ihren Stuhl- und Harnabgang nicht kontrollieren. Deshalb ist bei einem Cauda-equina-Syndrom eine sofortige Operation erforderlich.

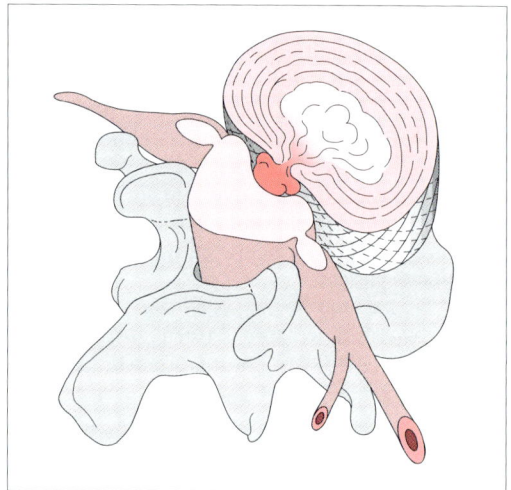

Abb. 1.37 Medialer Prolaps.

Der Prolaps mit **postero-lateraler** Richtung drückt gegen den Spinalnerv. Je nach Lage des Prolaps kann der Spinalnerv nach medial oder lateral gedrängt werden. Um den Druck auf die Nervenwurzel zu mindern und damit auch die Beschwerden, nimmt der Patient eine Haltung ein, bei der die Kompression am geringsten ist. Das ist die sogenannte Zwangshaltung, die der Patient nur auf Kosten von großen Schmerzen aufgeben kann.

Praxistip Die Schonhaltung bei einem Prolaps darf in der akuten Phase prinzipiell nie korrigiert werden.

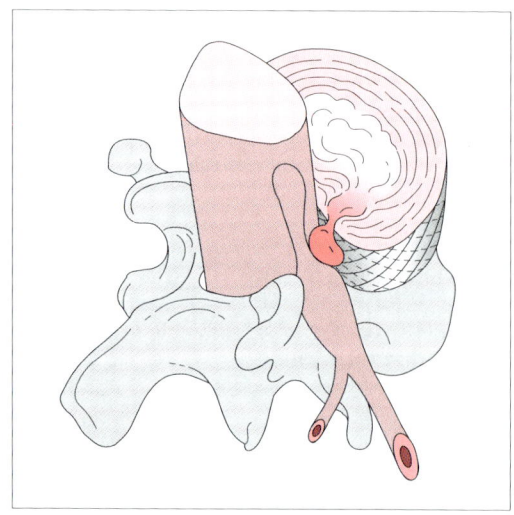

Abb. 1.38 Postero-lateraler Prolaps.

Prolapslokalisation und Schmerzhaftigkeit

Liegt der Prolaps unterhalb der Wurzelabgangsstelle, in der sogenannten Axilla, wird der Schmerz durch eine Lateralflexion zur Gegenseite verstärkt. Deshalb neigt sich der Patient zur Prolapsseite, um den Nerv zu entlasten und die Beschwerden zu vermindern.

Liegt der Prolaps oberhalb der Wurzelabgangsstelle, d. h. auf der Schulter, werden die Schmerzen durch Neigung zur Prolapsseite verstärkt und die Neigung zur Gegenseite bringt Linderung der Beschwerden.

Folgen der Bandscheibendegeneration (s. Abb. 1.41)

Bei einem degenerativ veränderten Diskus sind die Diffusionsvorgänge gestört, der Turgor des Nukleus nimmt ab und die gleichmäßige Druckverteilung und damit Anpassungsfähigkeit an die verschiedenen Belastungssituationen gehen verloren. Die Folgen sind eine Verschmälerung des Bandscheibenraumes, Mehrbelastung der Wirbelbogengelenke und mehr oder weniger ausgeprägte Randzackenbildungen = Spondylophyten, die von den Kanten der Wirbelkörper ausgehen.

Praxistip Nach den Einrissen des Bandscheibengewebes setzt die Regeneration ein, die dem üblichen Ablauf einer Wundheilung entspricht. Es ist also mit 1 Jahr bis zur endgültigen Heilung zu rechnen. In dieser Zeit ist zu beachten, daß in der akuten Phase, die ca. 1 Woche andauert, die Bandscheibe entlastet wird, d. h., Bettruhe. Danach sollte, wegen der positiven Beeinflussung der Ernährung über Bewegung, mit einer vorsichtigen Mobilisation begonnen werden, und im weiteren Verlauf, unter Berücksichtigung der Symptome des Patienten, die wechselnden Belastungen zur Anregung von Diffusionsvorgängen eingebaut werden. ■

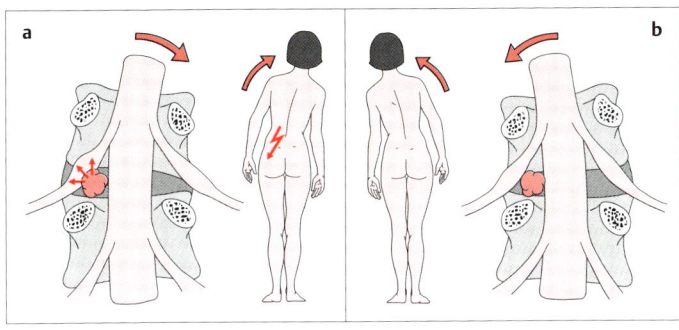

Abb. 1.**39** Prolapslokalisation kaudal der Wurzelabgangsstelle.
a Schmerzprovokation,
b Schmerzlinderung.

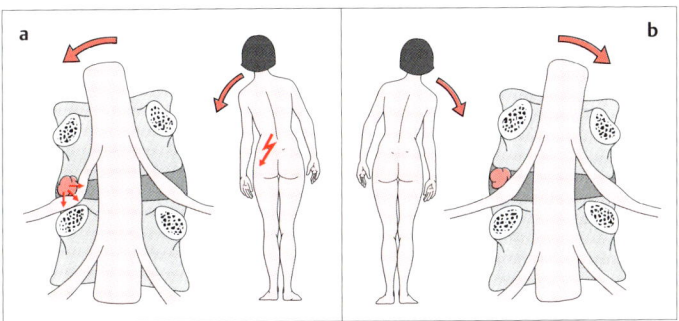

Abb. 1.**40** Prolapslokalisation kranial der Wurzelabgangsstelle.
a Schmerzprovokation,
b Schmerzlinderung.

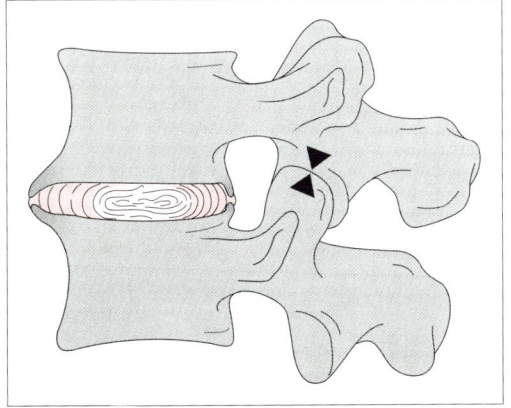

Abb. 1.**41** Folgen der Bandscheibendegeneration.

2 Schädel und Halswirbelsäule

2.1 Palpation im Bereich des Schädels und der Halswirbelsäule ··· 26

2.2 Funktionelle Anatomie des Schädels ··· 32

2.2.1 Knöcherne Bestandteile ··· 32

2.2.2 Meningen des Gehirns ··· 33

2.2.3 Liquor cerebrospinalis ··· 34

2.2.4 Mobilität des Schädels ··· 34

2.2.5 Articulatio temporomandibularis ··· 35

2.2.6 Funktionelle Einheit Kiefer-HWS ··· 39

2.2.7 Kaumuskulatur ··· 40

2.2.8 Suprahyale Muskulatur ··· 41

2.2.9 Infrahyale Muskulatur ··· 41

2.2.10 Zusammenspiel Kaumuskulatur und supra- und infrahyale Muskulatur ··· 42

2.2.11 Muskeln des Schädeldachs (M. epicranius) ··· 42

2.2.12 Mimische Muskulatur ··· 43

2.3. Funktionelle Anatomie der Halswirbelsäule ··· 44

2.3.1 Röntgenbild HWS ··· 44

2.3.2 Obere Halswirbelsäule ··· 46

2.3.3 Untere Halswirbelsäule ··· 53

2.3.4 Praevertebrale Muskulatur ··· 59

2.3.5 Nackenmuskulatur ··· 62

2.3.6 Plexus brachialis ··· 65

2.1 Palpation im Bereich des Schädels und der Halswirbelsäule

▷ Knochen, Bänder, Gelenke

Protuberantia occipitalis externa

Ist als deutlicher Höcker in der Mittellinie der Okzipitalregion zu finden.

Linea nuchae superior

Von der Protuberantia geht die Linea nuchae superior nach rechts und links ab. Die Linea ist ein kleiner Grat, der leicht bogenförmig, mit der Wölbung nach kranial, jeweils nach lateral verläuft.

Es ist der Ursprungs- bzw. Ansatzbereich der oberflächlichen Nackenmuskulatur:
- medial: M. trapezius
- lateral: M. sternocleidomastoideus

Processus mastoideus

Am lateralen Ende der Linea nuchae superior befindet sich der Processus mastoideus als deutlich vorspringender Höcker. Es ist der Ansatzbereich des M. sternocleidomastoideus. Als weitere Orientierungshilfe dient das Ohr: der Processus befindet sich unmittelbar dorsal des Ohrläppchens.

Linea nuchae inferior

Ungefähr zwei Querfinger kaudal der Linea nuchae superior verläuft parallel dazu die Linea nuchae inferior. Sie ist der Ursprung folgender Muskeln:
- medial und etwas kranial: M. semispinalis capitis
- von medial nach lateral: M. rectus capitis posterior minus, M. rectus capitis posterior majus, M. obliquus capitis superior
- am lateralen Ende, Richtung Processus mastoideus: M. longissimus capitis und M. splenius capitis.

Praxistip Bei der Palpation im lateralen Bereich der Lineae nuchae müssen Irritationszonen der oberen Halswirbelsäule von Tendinosen abgegrenzt werden. Diese Irritationszonen sind Indikatoren einer Fehlstellung in den Wirbelbogengelenken von C0 und C1. ■

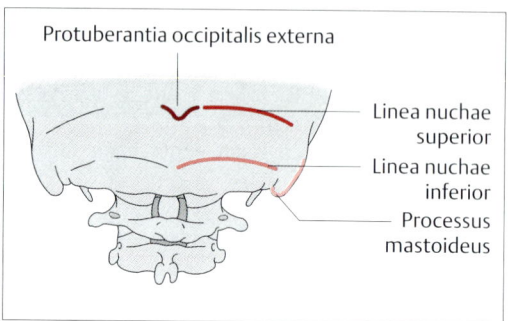

Abb. 2.1 Palpation Schädel: Knochenstrukturen.

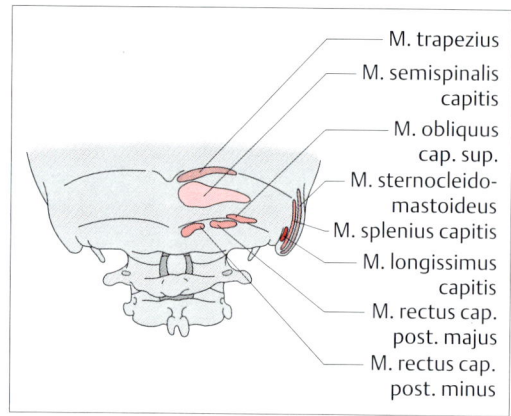

Abb. 2.2 Palpation Schädel: Muskelursprünge.

Articulatio temporomandibularis

Ventral vor dem äußeren Gehörgang kann das Caput mandibulae palpiert werden, v.a. wenn der Mund geschlossen wird. Beim Öffnen verschwindet das Caput nach ventral. Der direkte Vergleich des rechten und linken Gelenks beim Mundöffnen, -schließen und seitlichem Verschieben gibt Auskunft über Asymmetrien.

Processus coronoideus

Bei geschlossenem Mund liegt er hinter dem Jochbogen und ist deshalb nicht zu palpieren. Beim Öffnen des Mundes kommt er unter dem äußeren Jochbogen nach ventral vor. Hier befindet sich der Ansatzbereich des M. temporalis.

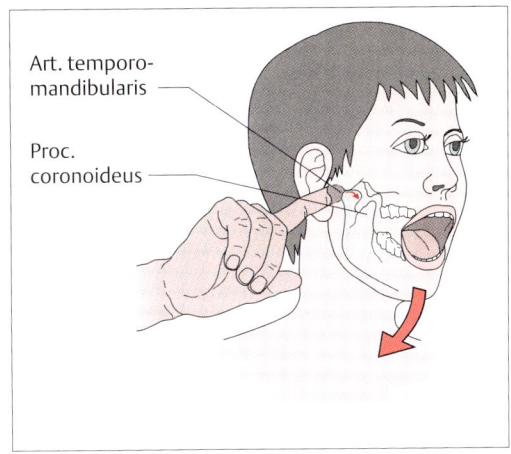

Abb. 2.3 Palpation Kiefergelenk.

Tuberositas masseterica

Der Ansatzbereich des M. masseter befindet sich an der Außenseite des Angulus mandibulae und ist am unteren Rand bei Mundschluß zu palpieren.

Processus transversus C1

Etwas unterhalb des Processus mastoideus und direkt dorsal des aufsteigenden Unterkieferastes liegt der Processus transversus des 1. Halswirbels. Er ist der Ursprung und Ansatz vieler Muskeln und deshalb als ein deutlicher Wulst in der Tiefe zu fühlen.

Die Querfortsätze der übrigen HWS sind wegen der Überlagerung von Weichteilen nur mit sehr viel Druck palpierbar.

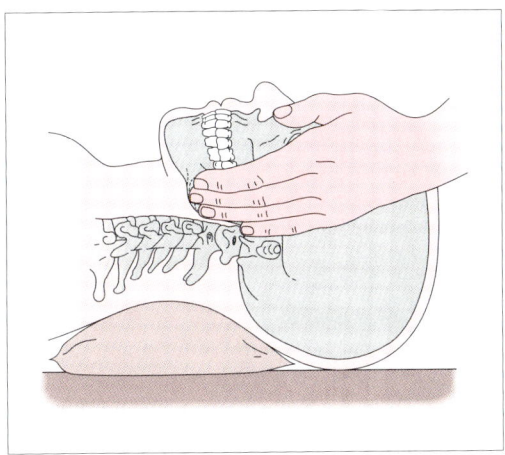

Abb. 2.4 Palpation Tuberositas masseterica.

Praxistip Neben der Schmerzhaftigkeit und Schwellung wird auch die Stellung von C1 beurteilt. Bei einer Rotationsfehlstellung kann der Querfortsatz auf einer Seite sehr dick und weiter dorsal stehend palpiert werden, während er auf der anderen Seite nach ventro-medial, hinter den Ramus mandibulae, verschoben ist. ■

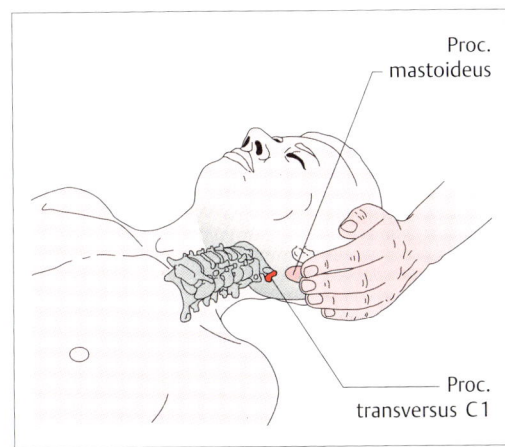

Abb. 2.5 Palpation Processus transversus.

Processus spinosus

Von der Protuberantia nach kaudal gehend gibt es direkt unter dem Schädel eine Grube, in der eine deutliche Erhebung palpiert werden kann = Processus spinosus von C 2.

Die weiteren Dornfortsätze sind gespalten und weniger gut zu finden. Nur C 7 ist, wie sein Name Vertebrae prominens sagt, deutlich vorspringend.

Wenn Zweifel bestehen, welcher der vorstehenden Processus spinosi der von C 7 ist, werden Zeige-, Mittel- und Ringfinger auf drei benachbarte Dornfortsätze am zerviko-thorakalen Übergang gelegt, und der Patient führt sehr langsam eine maximale Extension durch. Der Dornfortsatz von C 6 verschwindet unter dem Palpierfinger, und der erste, der stehenbleibt ist C 7.

Lig. nuchae

Dieses Band verläuft von der Protuberantia occipitalis externa bis C 7 und ist deutlich zwischen den Processus spinosi zu fühlen. Eine Flexionsstellung erleichtert die Palpation, da das Band gespannt wird.

Intervertebralgelenke

In gleicher Höhe des Dornfortsatzes C 2, ca. 2 Querfinger nach lateral, ist das Intervertebralgelenk von C 2/3 als kleine Erhebung zu palpieren. Die weiteren Wirbelbogengelenke sind jeweils in Höhe der Dornfortsätze zu finden.

Praxistip Druckdolenzen und Aufquellungen finden sich häufig auf der Seite, die blockiert ist.

Os hyoideum

Direkt unterhalb des Unterkiefers Richtung Hals ist das Zungenbein als eine Spange mit seinen beiden Hörnern *(Cornua majora)* zu tasten. Es sollte seitengleich nach rechts/links verschiebbar sein.

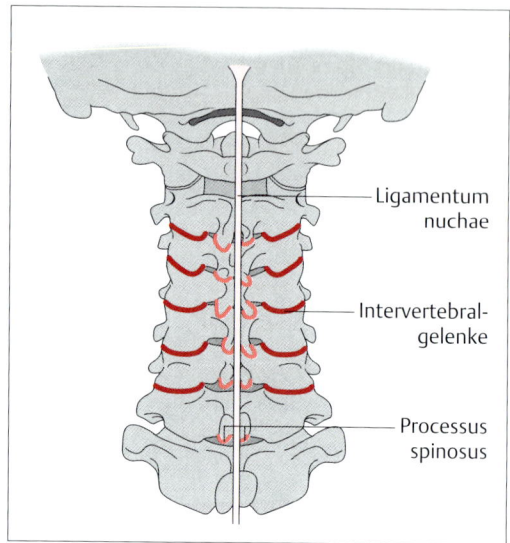

Abb. 2.**6** Palpation Processus spinosus, Ligamentum nuchae.

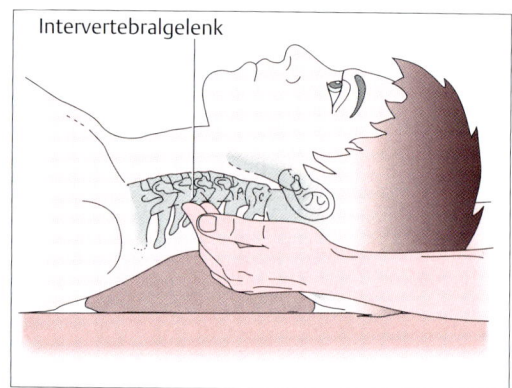

Abb. 2.**7** Palpation Intervertebralgelenke.

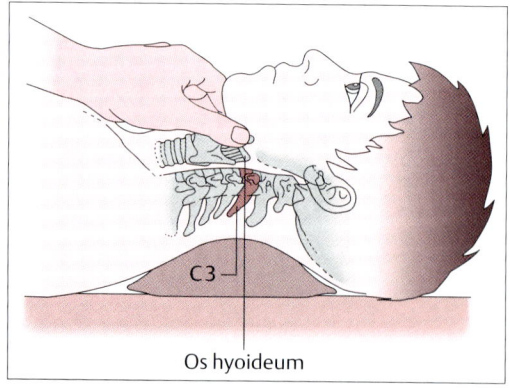

Abb. 2.**8** Palpation Os hyoideum.

A. carotis

Am ventralen Rand des M. sternocleidomastoideus, etwa in der Mitte, ist der Puls der A. carotis zu fühlen.

▷ Muskulatur

Ein Muskel ist im gesamten Verlauf vom Ursprung bis zum Ansatz zu palpieren. Beurteilt werden:
- umschriebene Schmerzpunkte,
- Spannungszustand und
- Aufquellungen

Die Palpation wird, je nach Lage des Muskels, mit mehr oder weniger Druck und mit 2–3 Fingern längs und quer zum Faserverlauf durchgeführt.

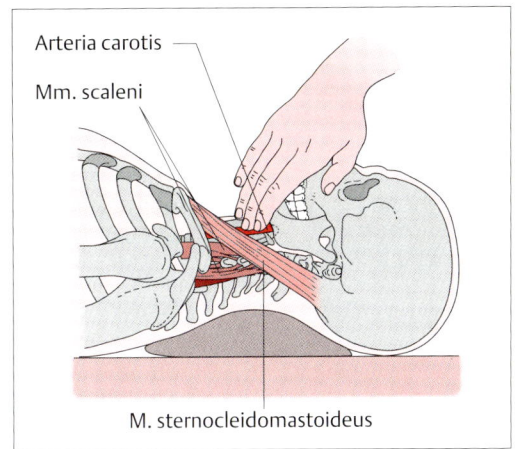

Abb. 2.9 Palpation Arteria carotis.

M. trapezius

Von der Protuberantia occipitalis externa, der Linea nuchae superior, dem Lig. nuchae und seitlich von den Dornfortsatzspitzen von Th 1–12 zieht der Muskel zum lateralen Drittel von Clavicula, Akromion und Spina scapulae.

M. levator scapulae

Sein Ursprungsgebiet an den Querfortsätzen ist nicht palpierbar. Nur am Ansatzbereich am Angulus superior ist er klar abgrenzbar und zeigt hier häufig Triggerpunkte und Verspannungen.

M. splenius capitis

Der Muskelbauch wird zum größten Teil vom M. trapezius überdeckt, ist aber durch seinen Verlauf vom Processus mastoideus und der Linea nuchae superior nach kaudo-medial, Richtung Processus spinosi von C3–Th3, in der Tiefe abzugrenzen.

M. splenius cervicis, M. semispinalis capitis, M. longissimus cervicis, M. longissimus capitis, M. iliocostalis cervicis

Sie liegen in der Tiefe und sind im einzelnen nicht der Palpation zugänglich, sondern eher als Muskelstrang zu fühlen, der zum großen Teil parallel zur Wirbelsäule verläuft.

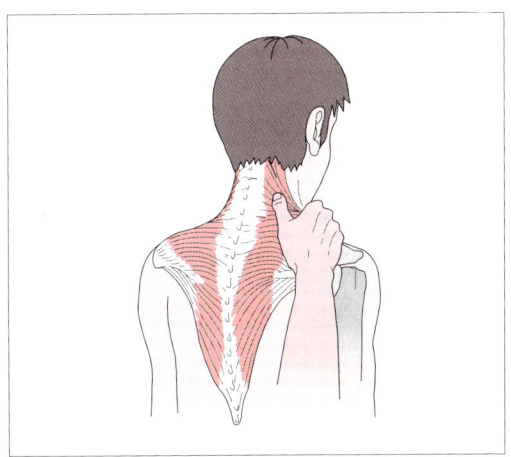

Abb. 2.10 Palpation M. trapezius.

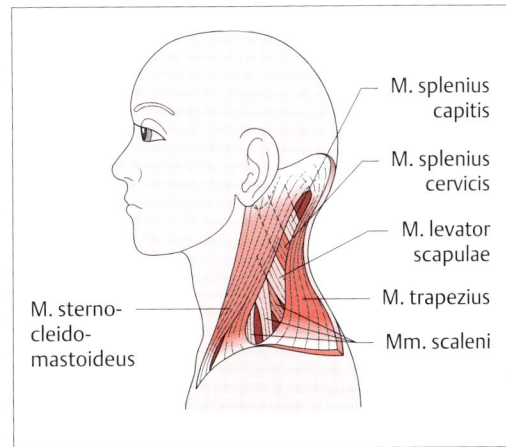

Abb. 2.11 Palpation tiefe Nackenmuskulatur.

M. sternocleidomastoideus

Von seinem breiten Ansatzbereich am Processus mastoideus und der Linea nuchae superior verläuft er nach kaudo-ventral Richtung Sternum. Sein sternaler Ursprung ist medial des Sternoklavikulargelenks zu finden. Der klavikuläre Ursprung nimmt das mediale Drittel der Klavikula ein. Zwischen den beiden Insertionen ist ein Spalt zu fühlen.

Mm. scaleni

Die Ursprünge der Mm. scaleni anterior und medius an den Processus transversi von C3 – C7 ist von ventral her möglich, indem man rechts/links von der Trachea in die Tiefe geht und Richtung Lateralflexion spannen läßt. Die Ansätze an der 1. Rippe sind dorsal der Klavikula und des M. sternocleidomastoideus zu palpieren.

Der M. scalenus posterior verläuft unmittelbar vor dem Trapeziusrand und wird teilweise von diesem überlagert.

M. longus colli

Kranial zwischen M. sternocleidomastoideus und Larynx ist evtl. der obere Anteil palpierbar. Die anderen Teile werden von den Skaleni überlagert und verlaufen dorsal des Larynx und der Trachea.

M. temporalis

Von der Fossa temporalis zieht er zum Processus coronoideus mandibulae und ist an seinem Ansatz beim Öffnen des Mundes und in der Fossa eher beim festen Mundschluß zu palpieren.

M. masseter

Er ist als dickes, fast viereckiges Muskelpaket im Bereich des Angulus mandibulae, selbst bei leicht geöffnetem Mund, gut zu palpieren. Beim Mundschluß tritt er auch sichtbar als dicker Muskelwulst hervor.

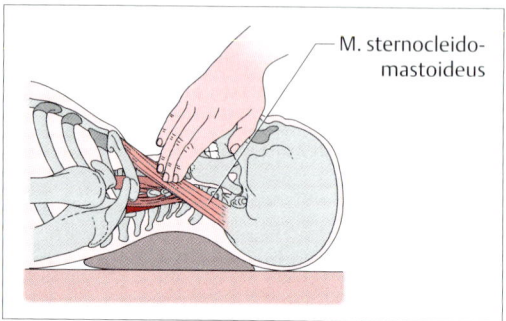

Abb. 2.**12**   Palpation M. sternocleidomastoideus.

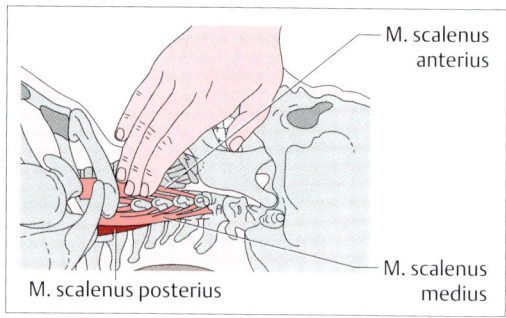

Abb. 2.**13**   Palpation Mm. scaleni.

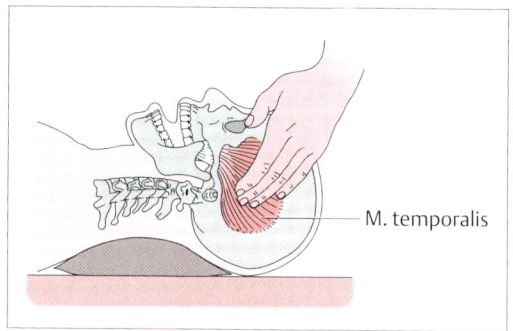

Abb. 2.**14**   Palpation M. temporalis.

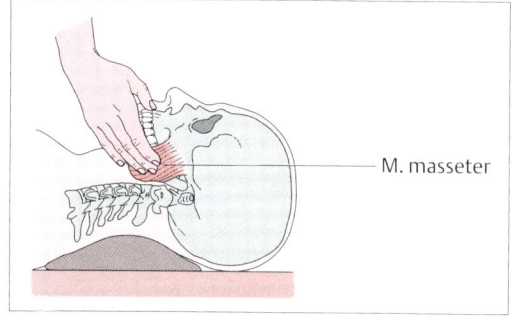

Abb. 2.**15**   Palpation M. masseter

M. digastricus

Vor dem M. sternocleidomastoideus ist er am Processus mastoideus beim Öffnen des Mundes palpierbar und weiter Richtung Innenseite der Kinnspitze parallel zum Unterkiefer.

M. mylohyoideus

Dieser Muskel füllt den gesamten Unterkieferboden aus und ist beim Öffnen des Mundes von kaudal her Richtung Mundboden zu finden.

M. pterygoideus medialis

Am Ansatzbereich ist dieser Muskel beim Mundschluß an der Innenseite des Angulus mandibulae palpierbar. Die weitere Palpation nach kranio-medial ist nicht möglich.

M. pterygoideus lateralis

Die Palpation ist nur vom Mundinnern möglich. Die Orientierung ist folgendermaßen: vom hinteren oberen Backenzahn Richtung Collum mandibulae gehen und Mund leicht weiter öffnen und schließen lassen. Beim Mundöffnen ist die Anspannung fühlbar.

Praxistip Auftreten von Triggerpunkten in der Nacken-Hals-Muskulatur mit ausstrahlenden Schmerzen Richtung Okziput- und Temporalgegend, die durch Druck auf die Punkte verstärkt werden können, sprechen für eine Funktionsstörung im oberen HWS-Bereich.

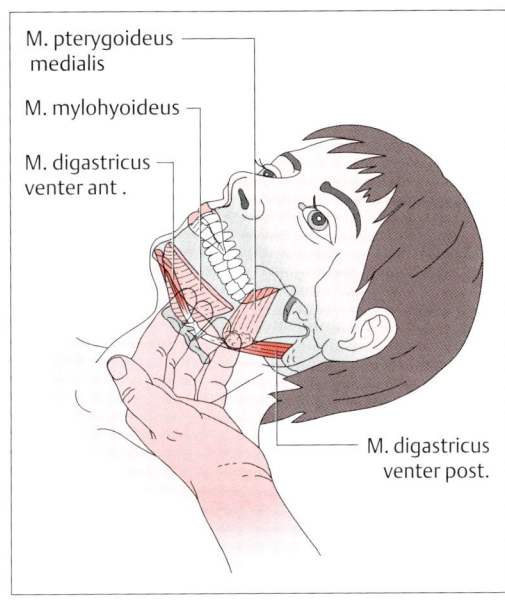

Abb. 2.**16** Palpation Mm. mylohyoideus, pterygoideus medialis und digastricus.

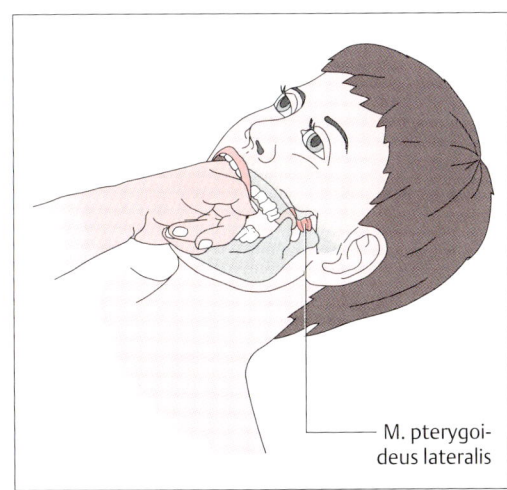

Abb. 2.**17** Palpation M. pterygoideus lateralis.

2.2 Funktionelle Anatomie des Schädels

2.2.1 Knöcherne Bestandteile

Der Schädel wird unterteilt in den *Gesichtsschädel* = Cranium faciale (Viscerocranium) und den *Gehirnschädel* = Cranium cerebrale (Neurocranium).

Viscerocranium

1 = Ossa nasalia
2 = Ossa lacrimalia
3 = Os ethmoidale
4 = Ossa zygomatica
5 = Maxillae
6 = Mandibula
   Vomer
   Ossa palatina
   Os hyoideum

Neurocranium

 7 = Os occipitale
 8 = Ossa parietalia
 9 = Ossa temporalia
10 = Os sphenoidale
11 = Os frontale

Die Basis cranii verbindet Viscero- und Neurocranium und stellt die Verbindung zur Halswirbelsäule her.

Suturae cranii

Durch die Schädelnähte (Suturae cranii) sind die Knochenteile des Schädels miteinander verbunden. In den Nahtspalten befinden sich Kollagenfibrillen, die die äußere Schicht bilden und mit dem Periost des Schädels verwachsen sind, dann folgt nach innen faseriges Bindegewebe sowie einzelne Knochenbrücken, Gefäße, Nerven und Rezeptoren.

Die Suturae sind unterschiedlich in ihrer Form:
- Die **Sutara sagittalis** zwischen den Ossa parietalia hat sehr ausgeprägte Zacken und ist eine breite Naht.
- Die **Sutura lambdoidea**, die das Os occipitale mit den Ossa parietalia verbindet, hat kürzere Zacken.
- Die **Sutura tempoparietale** verläuft sehr schräg nach innen, als sog. *Schuppennaht*.

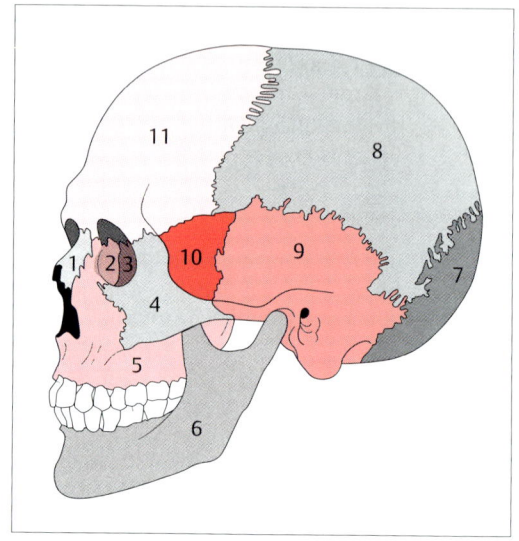

Abb. 2.**18** Die Schädelknochen.

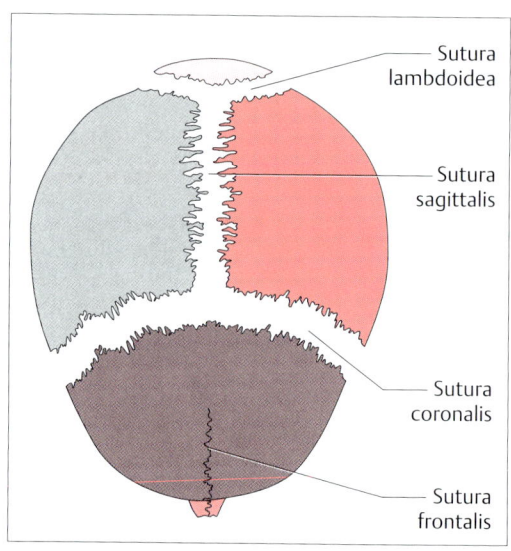

Abb. 2.**19** Die Suturae.

2.2.2 Meningen des Gehirns

Dura mater encephali
- sog. harte Hirnhaut;
- kleidet die Innenfläche der Schädelhöhle aus und besteht aus zwei Schichten, die äußere ist zugleich das Periost des Schädels, die innere folgt den Gehirnkonturen und bildet verschiedene Duplikaturen,
- Duplikaturen: **Falx cerebri** zwischen den beiden Großhirnhemisphären, **Falx cerebelli** liegt als Fortsetzung der Falx cerebri in der Furche zwischen den Kleinhirnhemisphären und **Tentorium cerebelli** trennt den Okzipitallappen vom Kleinhirn. Sie bestehen aus festen Kollagenfaserbündeln, die teilweise in ihrer Anordnung der Form des Schädels folgen und teilweise longitudinal angeordnet sind,
- die Falx und das Tentorium stellen ein wichtiges Verspannungssystem sowohl in Längs- als auch in Querrichtung dar,
- in der harten Hirnhaut befinden sich die **Sinus durae matris.** Sie führen das venöse Blut des Gehirns zur V. jugularis interna ab,
- besitzt Rezeptoren für Schmerzempfindungen und Druckveränderungen.

Leptomeninx
- weiche Hirnhaut,
- besteht aus einem äußeren Blatt = **Arachnoidea** und einem inneren Blatt = **Pia mater encephali,**
- liegt der Hirnoberfläche auf und folgt allen Windungen und Vertiefungen,
- Der **Subarachnoidalraum** liegt zwischen den beiden Blättern, er ist mit Liquor gefüllt. An einigen Stellen befinden sich größere Räume, die Cisternae subarachnoidales.

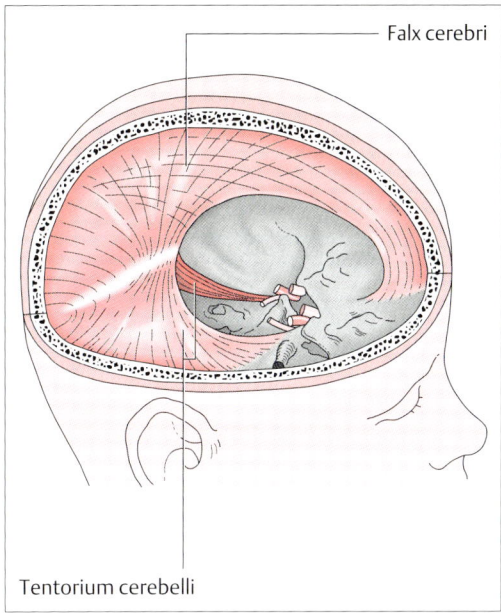

Abb. 2.**20**   Dura mater encephali.

2.2.3 Liquor cerebrospinalis

- Es gibt ca. 100–150 ml,
- wird in den Plexus choroidei produziert und erneuert sich bis zu 3 × täglich,
- Resorption durch die semipermeablen Membranen der Arachnoidalzotten, dabei spielt der Liquordruck eine Rolle, der wiederum vom venösen Druck beeinflußt wird,
- Liquordruck ca. 150 mm H_2O, dabei Unterschied beim Liegen und Sitzen sowie kranial und kaudal,
- enthält nur ca. 5 Zellen pro ml und kein Eiweiß.

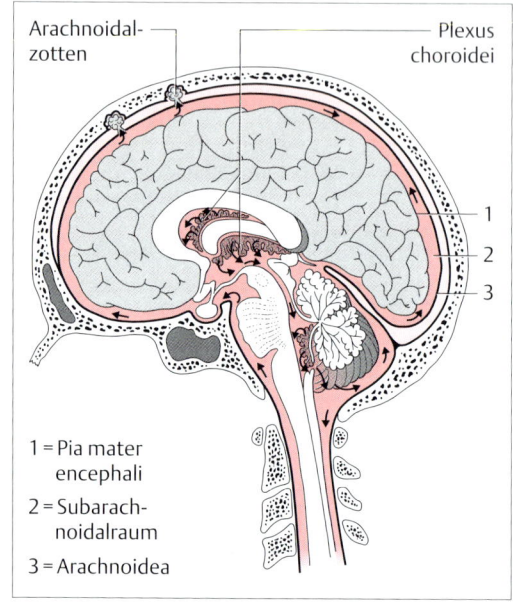

1 = Pia mater encephali
2 = Subarachnoidalraum
3 = Arachnoidea

Abb. 2.**21** Die Dynamik des Liquors.

2.2.4 Mobilität des Schädels

Der Schädel ist keine rigide Struktur, sondern ein elastisches Gewebe. Jeder Schädelknochen hat eine geringfügige spezifische Bewegung in einem rhythmischen Impuls. Dabei arbeiten die Suturae wie Dehnungsfugen. Die Richtung der Bewegung ist abhängig von der Ausrichtung und Form der Naht, da sie auseinander- und ineinandergehen. Die normale Frequenz beträgt ca. 10–14 Impulse pro Minute.

Praxistip Bei einer Restriktion in der Bewegung der Suturae wird in der Osteopathie durch die Mobilisation des Schädels die Eigenmobilität der Struktur initiiert.

Die Dura mater encephali ist ringsum am Foramen magnum fixiert, hier geht sie über in die Dura mater spinalis, die an den dorsalen Wirbelkörpern von C 1 und C 2 fixiert ist, dann erst wieder an der Ventralseite von S 2. Diese Verbindung zwischen Sakrum und Cranium begründet die Behandlung beider Knochen bei Störungen.

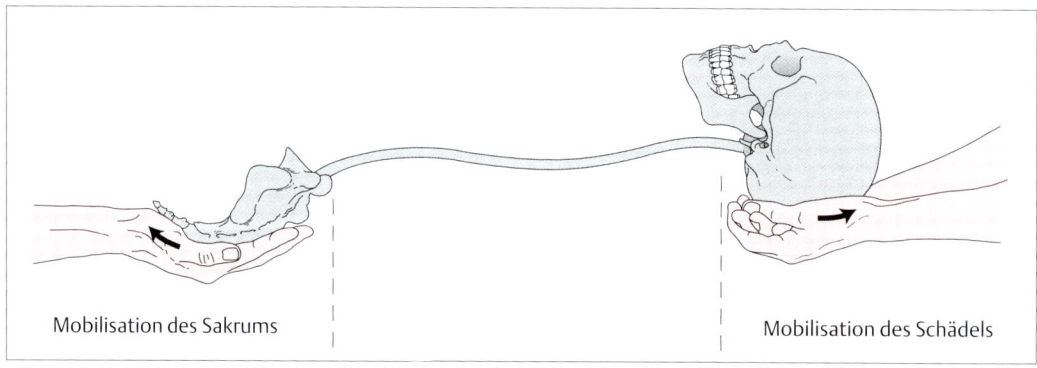

Mobilisation des Sakrums | Mobilisation des Schädels

Abb. 2.**22** Die Mobilisation von Schädel und Sakrum.

2.2.5 Articulatio temporomandibularis

Mandibula

Ramus mandibulae

- am *Processus coronoideus* Ansatz des M. temporalis,
- *Processus condylaris* mit Collum mandibulae, an der Innenseite Fovea pterygoidea für den Ansatz des M. pterygoideus lateralis,
- Gelenkfläche am *Caput mandibulae* ist walzenförmig und bikonvex gekrümmt. Die Achse verläuft von latero-ventral nach dorso-medial.

Corpus mandibulae

- *Pars alveolaris* mit den Alveoli dentales für die Verankerung der Zahnwurzeln, bildet sich in den Bereichen zurück, in denen eine verminderte funktionelle Beanspruchung besteht, z. B. bei Zahnlücken,
- *Basis mandibulae* mit dem Foramen mentale für den Durchtritt von N. mentalis und Vasa mentalia,
- *Fossa digastrica* an der Innenseite für den Ansatz des M. digastricus.

Angulus mandibulae

- *Tuberositas masseterica* an der Außenseite für den Ansatz des M. masseter,
- *Tuberositas pterygoidea* an der Innenseite für den M. pterygoideus medialis,
- Angulus zeigt beim Säugling einen Winkel von 140°, verkleinert sich durch die Belastung beim Kauen auf ca. 120° und kann bei zahnlosem Kiefer wieder größer werden.

Gelenkfläche am Os temporale

Fossa mandibularis

- Gelenkfläche am Os temporale konkav. Ventrale Begrenzung durch *Tuberculum articulare,*
- dorsaler Anteil liegt extrakapsulär, bildet die laterale Wand des äußeren Gehörganges,
- Fossa ist 2–3 × größer als die Gelenkfläche am Caput mandibulae,
- Ausbildung der Gelenkform richtet sich nach der Belastung: beim Säugling ist die Form flach, vertieft sich wenn die permanenten Zähne durchbrechen und flacht bei zahnlosem Kiefer wieder ab.

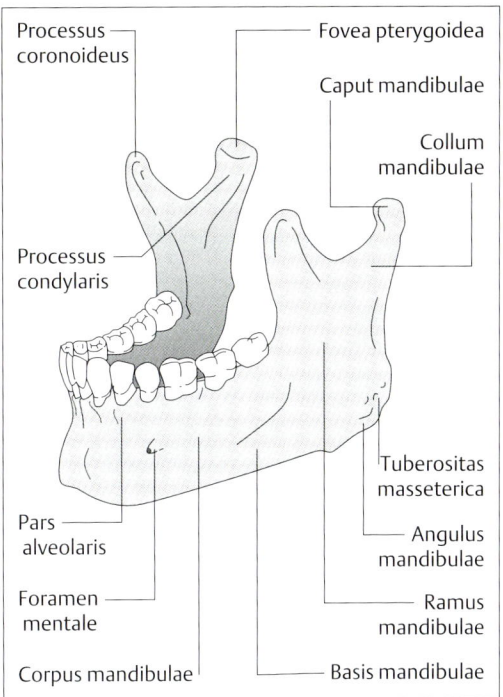

Abb. 2.23 Mandibula.

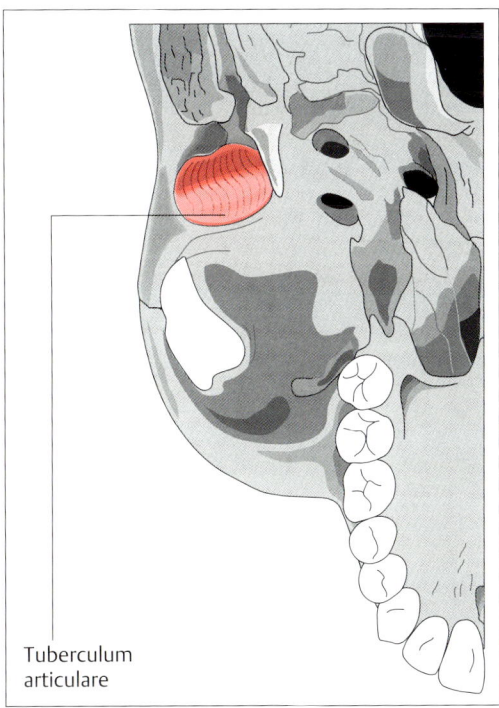

Abb. 2.24 Fossa mandibularis.

Discus articularis

Der Diskus gleicht die Inkongruenz des Gelenkes aus. Er besteht aus straffem, kollagenem Bindegewebe und Faserknorpel. Er ist rundherum mit der Gelenkkapsel verwachsen und teilt damit die Gelenkhöhle in eine obere und untere Gelenkkammer. Über die Fixierungen ziehen Gefäße und Nerven in den Diskus. Er ist im ventralen Abschnitt dünn und dorsal wesentlich dicker. Die beiden Abschnitte sind durch eine sanduhrartige Einschnürung voneinander getrennt, die das Gelenk in einen vorderen und einen hinteren Bereich teilt.

Der dorsale Anteil ist kranial mit einem Bindegewebszipfel an der Fossa mandibularis und kaudal an der Rückseite des Collum mandibulae fixiert. Diese Bindegewebszüge bilden eine Art Polster zwischen äußerem Gehörgang und der Rückfläche des Caput mandibulae.

Eine Dynamisierung ergibt sich aus der Verbindung mit dem M. pterygoideus lateralis, der ventral in den Diskus zieht.

Gelenkkapsel

Die Gelenkkapsel umschließt das Gelenk einschließlich des Tuberculum articulare und läßt den dorsalen Fossabereich frei. Kaudal ist sie am Collum mandibulae befestigt. Die Pars posterior des M. pterygoideus lateralis zieht in die ventrale Kapsel.

Sie ist schlaff und läßt deshalb große Verschiebungen zu, ohne zu zerreißen. Ligg. laterale, sphenomandibulare und stylomandibulare verstärken die Kapsel. Sie wird von den Nn. auriculotemporalis, massetericus und temporales profundi innerviert.

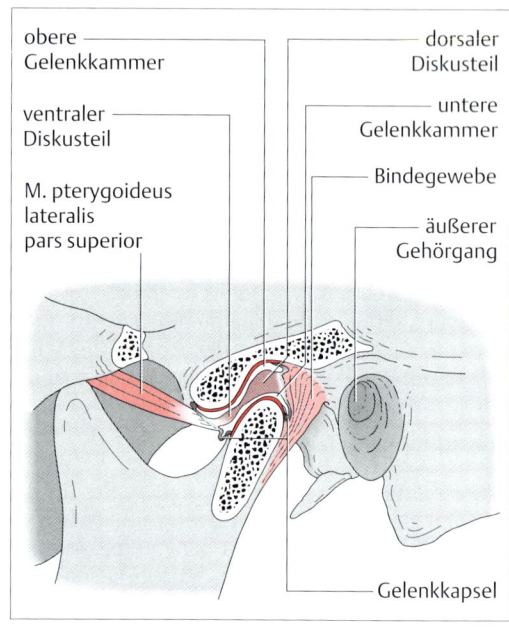

Abb. 2.**25** Das Kiefergelenk.

2.2 Funktionelle Anatomie des Schädels

Bewegungen des Kiefergelenkes

Die Bewegungen sind nur in beiden Gelenken gleichzeitig möglich. Beim Mundöffnen und -schließen findet die Bewegung bilateral symmetrisch, beim Kauen asymmetrisch statt.

Mund öffnen und schließen

Beim Mundöffnen findet in der unteren Gelenkkammer eine Kombinationsbewegung aus Translation und Rotation statt. In der oberen Kammer verschiebt sich der Diskus gegen das Os temporale nach ventral.

Mund ist geschlossen
Caput und dorsaler Diskus liegen in der ventralen Fossa mandibularis.

Öffnungsphase
Eine kombinierte Roll-Gleit-Bewegung setzt gleich zu Beginn der Öffnungsphase ein:
- das Caput verlagert sich in die Mulde zwischen dorsaler und ventraler Leiste und nimmt so den Diskus bei weiterer Mundöffnung nach ventro-kaudal mit,
- der dorsale Diskusanteil wird durch diese Verschiebung gedehnt. Auch der ventrale Anteil erfährt über die Kontraktion des M. pterygoideus lateralis eine Dehnung.

Maximale Mundöffnung
- Das Caput mandibulae hat sich aus der Fossa herausgedreht und weiter aus der Mulde auf den ventralen Diskusanteil geschoben. Es befindet sich in Höhe des Tuberculum articulare.

Beim Mundschließen verlagert sich der ganze Komplex nach dorsal zurück.

Protrusion/Retrusion

Diese Translationen finden vor allem in der oberen Gelenkkammer statt. Um den Unterkiefer zu verschieben, muß er leicht gesenkt werden. Es ist eine gesamte Verschiebung von 2–3 cm zu erwarten, davon nur ca. 0,5 cm nach dorsal.

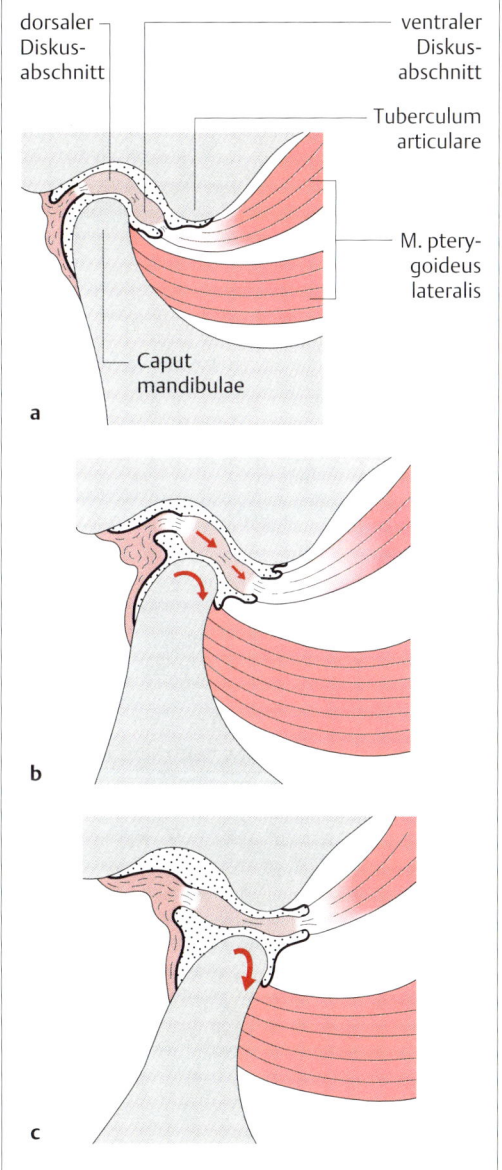

Abb. 2.26 Stellung des Kiefergelenks.
a bei Mundschluß,
b bei der Mundöffnungsphase,
c bei maximaler Mundöffnung.

Laterotrusion/Mediotrusion

Die seitlichen Verschiebungen sind beim Kauen von Bedeutung. Bei der Mahlbewegung findet eine Bewegungskombination statt:

Balanceseite
- Protrusion,
- Verlagerung des Caput nach kaudal,
- minimale Mediotrusion.

Arbeitsseite
Hier wird der Kaudruck erzeugt, da diese Seite durch die Kaumuskulatur stabilisiert wird. Der Bewegungsausschlag ist gering. Bewegungskombination:
- Rotation um eine vertikale Achse,
- geringe Laterotrusion.

Praxistip Die häufigste Dislokation des Diskus findet nach ventral durch den Zug des M. pterygoideus lateralis statt. Dabei befindet sich in Neutral-0-Position der gesamte Diskus in der vorderen Kammer, so daß eine Translationsbewegung nicht möglich ist. Die Mundöffnung geschieht nur durch Rotation und ist sehr gering.

Durch Entspannung der ventralen Strukturen mittels tonussenkender Maßnahmen und translatorischer Gelenktechniken kann das blockierte Gelenk gelöst werden.

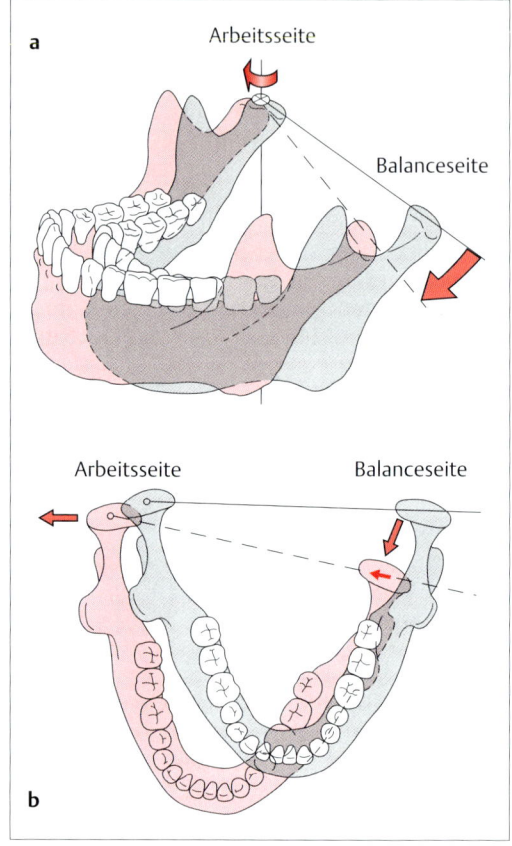

Abb. 2.**27** Mahlbewegung im Kiefergelenk.
a laterale Ansicht,
b transversale Ansicht.

2.2.6 Funktionelle Einheit Kiefer-HWS

Die Skeletteile Schädel – Unterkiefer – Schultergürtel – HWS bilden eine funktionelle Einheit. Daher führen Probleme im Kiefergelenk über Verschaltung mit der Muskulatur und den Gelenken auch zu Funktionsstörungen im Bereich des Schultergürtels und der HWS.

Stellungsänderungen der HWS haben z.B. Einfluß auf die Okklusion. Bei einer ventralen Translation wird die Mandibula durch die infrahyale Muskulatur zurückgehalten, der Biß stimmt nicht mehr. Eine Flexion der HWS schiebt die Mandibula nach ventral, eine Extension nach dorsal, was z.B. bei Zahnbehandlungen von Bedeutung ist.

Praxistip Bei einem Fehlbiß durch eine zu hohe Krone o.ä. hat es nicht viel Sinn, die fehlerhafte Kopfstellung zu korrigieren, da der Patient immer versuchen wird, den besten Kieferschluß zu bekommen. Umgekehrt sollte der Zahnarzt nicht sofort sein Schleifgerät ansetzen, wenn sich die Okklusion verändert, die Ursache könnte an einer Fehlstellung im HWS-Bereich liegen.

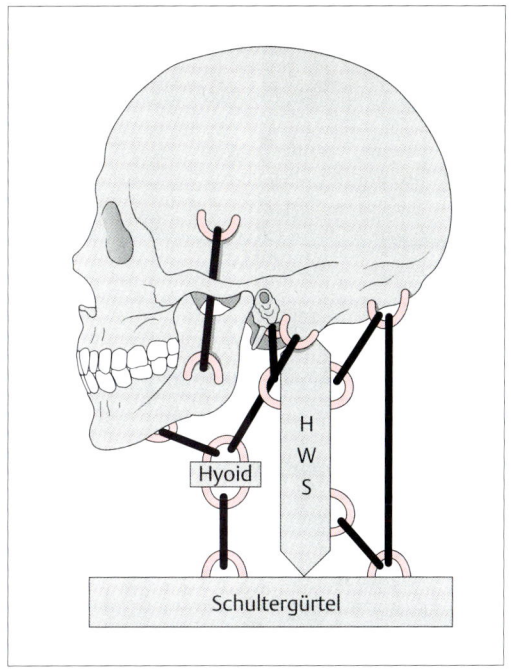

Abb. 2.**28** Die funktionelle Einheit Kiefer – HWS.

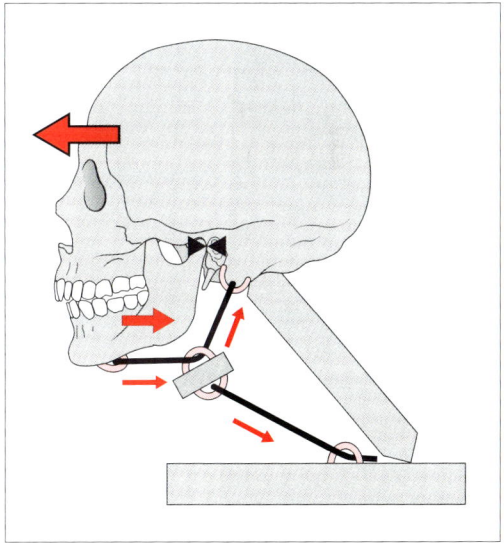

Abb. 2.**29** Stellungsänderungen der HWS und Konsequenzen für die Okklusion.

2.2.7 Kaumuskulatur

M. temporalis

Funktion
- alle Anteile: Mundschluß,
- dorsale Anteile: Retrusion.

M. masseter

Funktion
- kräftiger Kieferschluß,
- durch den schrägen Verlauf von kranio-ventral nach kaudo-dorsal kann er den Unterkiefer vorschieben.

M. pterygoideus medialis

Funktion
- Mundschluß,
- Protrusion,
- unterstützt die Balanceseite bei der Mahlbewegung.

M. pterygoideus lateralis

Funktion des Pars inferior
- Beginn der Mundöffnung, dann kommt die suprahyale Muskulatur hinzu,
- Protrusion,
- Mahlbewegung (Balanceseite).

Funktion des Pars superior
- Mundschluß,
- verlagert den Diskus bei der Mundöffnung nach ventral,
- stabilisiert das Caput mandibulare, da sie dieses gegen das Tuberculum articulare drückt,
- stabilisiert die Arbeitsseite bei der Mahlbewegung.

Pathologie Fehlerhafte Okklusion, ständiges Kaugummikauen, Zähnemahlen über Nacht, aber auch seelische Probleme führen zu einem Hypertonus der Kaumuskulatur und beeinträchtigen dadurch die Dynamik des Kiefergelenks. Außerdem kann durch die muskulären Verbindungen von Mandibula und Maxilla zum Os sphenoidale und Os temporale die Dynamik des Schädels beeinflußt werden, da die Suturae komprimiert werden.

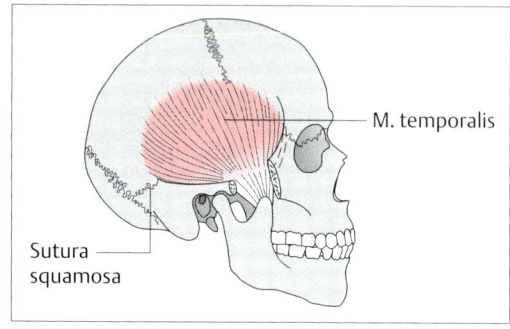

Abb. 2.**30** M. temporalis.

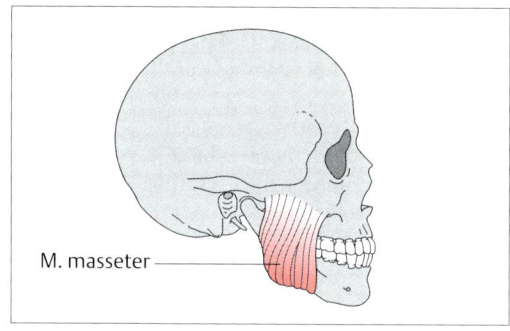

Abb. 2.**31** M. masseter.

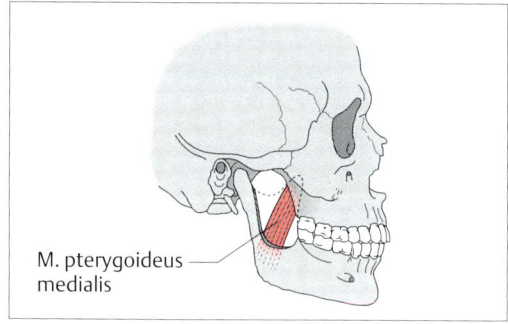

Abb. 2.**32** M. pterygoideus medialis.

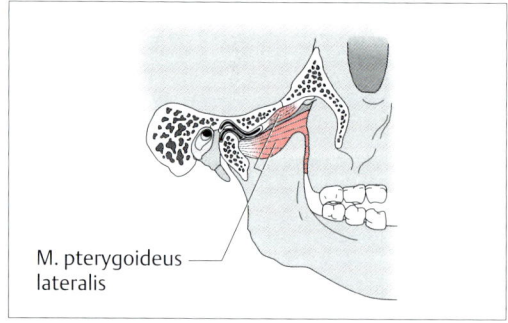

Abb. 2.**33** M. pterygoideus lateralis.

2.2.8 Suprahyale Muskulatur

M. digastricus

Besonderheit: Er wird durch eine Zwischensehne in einen Venter posterior und anterior unterteilt. Diese ist über eine bindegewebige Schlaufe am Os hyoideum befestigt.

M. stylohyoideus
M. mylohyoideus (Diaphragma oris)
M. geniohyoideus

Funktion der suprahyalen Muskulatur
- Bei Punctum fixum am Unterkiefer und Schädel verlagern sie das Os hyoideum nach kranial, was für die Schluckbewegung sowie beim Saugen und Blasen von Bedeutung ist.
- Bei Punctum fixum am Os hyoideum helfen sie bei der Mundöffnung. Die Mundbodenmuskulatur ist bei der Mahlbewegung (Arbeitsseite) aktiv und hebt den Mundboden.

2.2.9 Infrahyale Muskulatur

M. sternohyoideus
M. sternothyroideus
M. thyrohyoideus

M. omohyoideus

Besonderheit: In Höhe von C 6, an der Kreuzungsstelle mit dem M. sternocleidomastoideus, teilt eine Zwischensehne diesen Muskel in einen Venter superior und inferior. Er stellt durch seinen Ansatz an der Skapula eine Verbindung Schädel – Os hyoideum – Schulter her.

Funktion der infrahyalen Muskulatur
- Diese Muskulatur zieht das Os hyoideum und den Larynx nach kaudal. Dadurch und durch die Stabilisation des Kehlkopfes über die sternothyrohyoidale Muskelschlinge haben sie Einfluß auf die Phonation.

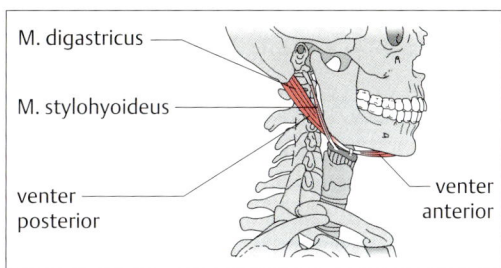

Abb. 2.**34** Suprahyale Muskulatur.

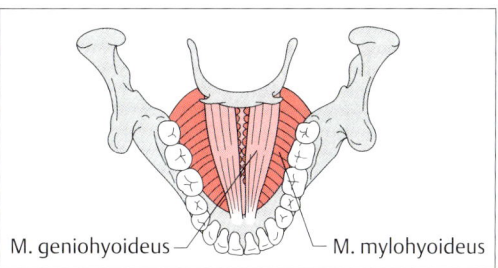

Abb. 2.**35** Mundbodenmuskulatur.

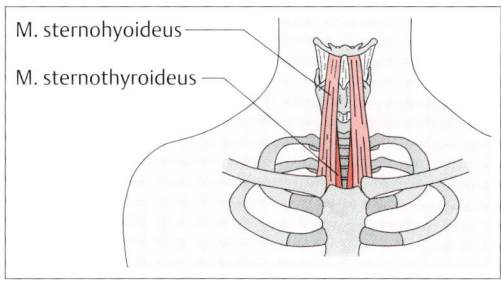

Abb. 2.**36** Infrahyale Muskulatur: M. sternohyoideus, M. sternothyroideus.

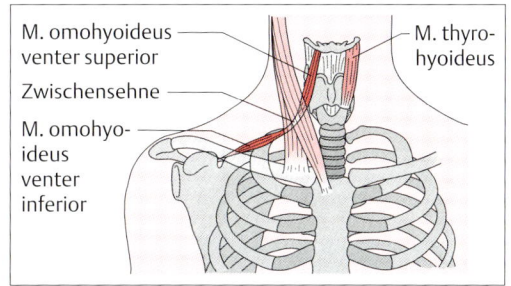

Abb. 2.**37** Infrahyale Muskulatur: M. thyrohyoideus, M. omohyoideus.

2.2.10 Zusammenspiel Kaumuskulatur und supra- und infrahyale Muskulatur

Die supra- und infrahyale Muskulatur kann als Muskelschlinge betrachtet werden, in die das Os hyoideum als ein Fixum eingeschaltet ist. Eine besondere Funktion kommt dieser Schlinge zu, wenn die Kaumuskulatur das Kiefergelenk stabilisiert, d.h. für einen festen Kieferschluß sorgt. Die supra- und infrahyale Muskulatur hat in diesem Fall eine flexorische Wirkung auf die HWS und reduziert die Lordose, sie ist also bedeutsam für die Statik der HWS.

Praxistip Alle Muskeln, die am Os hyoideum ansetzen bzw. ihren Ursprung haben, können die Stellung des Hyoids beeinflussen. Bei Heiserkeit, evtl. sogar Stimmverlust und Globusgefühl, sollte der Spannungszustand dieser Muskeln als mögliche Ursache untersucht werden.

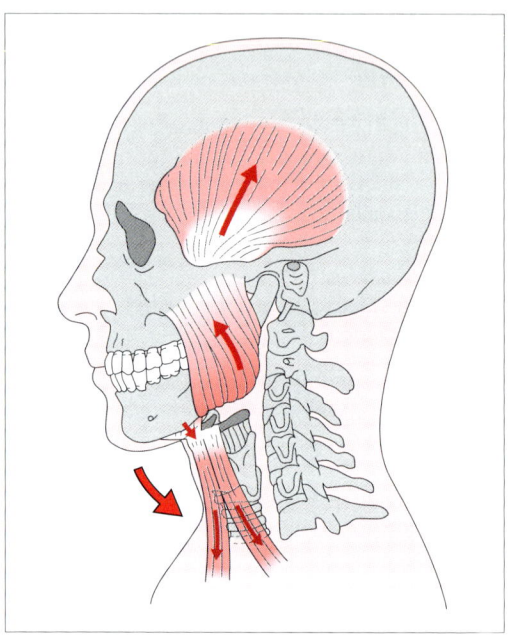

Abb. 2.**38** Flexion der HWS durch supra- und infrahyale Muskeln bei festem Kieferschluß.

2.2.11 Muskeln des Schädeldachs (M. epicranius)

M. temporoparietalis

Funktion: Zieht die Ohren nach dorsal.

M. occipitofrontalis

Funktion
- Verschiebt die Kopfhaut über die Galea aponeurotica geringfügig nach ventral und dorsal,
- Venter frontalis hebt bei Punctum fixum an der Galea aponeurotica die Augenbrauen und -lider bzw. legt die Stirn in Falten.

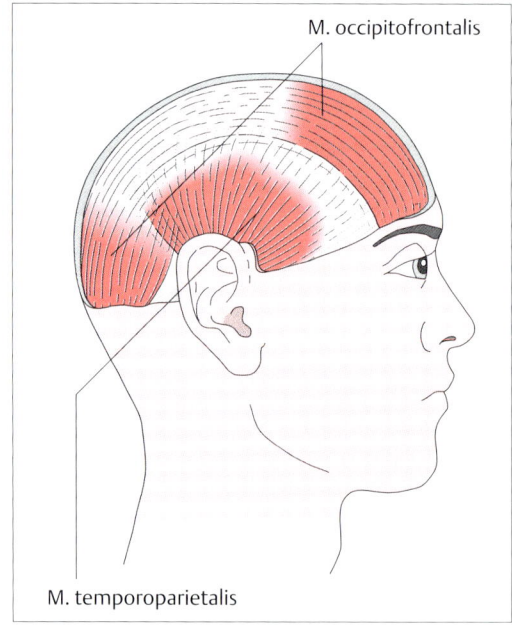

Abb. 2.**39** Muskeln des Schädels: M. temporoparietalis, M. occipitofrontalis.

2.2.12 Mimische Muskulatur

Tabelle 2.1 Muskelfunktionen

Muskeln	Funktion	Muskeln	Funktion
1. M. corrugator supercilii	runzelt die Augenbrauen	8. M. depressor labii inferioris	zieht die Unterlippe nach unten
2. M. procerus	zieht die Haut zwischen den Augenbrauen zusammen	9. M. risorius	zieht die Mundwinkel zur Seite und ruft die Grübchen hervor
3. M. nasalis	Nasenöffnung wird verengt oder erweitert	10. M. orbicularis oris	macht einen spitzen Mund
4. M. levator anguli oris	hebt die Mundwinkel	11. Mm. zygomaticus minor et major	heben die Mundwinkel nach oben außen und entblößen die obere Zahnreihe
5. M. buccinator	Trompetenmuskel: Luft, die sich in den Wangen angesammelt hat, wird ausgestoßen	12. Mm. levator nasi et labii superioris	ziehen die Nasenflügel und Oberlippe nach oben
6. M. mentalis	hebt den Kinnwulst an, es entsteht die nach oben konvexe Kinn-Lippen-Furche	13. M. orbicularis oculi	kneift die Augen zusammen und verteilt die Tränenflüssigkeit im Auge
7. M. depressor anguli oris	zieht die Mundwinkel nach unten		

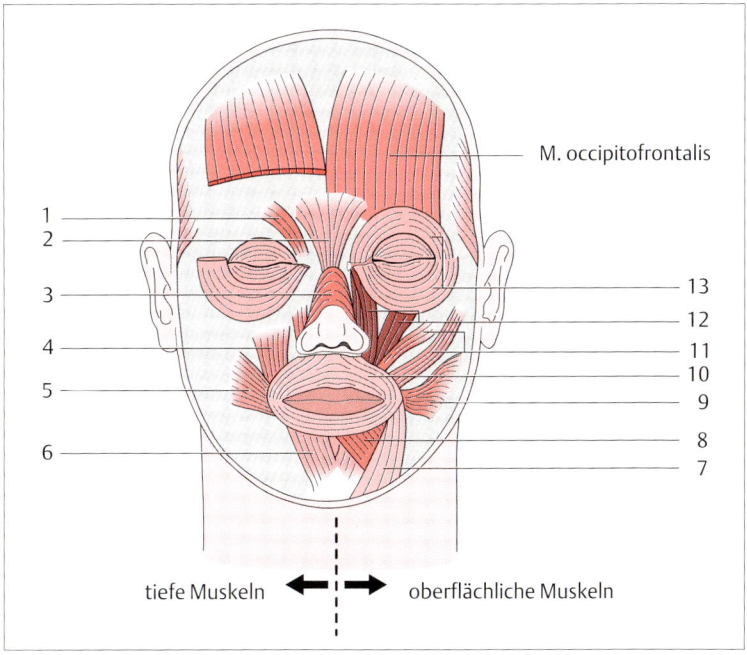

Abb. 2.40 Mimische Muskulatur.

2.3. Funktionelle Anatomie der Halswirbelsäule

2.3.1 Röntgenbild HWS

Anterior-posteriore Aufnahme der oberen HWS

- Dens axis und Dornfortsatz C2 liegen in der Mittellinie, der Atlas in der Mitte des Foramen magnum,
- Kondylen des Os occipitale und die Massae laterales atlantis stehen parallel und symmetrisch,
- Processus transversi C1 haben den gleichen Abstand zum Okziput und sind gleich lang,
- Linien durch die untere Begrenzung der Okziputkondylen *(Kondylenlinie)* und die untere Kante der Massae laterales des Atlas *(Atlaslinie)* verlaufen parallel,
- Gelenkflächenabstand zwischen Massae laterales von C1 und C2 ist symmetrisch. Gelenkspalt rechts/links ist gleich breit,
- Neigungswinkel der Gelenkflächen C1/2 gleich,
- Atlantodentaldistanz ca. 3 mm und symmetrisch.

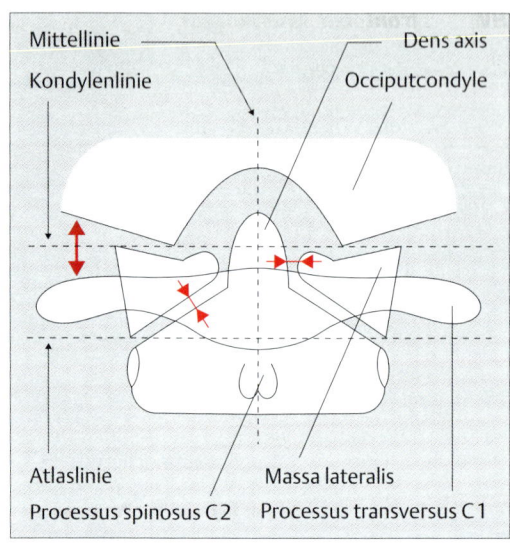

Abb. 2.**41** Röntgenbild: die a.-p. Aufnahme der oberen HWS.

Anterior-posteriore Aufnahme der unteren HWS

Folgende Aussagen entsprechen der Norm:
- Grund- und Deckplatten der Wirbelkörper verlaufen horizontal und parallel,
- Diskushöhe von C2–C7 langsam zunehmend,
- Dornfortsätze stehen im Kopflot (Mittellinie),
- Pediculi arci liegen untereinander und haben beidseitig symmetrischen Abstand zur Mittellinie,
- Processus uncinati sind spitz zulaufend und scharf begrenzt, keine Ausziehungen,
- Weite des Spinalkanals ca. 24–33 mm (Messung der Interpedikulardistanz).

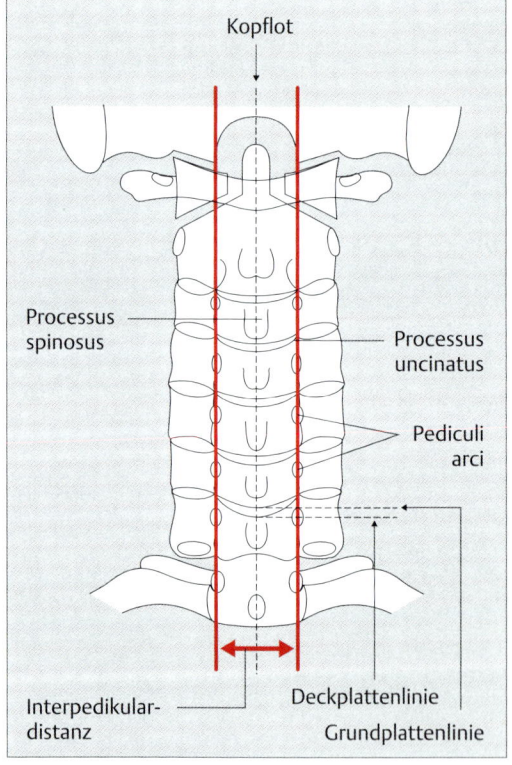

Abb. 2.**42** Röntgenbild: die a.-p. Aufnahme der unteren HWS.

HWS im frontalen Strahlengang

- Parallel verlaufende Linien und in einem harmonischen Bogen:
  - Vordere Wirbelkörperlinie,
  - hintere Wirbelkörperlinie
  - Wirbelbogenabschlußlinie.
- Hintere Wirbelkörperlinie und Wirbelbogenabschlußlinie bilden die Begrenzung des Spinalkanals. Durchmesser: 15–20 mm.
- Die horizontale Halbierungslinie durch den Atlas (Atlaslinie) und eine Linie vom Unterrand der Bogenwurzel zum Unterrand des Bogenschlusses des Axis (Axislinie) verlaufen in Neutral-0-Position parallel.
- Die Intervertebralgelenke sind alle einzusehen.
- Atlantodentaldistanz ca. 3 mm, Gelenkflächen parallel.

Praxistip Für die exakte Durchführung von Mobilisations- und Manipulationstechniken aus der Manuellen Therapie sind Kenntnisse über die Veränderung von Gelenkstellung und Abklärung über mögliche Kontraindikationen wünschenswert. Diese Information kann nur über ein Röntgenbild erfolgen.

Wird eine Instabilität vermutet, sollten Funktionsaufnahmen gemacht und beurteilt werden.

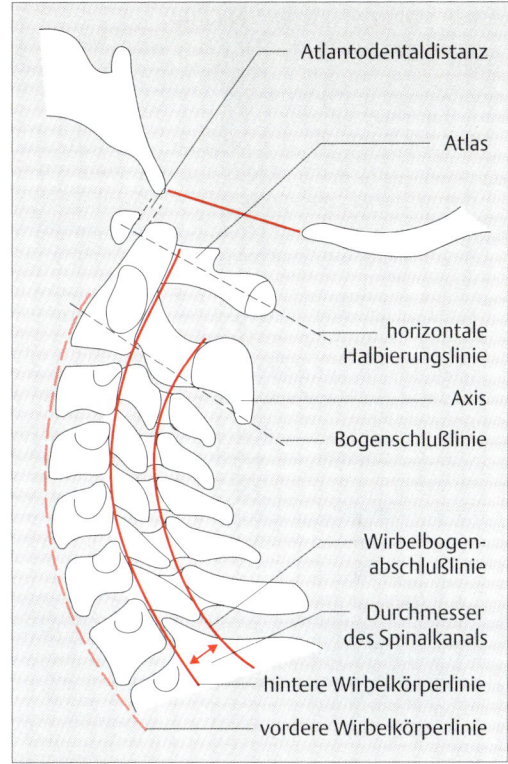

Abb. 2.**43** Röntgenbild: Die HWS im frontalen Strahlengang.

Pathologie Die typische Stellung bei einem akuten Zervikalsyndrom ist die deutliche Verminderung oder Aufhebung der Lordose oberhalb der Bandscheibenläsion (Güntze-Zeichen).

Beschwerden und Veränderungen im Röntgenbild stimmen nicht unbedingt überein. So können Patienten große Spondylophyten zeigen, die von den Wirbelkörpern ausgehen, ohne daß es zu Beschwerden kommt. Andererseits kann es einen deutlichen klinischen Befund geben, und auf dem Röntgenbild ist kaum etwas zu sehen.

2.3.2 Obere Halswirbelsäule

Atlas

- hat keinen Wirbelkörper,
- die lateralen Teile = **Massae lateralis** sind ventral durch den Arcus anterior und dorsal durch den Arcus posterior miteinander verbunden,
- **Arcus anterior** besitzt das Tuberculum anterius.
- **Arcus posterior** besitzt das Tuberculum posterius = Rudiment des Processus spinosus. Kranial befindet sich im Abgangsbereich des Arcus der **Sulcus arteriae vertebralis.** Hier biegt die A. vertebralis aus dem **Foramen processus transversi** nach dorsal um und zieht nach kranial in das Foramen magnum.
- Gelenkflächen
    - nach kranial: **Foveae articulares superiores atlantis** für die Verbindung mit dem Okziput,
    - nach kaudal: **Foveae articulares inferiores** für die Verbindung mit dem Axis
    - nach innen: **Fovea dentis** zur Verbindung mit dem Dens.

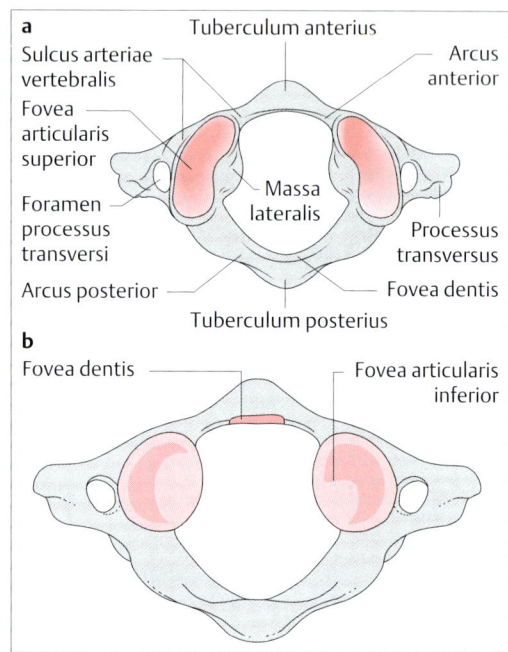

Abb. 2.**44** Atlas:
a Ansicht von kranial,
b Ansicht von kaudal.

Axis

- zahnförmiger Fortsatz = **Dens axis** entspringt aus dem Wirbelkörper. Die Spitze ist stumpf = **Apex dentis**.
- Processus spinosus ist kräftig, evtl. in zwei Zacken gespalten,
- kurzer Processus transversus, nach lateral kaudal gerichtet, mit **Foramen processus transversi** für die A. vertebralis.
- Gelenkflächen
    - Vorderfläche Dens: **Facies articularis anterior** für den Atlas.
    - Rückfläche Dens: **Facies articularis posterior** für die Verbindung zum Lig. transversum atlantis.
    - **Processus articularis superior** bildet mit der Facies articularis superior die gelenkige Verbindung zur Massa lateralis atlantis.
    - **Processus articularis inferior** mit der Facies articularis inferior von C 3.

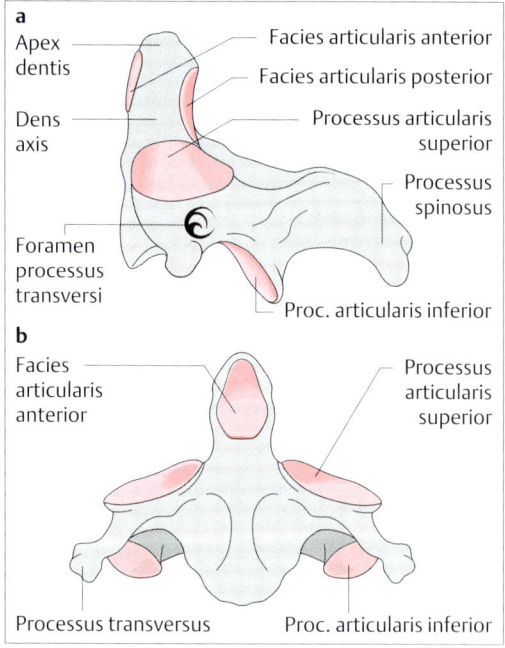

Abb. 2.**45** Axis:
a sagittale Ansicht,
b frontale Ansicht.

2.3 Funktionelle Anatomie der Halswirbelsäule

Articulatio atlantooccipitalis

- **Condyli occipitales** am Okziput am Rande des Foramen sind längsoval und konvex. Die Gelenkachsen bilden miteinander einen Winkel von ca. 125°,
- **Foveae articulares superiores atlantis** sind oval und konkav, die Längsachse ist nach medial ventral gerichtet,
- Gelenkkapsel relativ weit, seitliche Verstärkung durch Lig. atlantooccipitale laterale.

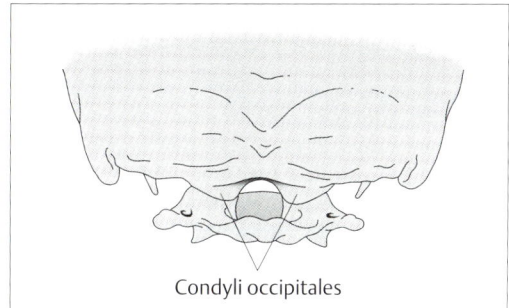
Abb. 2.46 Articulatio atlantooccipitalis.

Articulatio atlantoaxialis mediana

Ventral
- **Facies articularis anterior** am Dens, ovale Form, konvex,
- **Fovea dentis** des Arcus anterior atlantis, leicht konkav.

Dorsal
- **Facies articularis posterior** am Dens, leicht sattelförmig,
- **Lig. transversum atlantis** hat Knorpelzelleneinlagerungen im Bereich der gelenkigen Verbindung und entspringt an den medialen Flächen der Massae lateralis atlantis. Durch Fett- und Bindegewebeeinlagerungen entsteht eine abgeschlossene Gelenkhöhle.

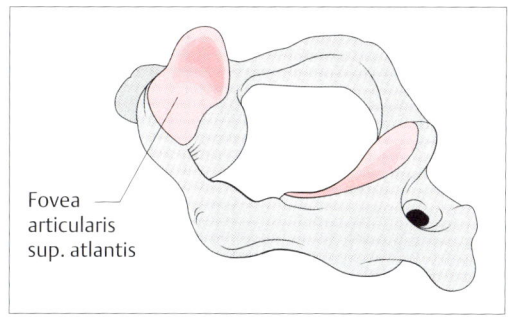
Abb. 2.47 Fovea articulares superiores atlantis.

Articulatio atlantoaxialis lateralis

- **Fovea articularis inferior** des Atlas leicht konvexer bis flacher Gelenkflächenverlauf,
- **Facies articularis superior** des Axis nach dorso-lateral geneigt und konvex, die Gelenkflächen sind leicht inkongruent. Die Kapsel ist weit und schlaff mit synovialen Falten, die vor allem ventral und dorsal in den Gelenkspalt ragen. Medial und dorsal wird sie durch die Membrana tectoria verstärkt.

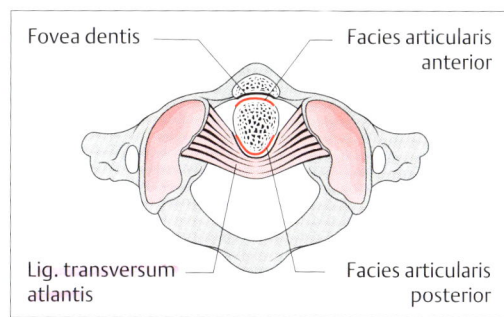
Abb. 2.48 Articulatio atlantoaxialis mediana.

Pathologie Die Kopfgelenke sind sehr dicht mit Propriozeptoren besetzt. Dadurch gibt es eine Verbindung zu den Vestibulariskernen und zur Formatio reticularis. Sie spielen eine Rolle bei der Orientierung im Raum und bei der Erhaltung des Gleichgewichts. Darüber hinaus wird der tonische Nackenreflex beeinflußt. Eine Funktionsstörung in diesen Gelenken kann zu afferenten Störimpulsen führen, z.B. Schwindel, aber auch die Ursache von Koordinationsstörungen und verzögerter motorischer Entwicklung beim Kleinkind sein.

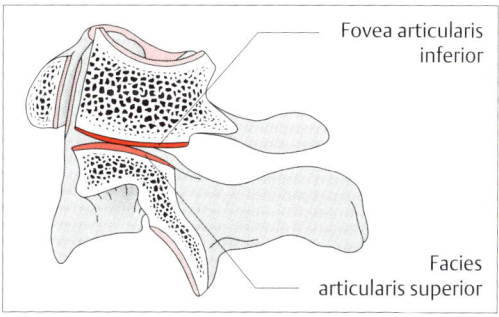
Abb. 2.49 Articulatio atlantoaxialis lateralis.

Bänder der oberen Halswirbelsäule

Ventrale Bänder

Membrana atlantooccipitalis anterior
zieht vom Arcus anterior atlantis zum Unterrand des Okziputs und mit einem längeren Faserbündel zum Processus transversus atlantis. Die Membrana besteht aus einer tiefen Schicht, diese liegt direkt der atlantooccipitalen Gelenkkapsel auf, und einer oberflächlichen Schicht, die dem Lig. longitudinale anterius entspricht.

Membrana atlantoaxialis mediana
verbindet Atlas und Axis im ventralen Bereich, laterale Züge verstärken die Gelenkkapsel.

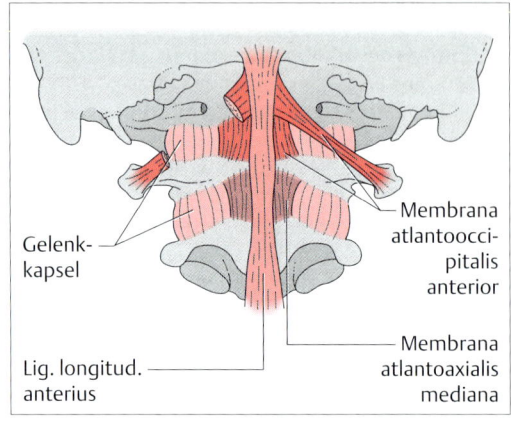

Abb. 2.**50** Ventrale Bänder der oberen HWS.

Dorsale Bänder

Lig. nuchae
verläuft von der Protuberantia occipitalis externa bis C7. Unterhalb von C7 geht es in das Lig. supraspinale über. Es ist an den Dornfortsätzen der Halswirbel fixiert und mit den Ligg. interspinale verbunden.

Membrana atlantooccipitalis posterior
zieht vom Arcus posterior atlantis zum dorsalen Rand des Foramen magnum. Knapp oberhalb ihres Ursprungs wird sie von der A. vertebralis, der Vene und vom N. suboccipitalis durchbrochen. Ventral ist sie mit der Dura verwachsen.

Pathologie Spannungsänderungen in dieser Membran können sowohl die Arterie als auch den Nerv beeinträchtigen.

Membrana atlantoaxialis posterior
spannt sich zwischen dem dorsalen Atlasbogen und dem Axis aus.

▷ Nach Entfernung der Wirbelbögen: oberflächliche Schicht

Membrana tectoria
zieht vom Clavius zum Wirbelkörper des Axis und begrenzt den Wirbelkanal nach ventral.

Lig. longitudinale posterius
in den Bereichen C0 – C3 verbindet es sich mit der Membrana tectoria.

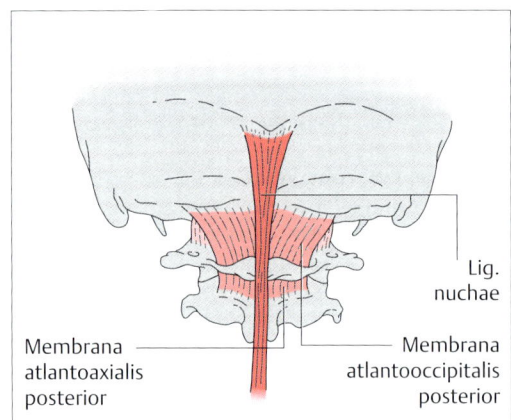

Abb. 2.**51** Dorsale Bänder der oberen HWS.

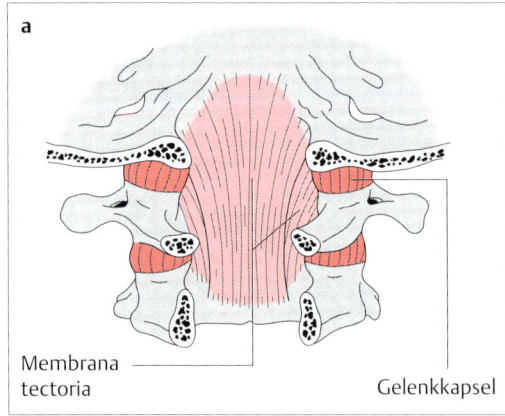

Abb. 2.**52** Dorsale Bänder der oberen HWS nach Entfernung der Wirbelbögen.
a oberflächliche Schicht.

▷ **Mittlere Schicht**

Lig. cruciforme atlantis
besteht aus zwei Anteilen:
- querer Teil = *Lig. transversum atlantis*. Es entspringt an der Innenseite der Massae laterales und bildet den Hauptteil des Lig. cruciforme. In der Mitte verbreitert sich das Band und besteht größtenteils aus Faserknorpel. Hier bildet es die Gelenkfläche für den Dens axis.
- schwächerer longitudinaler Teil = *Fasciculi longitudinales*. Sie ziehen vom Corpus axis zum Rand des Foramen magnum.

▷ **Tiefe Schicht**

Lig. apicis dentis
zieht von der Spitze des Dens zur Mitte des ventralen Randes des Foramen magnum.

Ligg. alaria
- ziehen von der dorso-lateralen Fläche der Densspitze zum ventro-medialen Rand der Okziputkondylen,
- rechtes und linkes Band bilden miteinander einen Winkel von ca. 150–170°
- kaudale Fasern inserieren an der Massa lateralis atlantis.

Funktion der Bänder

Sie haben vor allem Brems- und Haltefunktion:
- **Flexionshemmung** durch dorsal liegende Bänder, die einen longitudinalen Verlauf haben: Lig. nuchae, Lig. longitudinale posterius, Membrana tectoria, Membrana atlantooccipitalis und atlantoaxialis, sowie Fasciculi longitudinale bremsen die Flexion.
- **Extensionshemmung** durch ventral liegende Strukturen: Membrana atlantoaxialis mediana und atlantooccipitalis anterior, Lig. longitudinale anterius.
- **Rotationshemmung** durch kontralaterale Anteile der Membrana atlantooccipitalis posterior und der Membrana tectoria sowie durch die Ligg. alaria.

Das *Lig. transversum atlantis* stabilisiert den Dens in einem osteoligamentären Ring, ist jedoch verformbar, was z. B. bei Nickbewegungen erforderlich ist. Außerdem schützt es das Rückenmark vor dem Dens.

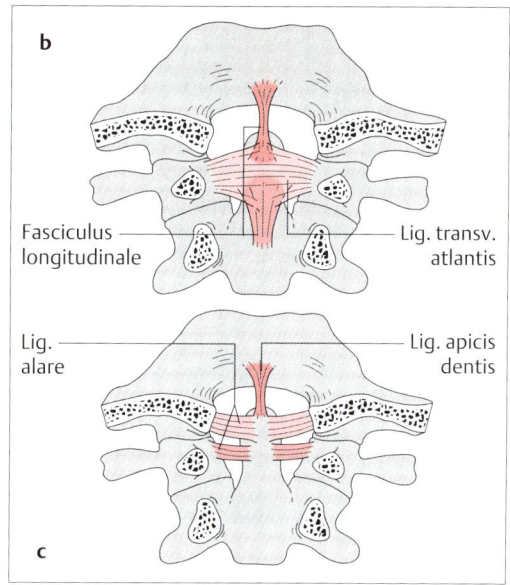

Abb. 2.**52** Fortsetzung.
b mittlere Schicht,
c tiefe Schicht.

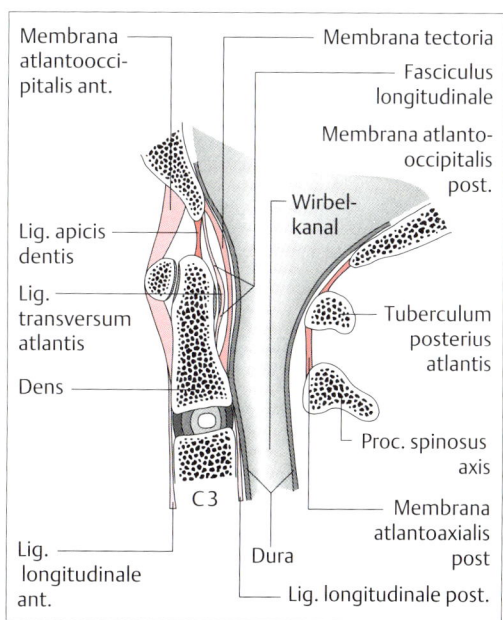

Abb. 2.**53** Die Bänder der HWS: sagittale Ansicht.

Ligg. alaria
- in der Neutral-0-Position sind einige Faseranteile gespannt, andere entspannt,
- begrenzen die Flexion und die axiale Rotation zwischen C0 – C2. Bei Linksrotation gerät das rechte Band unter Spannung, da sich die Insertionen am rechten ventro-medialen Condylus occipitalis und an der Massa lateralis atlantis von der Insertion am Dens entfernen,
- bei maximaler Linksrotation dreht sich das linke Band um den Dens und gerät ebenfalls unter Spannung.

Pathologie Die Faserzusammensetzung der Bänder unterscheidet sich je nach ihrer funktionellen Beanspruchung. Ligg. transversum atlantis und alaria sind Bänder mit einem größeren Anteil an straffen Fasern und kaum dehnbar. Sie können z. B. bei einem Schleudertrauma durch den kurzzeitigen extremen Streß Richtung Rotation verbunden mit Flexion oder Extension überdehnt werden und reißen. Dabei sind die Ligg. alaria mit einer Reißfestigkeit von 220 N weniger beanspruchbar als das Lig. transversum mit 350 N.

Bänder mit höheren Anteilen an elastischen Fasern, z. B. Membrana tectoria und atlanto-occipitalis, sind gut dehnbar und sehr widerstandsfähig.

Praxistip Da die Bänder die Kopfgelenke, vor allem die Verbindungen zwischen C1 und C2 stabilisieren, sollten sie vor einer Mobilisationsbehandlung hinsichtlich ihrer Stabilität untersucht werden.

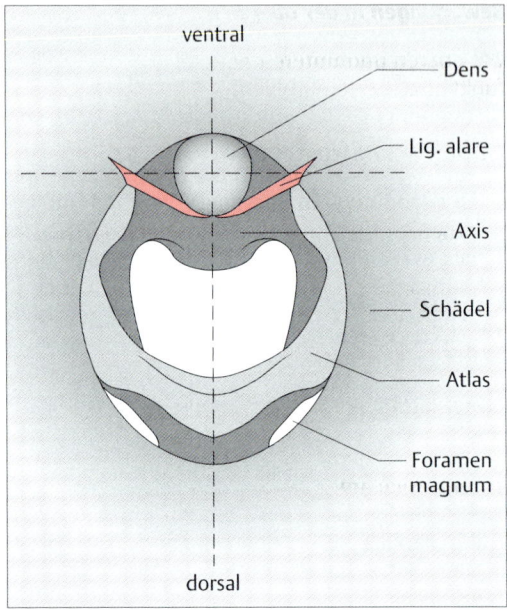

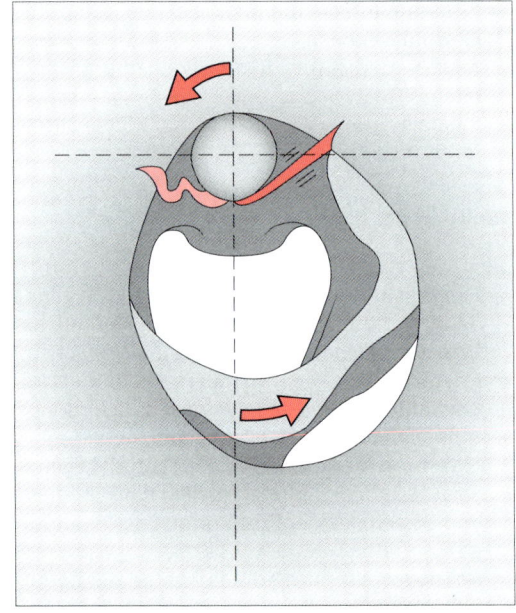

Abb. 2.**54** Verlauf der Ligg. alaria.
a in Neutral-0-Position,
b bei Linksrotation.
(Ansicht von kranial durch das Foramen magnum.)

Bewegungen in der oberen Halswirbelsäule

Die oberen und unteren Kopfgelenke bilden eine funktionelle Einheit.

Flexion (Inklination) C0/C1

- Die Condyli occipitales gleiten auf den Foveae articulares superiores atlantis nach dorsal,
- der Abstand zwischen Okziput und dorsalem Atlasbogen wird größer.

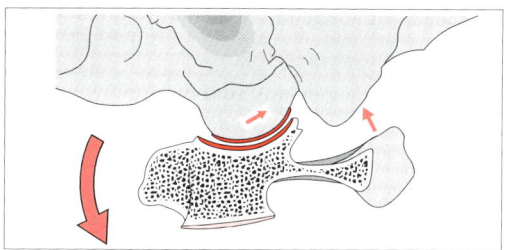

Abb. 2.55   Flexion im Atlantooccipitalgelenk.

C1/C2

- die Foveae articulares inferiores gleiten nach dorso-kranial,
- die Fovea dentis gleitet nach kaudal und entfernt sich im kranialen Bereich vom Dens = kleine Kippung,
- der Abstand zwischen dorsalem Atlasbogen und Processus spinosus von C2 wird größer.

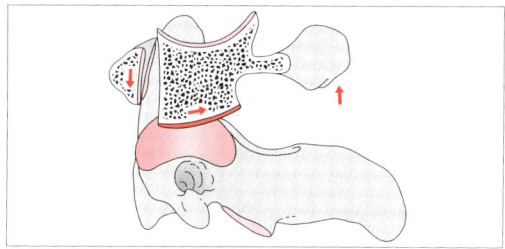

Abb. 2.56   Flexion im Atlantoaxialgelenk.

Die Bewegung wird durch die Spannung der dorsalen Kapselanteile, die Membrana tectoria, Fasciculi longitudinale und Lig. nuchae sowie durch die kurzen Nackenmuskeln gehemmt.

Extension (Reklination) C0/C1

- die Condyli occipitales gleiten nach ventral,
- das Okziput nähert sich dem dorsalen Atlasbogen.

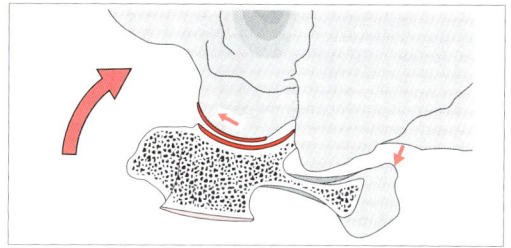

Abb. 2.57   Extension im Atlantooccipitalgelenk.

C1/C2

- die Foveae articulares inferiores atlantis gleiten nach ventral-kranial,
- die Fovea dentis gleitet gegenüber dem Dens nach kranial, dabei kommt es zu einer kleinen Kippbewegung: kranial nähern sich Fovea und Dens, kaudal gehen sie auseinander.

Hemmung der Bewegung durch ventrale Kapsel- und Bandstrukturen, z.B. Membrana atlantooccipitalis anterior und Lig. longitudinale anterius.

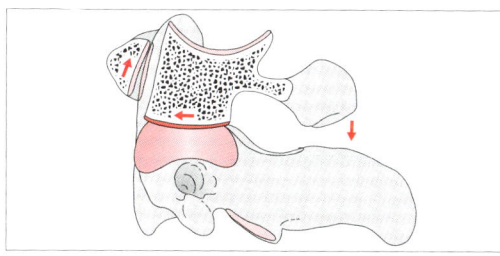

Abb. 2.58   Extension im Atlantoaxialgelenk.

Bewegungsausmaß
Das Bewegungsausmaß von Flexion/Extension beträgt insgesamt 30°, dabei ist mehr Flexion möglich als Extension.

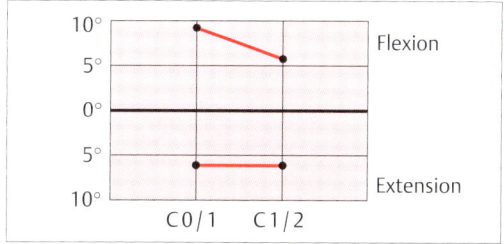

Abb. 2.59   Bewegungsdiagramm: Flexion/Extension in der oberen HWS.

Lateralflexion C0/C1

Die Condyli occipitales können wenig nach medial oder lateral gleiten.

Das *Bewegungsausmaß* beträgt nur 3–5° in jede Richtung.

C1/C2

Durch die Einfügung des Dens in den osteoligamentären Ring ist eine kaum meßbare Lateralflexion möglich. Sie findet als Begleitbewegung bei der Rotation statt.

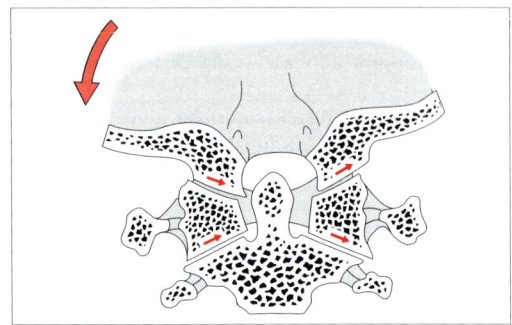

Abb. 2.**60** Lateralflexion im Atlantooccipital- und Atlantoaxialgelenk.

Rotation C0/C1

Bei Rotation nach rechts findet folgendes statt:
- Okziput dreht sich auf dem Atlas nach rechts, es kommt zu einem Ventralgleiten der linken Kondyle und Dorsalgleiten der rechten,
- das linke Lig. alare wird gespannt und zieht die linke Kondyle Richtung Dens, der Kopf neigt sich geringfügig nach links.

Das *Bewegungsausmaß* ist kaum sichtbar, da es nur 5° sind.

C1/C2

Bei Rechtsrotation:
- dreht sich der osteoligamentäre Ring um den feststehenden Dens,
- gleitet die rechte Massa lateralis atlantis nach dorsal und die linke nach ventral,
- kommt es ab 20° Rotation durch die leicht konvexen Gelenkflächen zu einem Absinken des Atlas auf dem Axis.

Das *Bewegungsausmaß* ist sehr groß, es sind ca. 40° in jede Richtung möglich, das ist fast die Hälfte der Gesamtrotation.

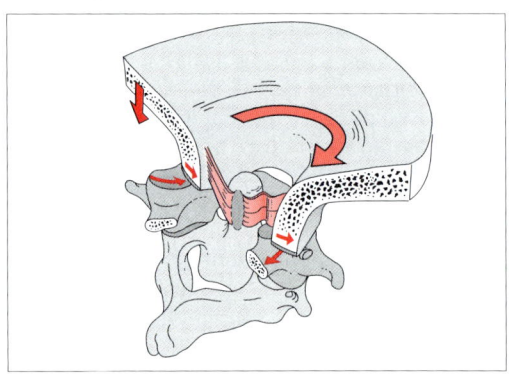

Abb. 2.**61** Rotation kombiniert mit Lateralflexion im Atlantooccipitalgelenk.

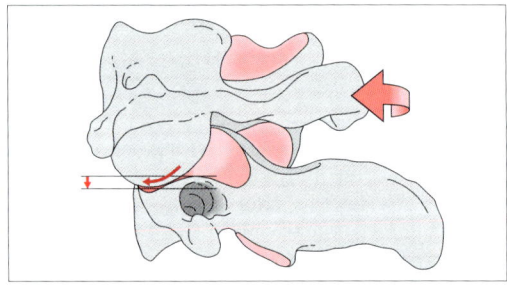

Abb. 2.**62** Rotation im Atlantoaxialgelenk.

Praxistip Um die Beweglichkeit der oberen HWS zu beurteilen, muß der untere Abschnitt ausgeschaltet werden. Das kann durch Palpation erfolgen oder indem die untere HWS in maximale Flexion gebracht und in dieser Stellung die Rotationsfähigkeit der oberen HWS getestet wird. Für die Reklination und Inklination kann die untere HWS in maximale Rotation eingestellt werden. ■

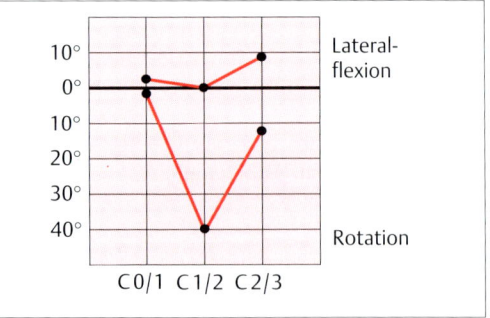

Abb. 2.**63** Bewegungsdiagramm: Lateralflexion/Rotation in der oberen HWS.

2.3.3 Untere Halswirbelsäule

Corpus vertebrae

Besitzt an den lateralen Kanten deutliche, nach kranial orientierte Ausziehungen = *Processus uncinati*.

Processus uncinati

- Sie artikulieren mit einer kleinen schrägen Kante des nächsten Wirbels. Die Artikulationsflächen sind mit Knorpel überzogen, und es bildet sich durch dort angelagertes Bindegewebe eine Art Gelenkkapsel,
- unmittelbar lateral des Gelenkes verläuft die A. vertebralis, dorso-lateral zieht der Spinalnerv vorbei. Durch die Form bilden die Processi einen Schutz gegen Bandscheibenvorfälle Richtung Arterie und Spinalnerv.

Pathologie Bei Degeneration und damit Höhenminderung des Diskusabschnitts wird ein hoher Druck auf die Processus uncinati ausgeübt, und sie reagieren mit Randzackenbildung. Diese Osteophyten können das Foramen transversarium und damit die Arterie oder das Foramen intervertebrale mit dem Spinalnerv einengen. Diese Einengung gibt es relativ häufig, ohne daß erhebliche Beschwerden auftreten, da Nerv und Arterie sehr viel Platz haben und flexibel sind. Symptome treten erst auf, wenn die Zacken sehr groß sind oder bestimmte Bedingungen in der Gefäßmorphologie vorliegen, z.B. arteriosklerotische Veränderungen. ■

Processus transversus

- Besitzt ein Loch = *Foramen processus transversi* für die A. vertebralis und die begleitende Vene. Er besteht aus einer ventralen Spange (Rippenrudiment) = *Tuberculum anterius* und einer dorsalen (eigentlicher Querfortsatz) = *Tuberculum posterius*,
- kraniale Fläche hat ab dem 3. Halswirbel eine tiefe Rinne = *Sulcus nervi spinalis* für den Spinalnerv,
- am Tuberculum anterius des 6. Halswirbels wölbt sich das *Tuberculum caroticum* nach ventral vor.

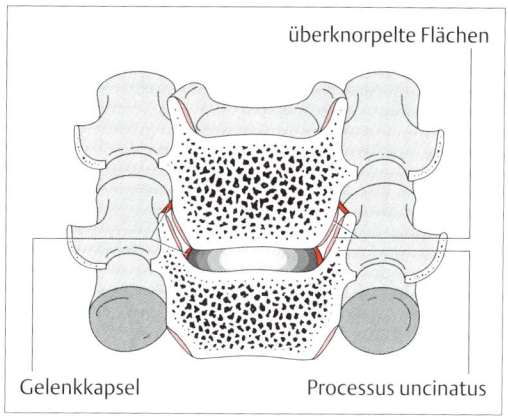

Abb. 2.64   Halswirbel: frontale Ansicht.

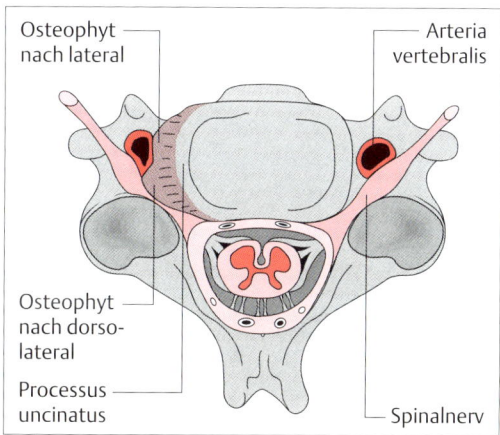

Abb. 2.65   Osteophytenbildung des Processus uncinatus.

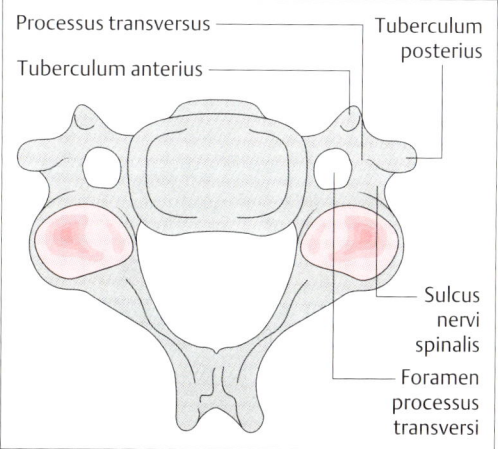

Abb. 2.66   Halswirbel: transversale Ansicht.

Processus spinosus

- Leicht nach kaudal geneigt, relativ kurz und gabelförmig,
- Ausnahme: 7. Processus spinosus: wesentlich dicker und länger, Verlauf fast horizontal = *Vertebrae prominens*.

Foramen intervertebralia

- kaudal schmaler als in kranialen Abschnitten
- sanduhrartige Einschnürung durch die Processus uncinati

Processus articulares

- Processus articulares superiores und inferiores sind sehr flach und breit,
- Gelenkflächen: nach dorso-kaudal geneigt, im kranialen Bereich ca. 45° zur Horizontalen, nach kaudal hin abnehmende Neigung (C7 ca. 10°). C7: kaudale Gelenkflächen ähneln denen der BWS.

▷ s. Grundlagen WS

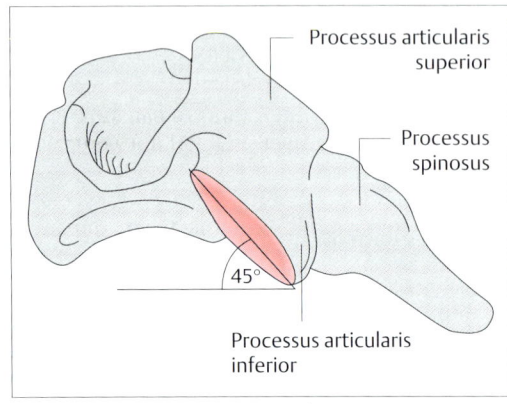

Abb. 2.67   Halswirbel: sagittale Ansicht.

Discus vertebrae

Die Bandscheiben zeigen häufig horizontale Spalten, sie können sich im Alter zurückbilden und Knorpelzellen einlagern, so daß hier ein regelrechtes Gelenk entsteht.

Bandverbindungen der unteren Halswirbelsäule

1 = Lig. longitudinale posterius
2 = Lig. longitudinale anterius
3 = Lig. flavum
4 = Lig. intertransversarium
5 = Lig. interspinale
6 = Lig. supraspinale

▷ s. Grundlagen WS

A. vertebralis

- Kommt aus der A. subclavia,
- zieht durch die Foramina processus transversi der 2.–6. Halswirbel unmittelbar am Processus uncinatus vorbei und verläuft ventral des Spinalnervs,
- nach Durchtritt durch das Foramen processus transversi atlantis biegt sie nach dorsal ab und verläuft auf dem dorsalen Atlasbogen mit der sog. *Atlasschleife*
- zieht anschließend durch das Foramen magnum in die dorsale Schädelgrube und zieht vor der Medulla oblongata gelegen nach kranial,
- beide Aa. vertebrales vereinigen sich in Höhe der Pons-Bulbus-Grenze zur A. basilaris,
- sie versorgt Kleinhirn, Teile des Mittelhirns und des Hirnstamms sowie Gehör- und Gleichgewichtsorgane und dorsale Anteile des Großhirns, zervikale Spinalnerven und Ganglien,
- besitzt im intrakraniellen Abschnitt nur noch wenige elastische Faseranteile und ist hinsichtlich einer Dehnung gering belastbar.

Pathologie Da sich beide Aa. vertebrales zur A. basilaris vereinigen und wichtige Bezirke des Gehirns versorgen, wird bei Einengungsprozessen einer A. vertebralis die andere bei genügender Anpassungszeit durch Bildung von Kollateralgefäßen und Anastomosen für eine ausreichende Durchblutung sorgen. Das ist allerdings nicht bei einem plötzlichem Ausfall einer Arterie möglich.

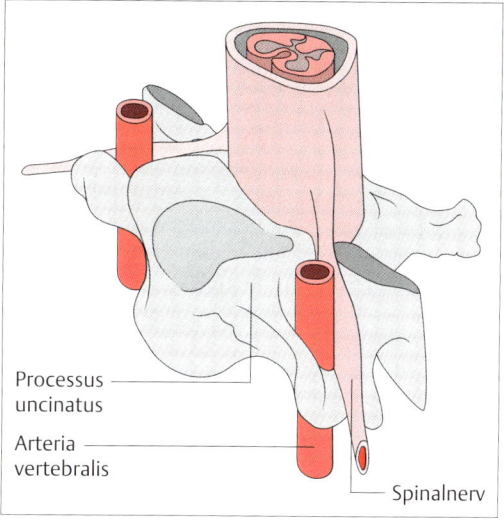

Abb. 2.**68** Verlauf der Arteria vertebralis im Zwischenwirbelabschnitt.

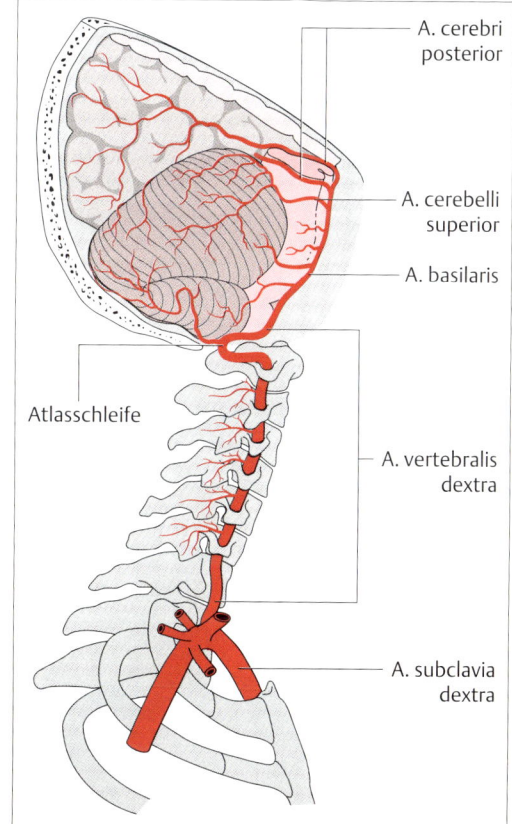

Abb. 2.**69** Gesamtverlauf der Arteria vertebralis.

Einflüsse von Bewegungen auf die A. vertebralis

Die Angaben über den Einfluß von Bewegungen auf das Lumen der Arteria sind sehr uneinheitlich. Grundsätzlich kann man davon ausgehen, daß alle Extrembewegungen den Durchfluß beidseitig oder einseitig vermindern. Jedoch müssen pathologische Veränderungen am Gefäß eingetreten sein, ehe Beschwerden auftreten, da sie grundsätzlich sehr flexibel ist.

Extension/Flexion: Kaum Auswirkungen auf die Durchblutung. Die Arterien werden grundsätzlich gedehnt, jedoch nur deutlich enger, wenn sie durch Osteophyten behindert werden.

Lateralflexion rechts: Die rechte Arterie wird nur gering beeinflußt.

Rotation: Bei Rotation nach links wird die rechte Arterie eingeengt.

Kombinationsbewegungen: Extension oder Flexion zusammen mit Lateralflexion und Rotation gegensinnig engen die Arterie auf der rotationsabgewandten Seite deutlich ein.

Praxistip Eine Fehlstellung des Atlas, z. B. in Rotation, kann bei einer Traktionsbehandlung eine Überdehnung der A. vertebralis bewirken.

Bei den bekannten Provokationstests zur Überprüfung der Durchgängigkeit einer Arterie, z. B. De-Kleyn-Versuch wird durch extreme Extension/Lateralflexion und Rotation gegensinnig die Arterie auf der rotationsabgewandten Seite eingeengt. Ob nun die Arterie selbst eingeengt wird oder über die gereizten Mechanorezeptoren in der Adventitia der Arterie durch zu viel Zug eine Konstriktion hervorgerufen wird, ist fraglich. Wenn die Arterie auf der anderen Seite durch bestimmte Pathologien eingeengt ist, kommt es aufgrund von Minderversorgung des Gehirns (die andere wurde durch die Stellung eingeengt) zu Hör- und Sehstörungen, Übelkeit und Kopfschmerz.

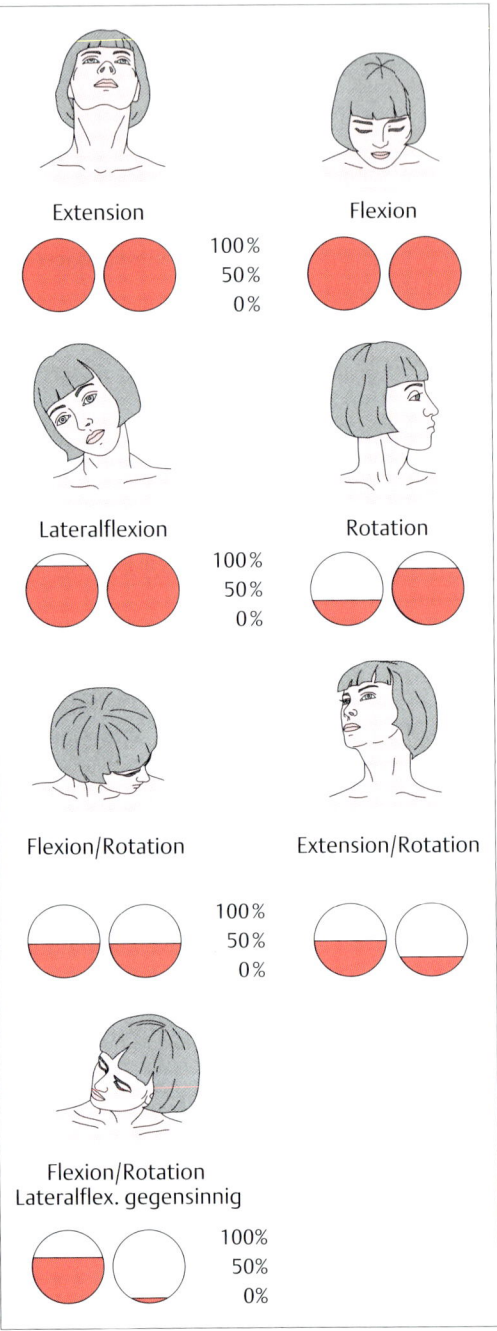

Abb. 2.**70** Einflüsse von Bewegungen auf die Arteria vertebralis.

Bewegungen in der unteren Halswirbelsäule

Flexion

Die Gelenkfacetten machen eine *Divergenzbewegung*, d.h. sie weichen auseinander. Dabei gibt es eine Klaffung im Gelenkspalt mit einem nach kaudal offenen Winkel.

Maximales *Bewegungsausmaß*: Bei geschlossenem Mund dürfen zwischen Kinn und Sternum nicht mehr als 2 Querfinger passen.

Extension

Die Gelenkfacetten schieben sich übereinander, sie machen also eine *Konvergenzbewegung*. Die kranialen Anteile der Gelenkfacetten weichen auseinander, und im kaudalen Abschnitt kommt es zu einer Kompression. Die ventralen Band- und Kapselstrukturen hemmen die Bewegung, und es gibt einen knöchernen Stop durch den Knochenkontakt im kaudalen Gelenkflächenbereich und das Aufeinanderstoßen der Processus spinosi.

Maximales *Bewegungsausmaß:* Stirn-Nasen-Linie befindet sich in einem Winkel von ca. 30° zur Horizontalen.

Das Bewegungsdiagramm zeigt die genauen Ausmaße der Bewegungsfähigkeit.

Der zervikothorakale Übergangswirbel ist C7. Funktionell gesehen enden die Bewegungen der HWS erst im Bereich Th5.

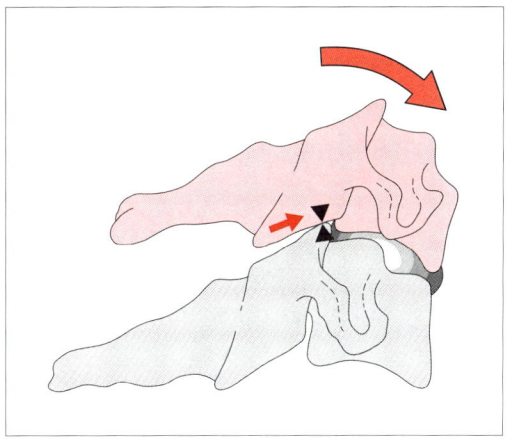

Abb. 2.**71**   Flexion in der unteren HWS.

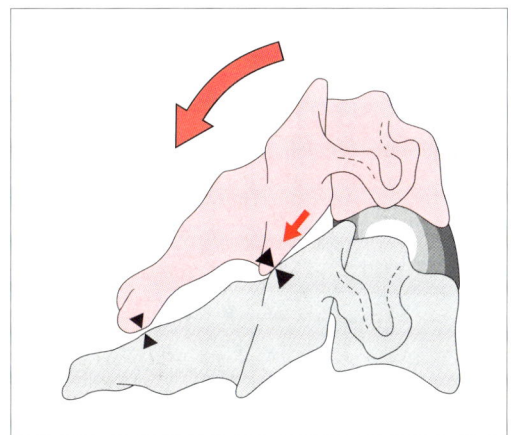

Abb. 2.**72**   Extension in der unteren HWS.

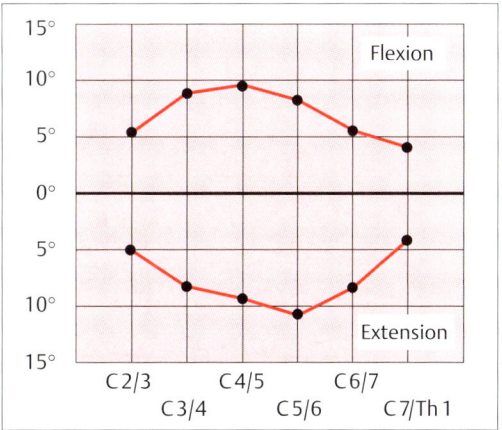

Abb. 2.**73**   Bewegungsdiagramm: Flexion/Extension in der unteren HWS.

Lateralflexion

Eine reine Lateralflexion kommt aufgrund der Schrägstellung der Gelenkflächen und der Processus uncinati nicht vor. Sie ist immer mit einer Rotation zur gleichen Seite gekoppelt. Das Ausmaß dieser Begleitrotation ist unterschiedlich, es beträgt z.B. im Segment C 2/3 ca. 5° und bei C 7/Th 1 noch weniger.

Maximales *Bewegungsausmaß*: 50°.

Rotation

Auch die Rotation ist aufgrund der Gelenkstellung mit einer Lateralflexion gekoppelt. Es kommt dabei zu einer Lateralflexion des oberen Wirbels zur Seite der Rotation. Da die kranialen Gelenkflächen steiler stehen und damit die Rotationsachse zur Vertikalen einen Winkel von 40–50° bildet, findet in diesem Bereich mehr Lateralflexion statt als in den kaudalen Abschnitten. Zwischen C 7 und Th 1 z.B. neigt sich die Achse nur noch um 10°.

Bei Flexion ist mehr Rotation möglich als bei Extension.

Maximales *Bewegungsausmaß*: 40°.

Praxistip Fehlende Mobilität in einem oder mehreren Bewegungssegmenten zieht häufig eine Hypermobilität in den Nachbarsegmenten nach sich, die sich als deutliche Abknickung oder Verschiebung darstellen.
Dysfunktionen der unteren HWS bis Th 4 können außer der lokalen Symptomatik auch Ursache für ausstrahlende Schmerzen in die Schulter und den Arm sein.

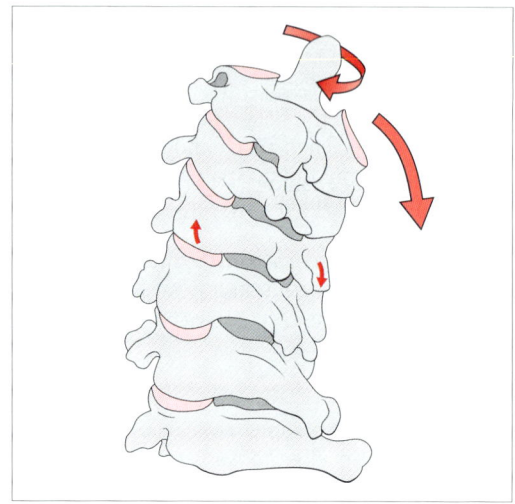

Abb. 2.**74** Bewegungskombination Lateralflexion und gleichsinnige Rotation in der unteren HWS.

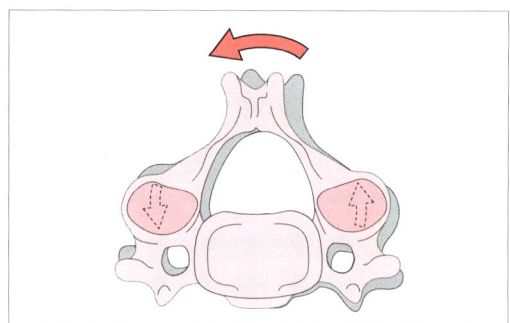

Abb. 2.**75** Rotation in der unteren HWS.

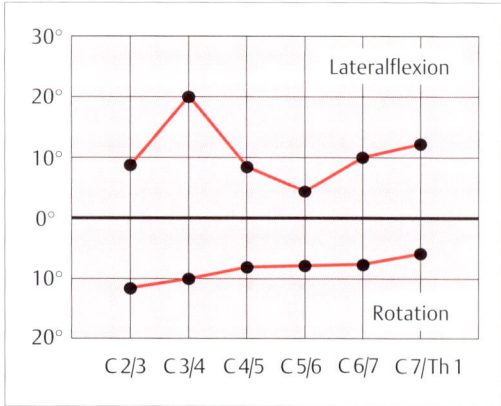

Abb. 2.**76** Bewegungsdiagramm: Lateralflexion/Rotation in der unteren HWS.

2.3.4 Praevertebrale Muskulatur

▷ tiefe Schicht

M. longus colli
M. longus capitis
M. rectus capitis anterior
Mm. intertransversarii anteriores cervicis

M. rectus capitis lateralis: ist mit der Gelenkkapsel von C 1/2 verwachsen.

Pathologie Der M. rectus capitis lateralis zieht unmittelbar am Foramen jugulare vorbei und kann bei starker Verspannung zu Störung folgender Strukturen führen, die durch das Foramen verlaufen: IX., X. und XI. Hirnnerv und Bulbus superior der V. jugularis. Dadurch kann der venöse Abfluß beeinträchtigt werden, was wiederum eine verringerte Liquorresorption zur Folge haben kann.

Funktion der tiefen Schicht
- Bei einseitiger Kontraktion: *Lateralflexion* zur gleichen Seite.
- Bei beidseitiger Kontraktion: *Flexion*.
- Sie sind die wichtigsten ventralen Stabilisatoren.

▷ s. bei Funktion des M. sternocleidomastoideus.

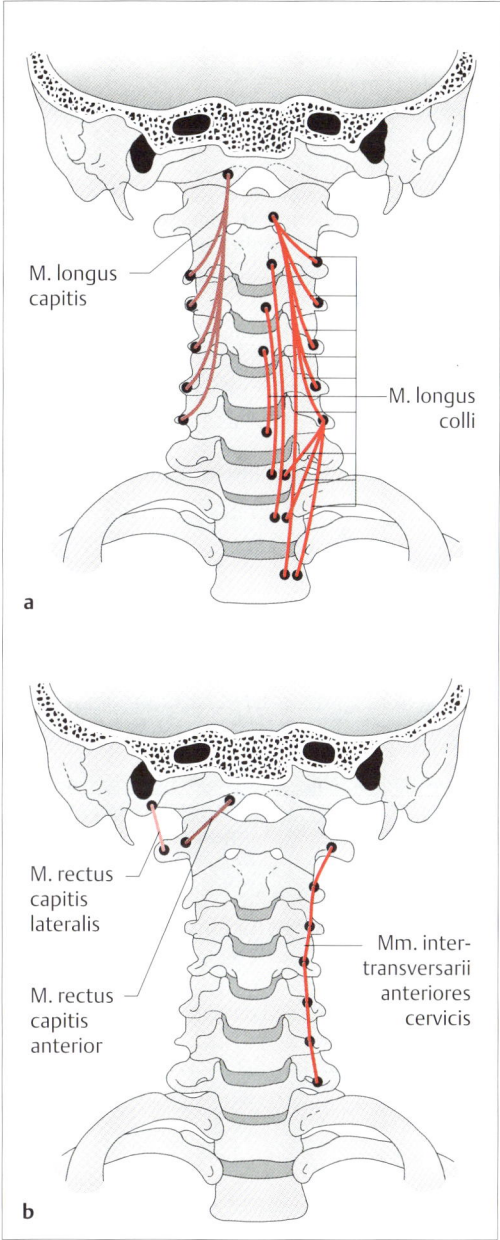

Abb. 2.77 Tiefe Schicht der praevertebralen Muskulatur.
a M. longus colli, M. longus capitis,
b Mm. intertransversarii anteriores, Mm. rectus capitis lateralis und anterior.

▷ mittlere Schicht

M. scalenus anterior
M. scalenus medius
M. scalenus posterior

Funktion
– Bei Punctum fixum an der HWS heben die Mm. scaleni die ersten beiden Rippen. Sie werden außerdem bei normaler *Inspiration* aktiviert.
– Bei Punctum fixum an den Rippen machen bei einer beidseitigen Kontraktion die vorderen und mittleren Anteile eine *Flexion der gesamten HWS*, der posteriore Anteil eine *Extension der unteren HWS*.
– Bei einseitiger Kontraktion: *Lateralflexion* zur gleichen und *Rotation* zur kontralateralen Seite.

Skalenuslücken
Hintere Skalenuslücke: Es handelt sich um eine Lücke, die sich zwischen den Mm. scaleni anterior und medius befindet. Die kaudale Begrenzung ist die 1. Rippe. Hier verläuft der Plexus brachialis und die A. subclavia.

Vordere Skalenuslücke: Diese Lücke wird vom M. sternocleidomastoideus und M. scalenus anterior gebildet. Hier verläuft die V. subclavia.

Pathologie Muskuläre Dysbalancen, z.B. durch Zunahme der Gewebespannung der Mm. scaleni oder eine Halsrippe können die Ursache für eine Einengung der hinteren Skalenuslücke sein.
Bei herabhängendem Arm, besonders beim Tragen von schweren Lasten, wird dieser Raum weiter eingeengt. Bestehende Schmerzen werden verstärkt, und es treten Parästhesien im ganzen Arm auf. Außerdem kann es durch Einengung der A. subclavia zu einer Verminderung der Zirkulation und als Folge zu ischämischen Erscheinungen an der Hand kommen.
Eine Kompression der vorderen Lücke könnte durch sehr verspannte Mm. scaleni und sternocleidomastoideus z.B. bei Asthmatikern auftreten. Da es sich in diesem Fall um eine venöse Kompression handelt und damit der Rückstrom behindert ist, treten als Beschwerden bläulich geschwollene Finger auf.

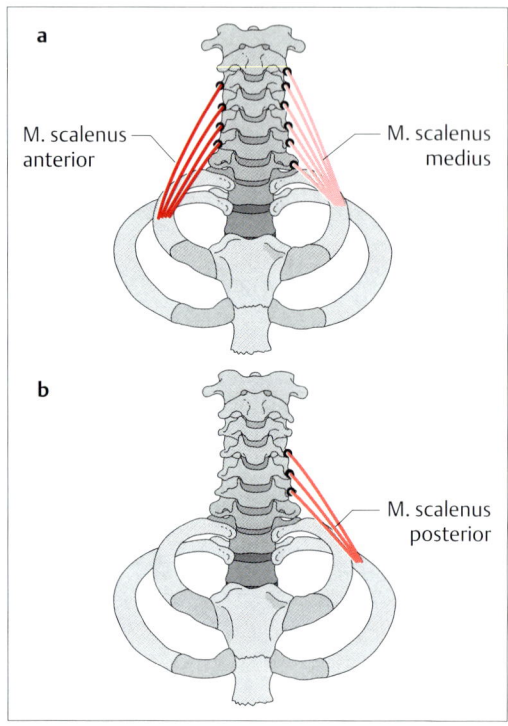

Abb. 2.**78** Mm. scaleni.
a M. scalenus anterior, M. scalenus medius,
b M. scalenus posterior.

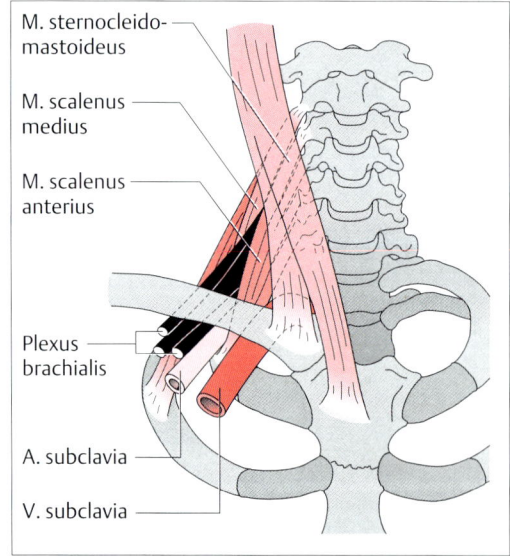

Abb. 2.**79** Die Skalenuslücken.

▷ oberflächliche Schicht

M. sternocleidomastoideus

Er wird zum Teil vom *Platysma* = oberflächlicher Muskel, der mit der Cutis verwachsen ist und diese spannt, bedeckt.

Funktion
- Bei einseitiger Kontraktion macht er eine *Lateralflexion* zur gleichen und eine *Rotation* zur kontralateralen Seite.
- Bei Punctum fixum an der HWS heben sie bei beidseitiger Kontraktion den Thorax, sie helfen also bei der *Inspiration*.

Die Funktion in der Sagittalebene richtet sich nach der Stellung der HWS und einer ventralen Stabilisierung. Wird die HWS ventral durch die tiefe praevertebrale Muskulatur stabilisiert, machen die Mm. sternocleidomastoidei eine Inklination in der oberen HWS. Fehlt diese Stabilisierung, machen sowohl die Mm. scaleni als auch die Mm. sternocleidomastoidei eine Reklination in der oberen HWS.

Pathologie Er zieht über die Sutura occipitomastoidea und kann bei Spannungszunahme Einfluß auf die Dynamik dieser Sutura haben. ■

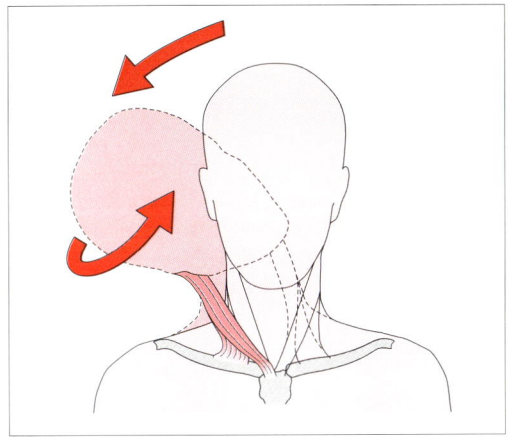

Abb. 2.**80** Funktion des M. sternocleidomastoideus: gleichseitige Lateralflexion, gegensinnige Rotation.

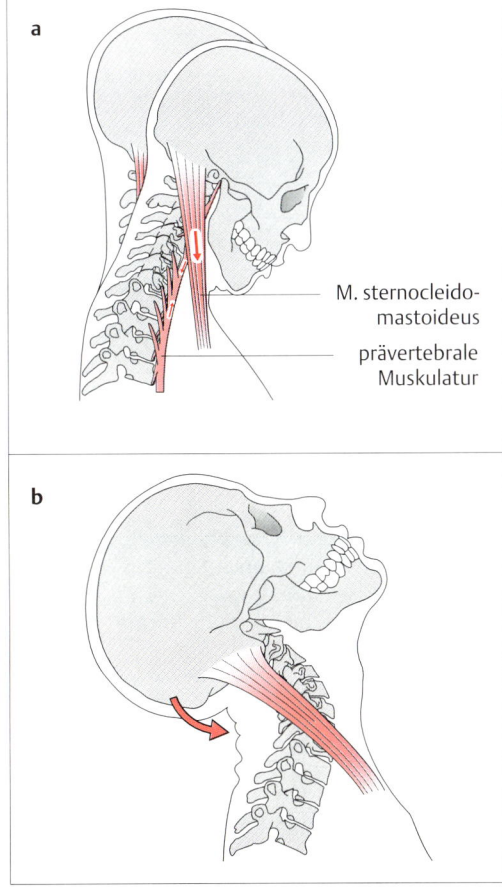

Abb. 2.**81** Funktion des M. sternocleidomastoideus.
a bei ventraler Stabilisation,
b ohne ventrale Stabilisation.

2.3.5 Nackenmuskulatur

▷ oberflächliche Schicht

M. trapezius

Funktion: Bei Punctum fixum am Schultergürtel macht er bei beidseitiger Kontraktion eine Extension, bei einseitiger Kontraktion eine Lateralflexion zur gleichen und Rotation zur kontralateralen Seite.

Praxistip Irritationszonen an den Muskelinsertionen lassen Rückschlüsse auf segmentale Dysfunktionen der Brustwirbelsäule zu. Z. B. liegt der schmerzhafte Punkt für Th 6 am Insertionsbereich des M. trapezius an der Klavikula und am Akromion.

▷ mittlere Schicht

M. longissimus cervicis
M. longissimus capitis
M. spinalis cervicis
M. splenius cervicis
M. splenius capitis

Durch den Ansatz des M. splenius capitis sowohl am Processus mastoideus als auch am Os occipitale zieht er quer über die Sutura occipitomastoidea und kann damit bei Spannungsänderung die Beweglichkeit des Os temporale und occipitale beeinflussen.

M. iliocostalis cervicis
Mm. interspinales cervicis
M. levator scapulae

Funktion des M. levator scapulae: Bei Punctum fixum an der Skapula macht er bei einseitiger Kontraktion eine Lateralflexion und Rotation zur gleichen Seite, bei beidseitiger Kontraktion eine Extension.

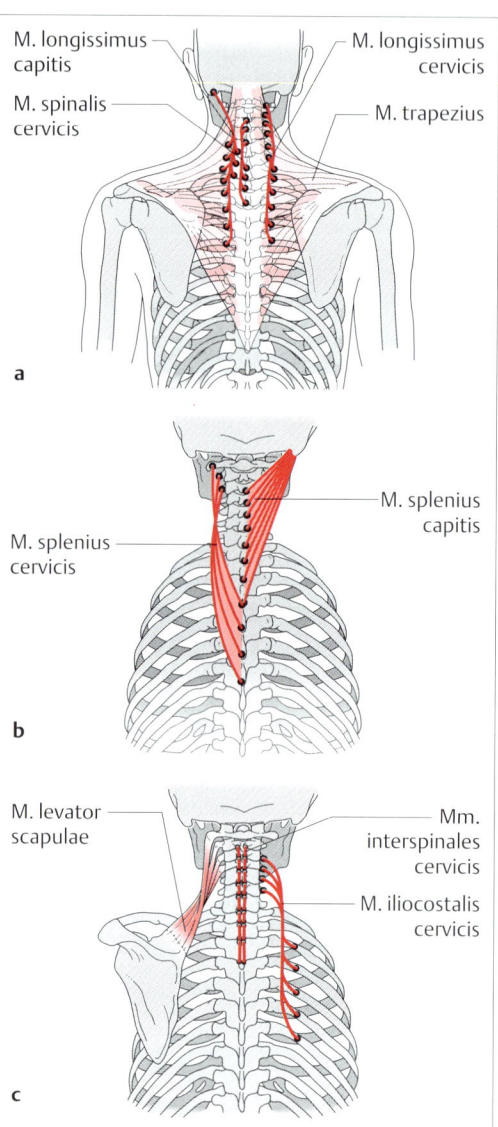

Abb. 2.82 Oberflächliche und mittlere Schicht der Nackenmuskulatur.
a M. trapezius,
  M. longissimus cervicis,
  M. longissimus capitis,
  M. spinalis cervicis,
b M. splenius cervicis,
  M. splenius capitis,
c M. iliocostalis cervicis,
  Mm. interspinales cervicis,
  M. levator scapulae.

▷ tiefe Schicht

M. semispinalis cervicis
M. semispinalis capitis
Mm. intertransversarii posteriores cervicis
Mm. multifidi
Mm. rotatores cervicis breves et longi

Funktion der Nackenmuskulatur
– Alle zusammen machen sie bei beidseitiger Kontraktion eine *Extension* in der Halswirbelsäule.
– Bei einseitiger Kontraktion kommt es zur *Lateralflexion* zur gleichen Seite.
– Muskeln der mittleren Schicht, v. a. die Mm. splenii *rotieren* die HWS *zur gleichen Seite*.
– Die Muskeln der tiefen Schicht machen eine *Rotation zur kontralateralen Seite*.

Durch den ventral gelegenen Schwerpunkt im Bereich der Sella turcica wird die Nackenmuskulatur als Stabilisator gefordert, um den Kopf im Gleichgewicht zu halten. Entfällt diese Stabilisation, sinkt der Kopf nach vorne ab, was man z. B. bei Reisen im Zug o. ä. beobachten kann.

Praxistip Auch in der Nacht, im Schlaf, entfällt der stabilisierende Tonus der Muskulatur, so daß ungünstige Stellungen des Kopfes den Kapsel-Band-Apparat überdehnen und dadurch Kopfschmerzen und Funktionsstörungen in den Segmenten verursachen können. Deshalb sollten Extremstellungen des Kopfes, wie sie z. B. in Bauchlage eingenommen werden, beim Schlafen vermieden werden. ■

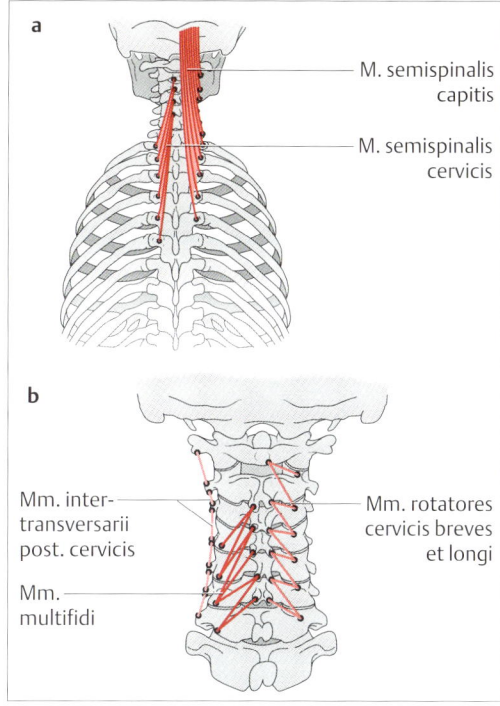

Abb. 2.**83** Tiefe Schicht der Nackenmuskulatur.
a M. semispinalis capitis, M. semispinalis cervicis.
b Mm. intertransversarii posteriores cervices, Mm. rotatores cervicis breves et longi

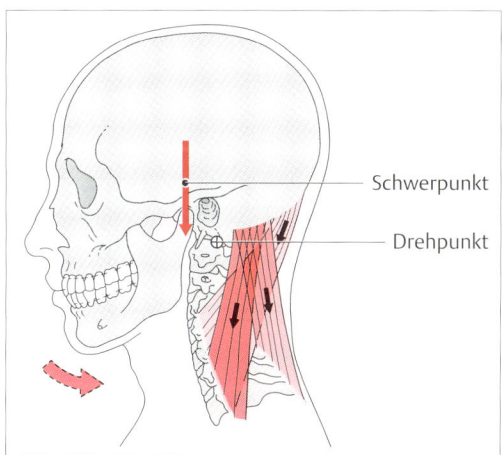

Abb. 2.**84** Stabilisierende Funktion der Nackenmuskulatur.

Kurze Nackenmuskeln

- M. rectus capitis posterior major
- M. rectus capitis posterior minor
- M. obliquus capitis superior
- M. obliquus capitis inferior

Funktion
Beidseitige Kontraktion: *Extension* in Atlantookzipital- und Atlantoaxialgelenken = Reklination.
Einseitige Kontraktion:
  Lateralflexion zur gleichen Seite,
  – M. obliquus capitis inferior und M. rectus capitis posterior major machen eine *Rotation zur gleichen Seite*
  – M. rectus capitis posterior minor und M. obliquus superior machen eine *Rotation zur kontralateralen Seite*.

Zusammen mit den langen Nackenmuskeln sind sie ein wichtiger Bestandteil des Verspannungssystems der Wirbelsäule.

Praxistip Starke Verspannungen der kurzen Nackenmuskeln können den Gleitvorgang zwischen C0 und C2 nach dorsal beeinflussen und damit die Inklination behindern. Zur Beurteilung der physiologischen Bewegungsabläufe sind deshalb neben den üblichen Gelenktests die Dehntests dieser Muskeln von Bedeutung.

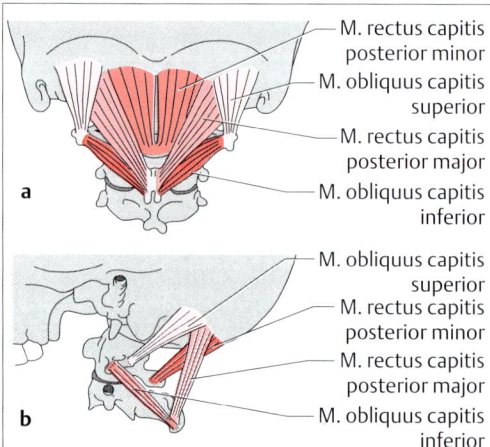

Abb. 2.**85** Die kurzen Nackenmuskeln.
a Ansicht von dorsal,
b Ansicht von lateral.

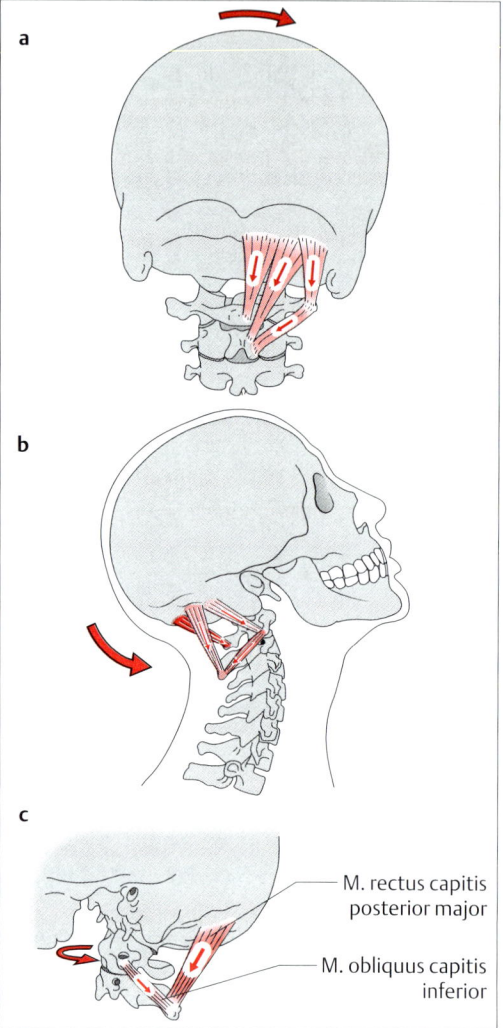

Abb. 2.**86** Funktion der kurzen Nackenmuskeln.
a Lateralflexion,
b Reklination,
c Rotation.

2.3.6 Plexus brachialis

Die *R. ventrales* der Spinalnerven von C5–Th1 verbinden sich zu *Trunci*, die in die Divisiones übergehen. Dort findet eine Verzweigung statt. Aus diesen entstehen die *Fasciculi*. Sie ordnen sich folgendermaßen um die A. axillaris an:
– Fasciculus posterior verläuft dorsal,
– Fasciculus lateralis kranial und ventral,
– Fasciculus medialis kaudal der Arterie.

Aus den Fasciculi entstehen die Armnerven:
– N. axillaris und N. radialis aus dem Fasciculus posterior
– N. musculocutaneus und N. medianus aus dem Fasciculus lateralis,
– A. medianus und N. ulnaris aus dem Fasciculus medialis, d.h. der N. medianus entsteht aus zwei Fasciculi, er bildet die sog. *M-Struktur*.

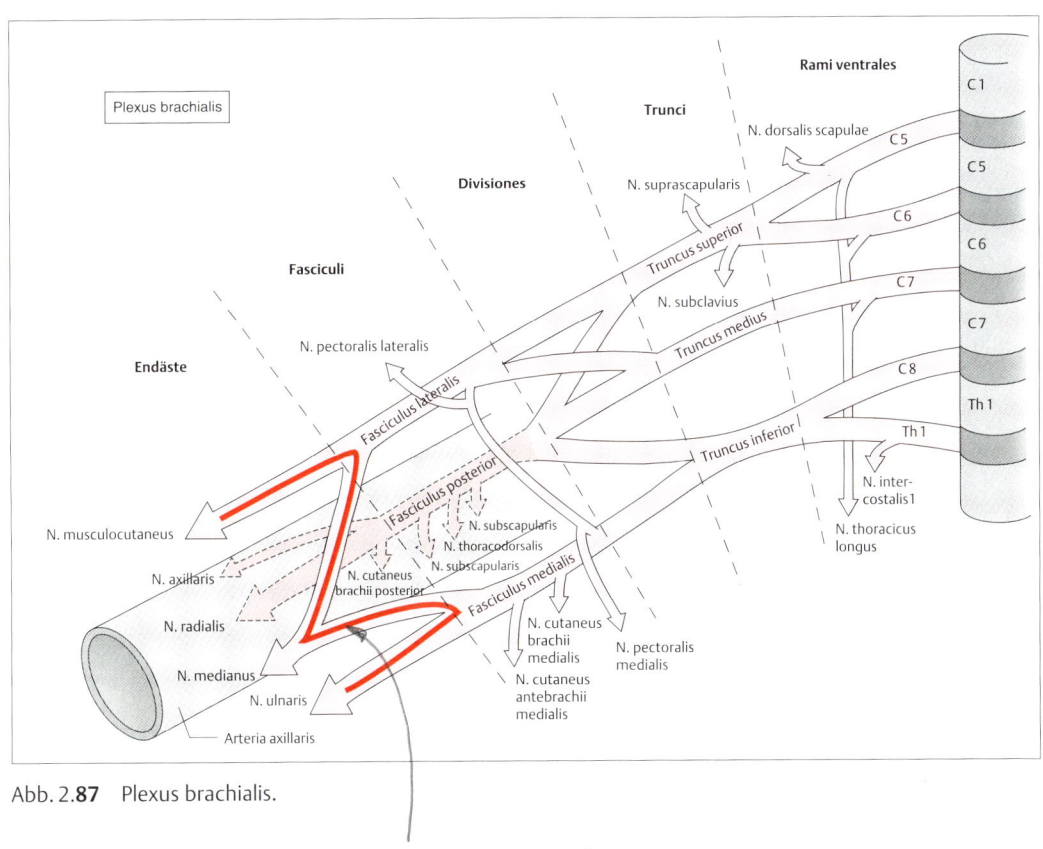

Abb. 2.87 Plexus brachialis.

Pathologie — **Kompressionssyndrome des Plexus brachialis.** An einigen Stellen kann der Plexus nach dem Verlassen des Foramen intervertebrale eine Kompression erfahren. Es sind Engpässe, die durch Muskulatur gebildet werden, z. B. im Bereich der Mm. scaleni. Weitere Kompressionsmöglichkeiten des Plexus sind:

Im **Bereich der Kavikula** (kostoklavikuläre Lücke)

Diese Lücke wird durch die Klavikula und die 1. Rippe gebildet. Der Plexus verläuft hier zusammen mit der A. und V. subclavia Richtung Axilla. Der kostoklavikuläre Raum wird beim Senken und Zurücknehmen des Schultergürtels verengt.

Die Ursache einer Einengung können ein ausgeprägter Flachrücken mit retrahierten Schultern, ständiges schweres Tragen auf der Schulter oder eine Klavikulafraktur mit anschließender Stufenbildung sein.

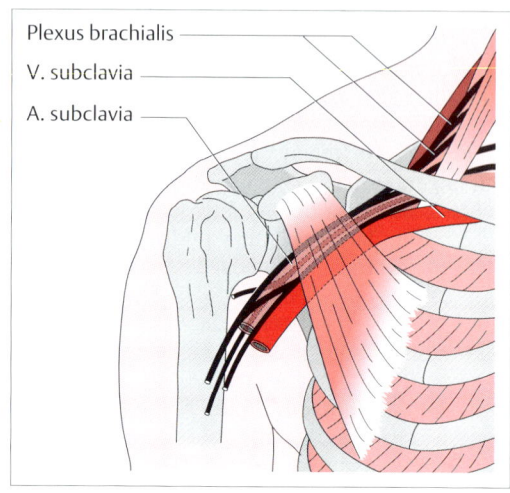

Abb. 2.**88** Kompressionssyndrome des Plexus brachialis.

Praxistip — Um festzustellen, ob eine verengte kostoklavikuläre Lücke für ausstrahlende Schmerzen verantwortlich ist, wird diese Lücke durch anhaltenden Druck auf den Schultergürtel Richtung Depression verengt. Werden die vorher beschriebenen Schmerzen ausgelöst oder verstärkt, liegt die Ursache in diesem Bereich.

Im **Bereich des M. pectoralis minor** (Hyperabduktionssyndrom)

Der Armplexus zieht mit der A. und V. subclavia unter dem M. pectoralis minor und dem Processus coracoideus Richtung Axilla. Bei maximaler Abduktion wird der Plexus gedehnt, da er um den sehnigen Anteil des M. pectoralis minor geschlungen wird. Ist der M. pectoralis minor sehr verspannt, wird der Plexus bei der Armhebung stärker gedehnt, und es können Beschwerden bei längerem Halten in dieser Stellung auftreten, z. B. im Schlaf o. ä.

Praxistip — Als Provokationstest wird der Arm nach kranial und dorsal gezogen und dort gehalten. Normalerweise sollte auch nach 1–2 Minuten der Radialispuls gut fühlbar sein und nicht über ausstrahlende Schmerzen geklagt werden.

3 Brustwirbelsäule und Thorax

3.1 Palpation im Bereich der Brustwirbelsäule und des Thorax ··· 68

3.2 Funktionelle Anatomie der Brustwirbelsäule ··· 71

3.2.1 Röntgenbild BWS ··· 71

3.2.2 Brustwirbel ··· 72

3.2.3 Bänder der Brustwirbelsäule ··· 73

3.2.4 Bewegungen im BWS-Bereich ··· 74

3.3 Funktionelle Anatomie des Thorax ··· 76

3.3.1 Bewegungen der Rippen ··· 80

3.3.2 Muskulatur der BWS: Lateraler Trakt ··· 82

3.3.3 Medialer Trakt ··· 82

3.3.4 Inspirationsmuskeln ··· 84

3.3.5 Exspirationsmuskeln ··· 86

3.3.6 Atemhilfsmuskulatur ··· 86

3.3.7 Verlauf der Nerven im BWS-Bereich ··· 87

3.1 Palpation im Bereich der Brustwirbelsäule und des Thorax

▷ Knochen, Bänder, Gelenke

Processus spinosus

Die Dornfortsätze besitzen zahlreiche Muskelinsertionen, die sehr dicht zusammenliegen. Eine genaue Identifikation ist kaum möglich.

Muskelinsertionen
1 = M. trapezius
2 = M. rhomboideus major
3 = M. multifidus
4 = M. splenius cervicis
5 = Mm. rotatores
6 = M. spinalis
7 = M. semispinalis thoracis

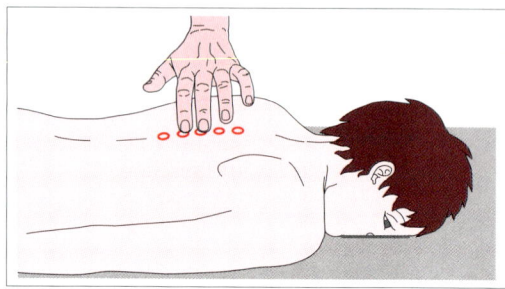

Abb. 3.1 Palpation: Processus spinosus.

Bandverbindung

Ligg. supraspinales ziehen von der Spitze eines Processus spinosus zur nächsten. Sie werden bei Flexion durch das Auseinandergehen der Processus spinosi gedehnt und können von kaudal her palpiert werden.

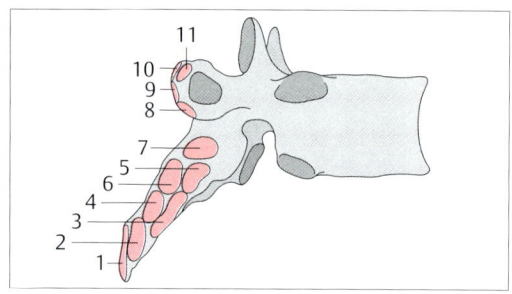

Abb. 3.2 Muskelinsertionen am Proc. spinosus und transversus

Processus transversus

Die Orientierung geht von den Dornfortsätzen aus: Die Spitze der Processus transversi von Th 1–4 und Th 10–12 sind ca. 2 Querfinger kranial der entsprechenden Processus spinosi und am lateralen Rand des M. erector spinae, der ca. 2–3 Querfinger lateral der Processus spinosi zu palpieren ist, zu finden. Bei Th 5–9 sind es ca. 3 Querfinger nach kranial, da in diesem Bereich die Dornfortsätze steiler nach kaudal verlaufen.

Muskelinsertionen
8 = M. levator costae
9 = M. iliocostalis thoracis
10 = M. longissimus thoracis
11 = M. longissimus cervicis

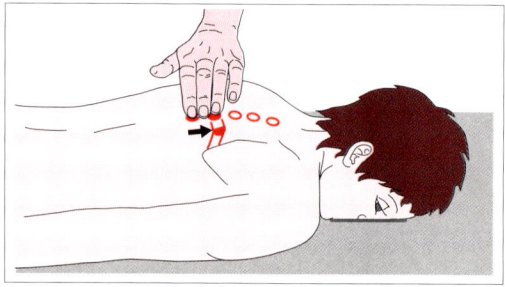

Abb. 3.3 Palpation: Orientierungshilfe zum Aufsuchen der Proc. transversi im mittleren BWS-Bereich.

Die Palpation der tiefer gelegenen Muskelinsertionen ist wegen des darüber liegenden M. erector spinae kaum möglich.

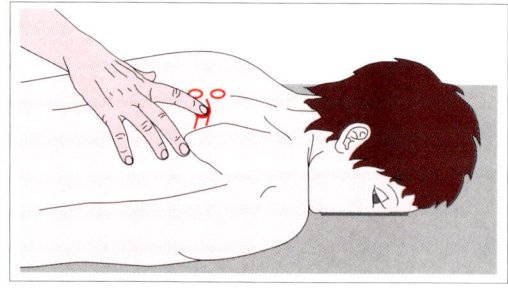

Abb. 3.4 Palpation: Proc. transversus.

Kostotransversalgelenke

Das **Lig. costotransversarium laterale** zieht von der Spitze des Querfortsatzes zur Rippe und kann unmittelbar lateral der Spitze palpiert werden. Der M. longissimus thoracis liegt darüber, so daß er etwas zur Seite geschoben werden muß. Der Gelenkspalt des Kostotransversalgelenkes liegt in der Tiefe unter dem Band und ist nicht zu fühlen.

Praxistip Die verminderte Beweglichkeit einer Rippe kann durch Palpation in diesem Bereich bei vertieften Atemzügen beurteilt werden.
Bei der Blockierung einer Rippe ist das Lig. costotransversarium laterale sehr schmerzhaft.

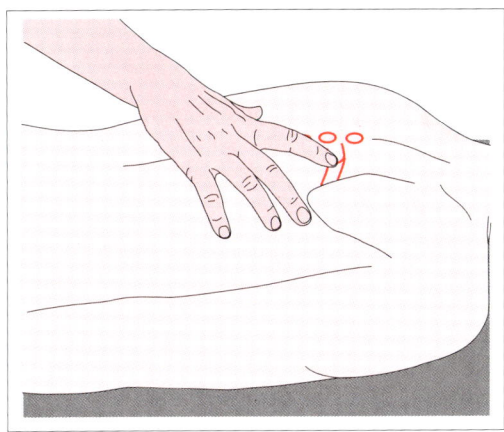

Abb. 3.**5** Palpation: Kostotransversalgelenk.

Anguli costae

Von den Kostovertebralgelenken ausgehend nach lateral befindet sich der Angulus costae einer Rippe etwa handbreit entfernt. Er ist als ein deutlicher Knick zu fühlen.

Praxistip Da die Anguli costae deutlich vorstehen, werden sie benutzt, um sich mit dem Handballen für die Mobilisation einer Rippe nach ventro-lateral anhaken zu können.

Pathologie Bei Funktionsstörungen des Kostovertebralgelenks kann der entsprechende Angulus costae druckschmerzhaft sein.

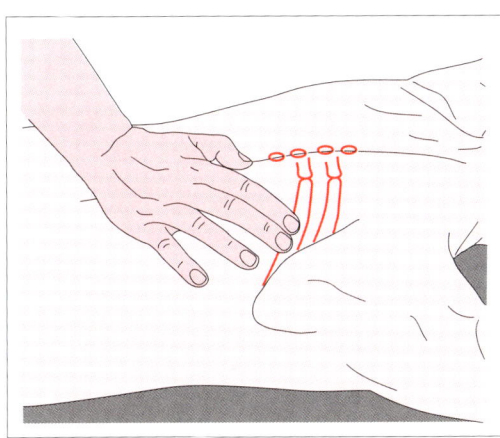

Abb. 3.**6** Palpation: Angulus costae.

Sternokostalgelenke

Die Verbindung der Rippen zum Sternum wird bei der Palpation im direkten Seitenvergleich und sowohl in Rückenlage als auch im Sitzen beurteilt. Im Sitzen ist die Belastung der Sternokostalgelenke größer als in Rückenlage.

Praxistip Durch eine schlechte Haltung, z.B. Sitzen mit rundem Rücken, und abgesunkenem Thorax ist der Schmerz in den Sternokostalgelenken deutlich größer als in aufgerichteter Sitzhaltung oder in Rückenlage. Bei ausgeprägten Beschwerden kann eine Traktion über die Rippen eine deutliche Verbesserung bewirken. Auf Dauer reicht diese Behandlung jedoch nicht aus, da die Ursache bestehenbleibt, wenn die Haltung nicht verbessert wird.

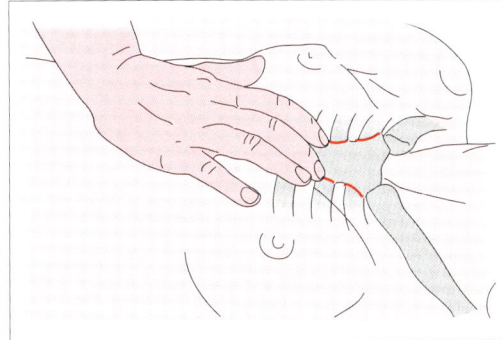

Abb. 3.**7** Palpation: Sternokostalgelenke.

▷ Muskulatur

Diaphragma

Die Daumen beider Hände werden kaudal unter dem untersten Rippenbogen angelegt und schieben die Rippen nach kranial-lateral.

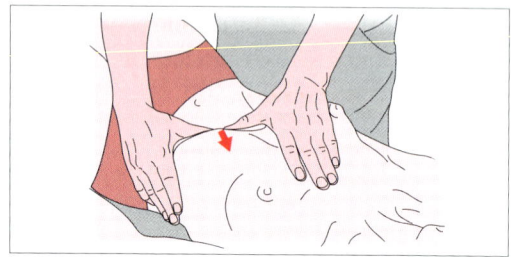

Abb. 3.**8** Palpation: Elastizität des Diaphragmas.

Praxistip Die Palpation des Diaphragmas gibt Auskunft über die Elastizität, Ausweichbewegungen und eine schmerzhafte Abwehrspannung. Normalerweise lassen sich die Rippen ohne Widerstand und deutlich verschieben, außerdem sollte das Verschieben rechts/links symmetrisch sein. ■

Pathologie Verspannungen des Zwerchfells können aufgrund von Dysfunktionen der Organe sowohl im Thorakalbereich als auch im Bauchraum auftreten. ■

Interkostalmuskulatur

Die Interkostalmuskulatur kann zwischen den Rippen mit einem Finger abpalpiert werden, indem dieser ventral angelegt und langsam im Interkostalraum nach dorsal gezogen wird.

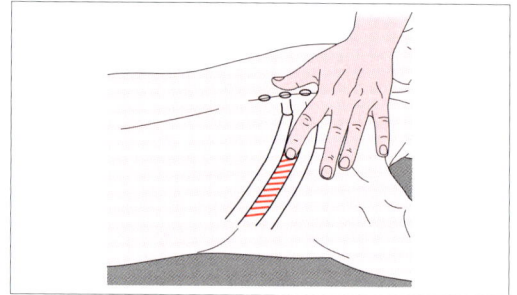

Abb. 3.**9** Palpation: Interkostalmuskulatur.

M. erector spinae

Der M. erector spinae liegt unmittelbar paravertebral und ist als längsverlaufender ungefähr 2–3 Querfinger breiter Muskelstrang auszumachen.

Alle Muskeln, die vom Thorax und der Brustwirbelsäule zum Arm, Kopf oder Becken ziehen, werden hinsichtlich ihres Spannungszustandes und möglicher Irritationspunkte beurteilt.

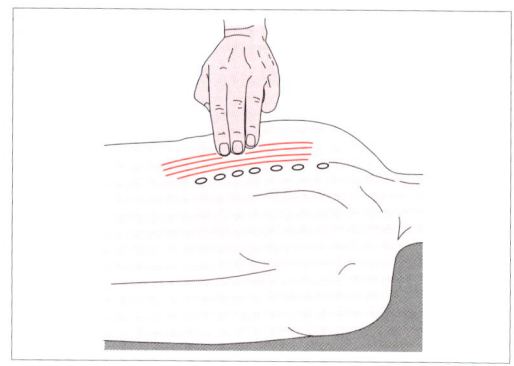

Abb. 3.**10** Palpation: M. erector spinae.

Mm. rhomboidei

Die Mm. rhomboidei verlaufen schräg von der unteren HWS und oberen BWS zur Margo medialis der Skapula und werden zwischen den Schulterblättern palpiert.

M. trapezius/M. latissimus
M. pectoralis major/M. pectoralis minor
M. sternocleidomastoideus/Mm. scaleni

▷ s. Palpation HWS und Schulter

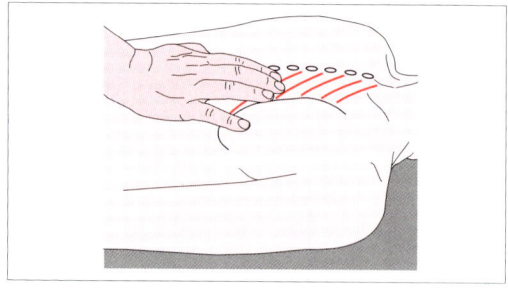

Abb. 3.**11** Palpation: Mm. rhomboidei.

3.2 Funktionelle Anatomie der Brustwirbelsäule

3.2.1 Röntgenbild BWS

Anterior-posteriore Aufnahme

Pediculi arci
Sie sind als ovale Kreise symmetrisch rechts und links zu sehen.

Spinalkanalbreite
Zunehmende Breite nach kaudal.

BWS im frontalen Strahlengang

Kyphosewinkel

Lot auf die Linien der Deckplatte BWK 3 und Grundplatte BWK 11 fällen und miteinander verbinden. Der obere oder untere Winkel sollte ca. 25° ergeben.

Bandscheibenräume

- parallele Abschlußplatten
- Weite:
  obere BWS Abstand ca. 3–4 mm
  mittlere BWS ca. 4–5 mm
  untere BWS ca. 6 mm

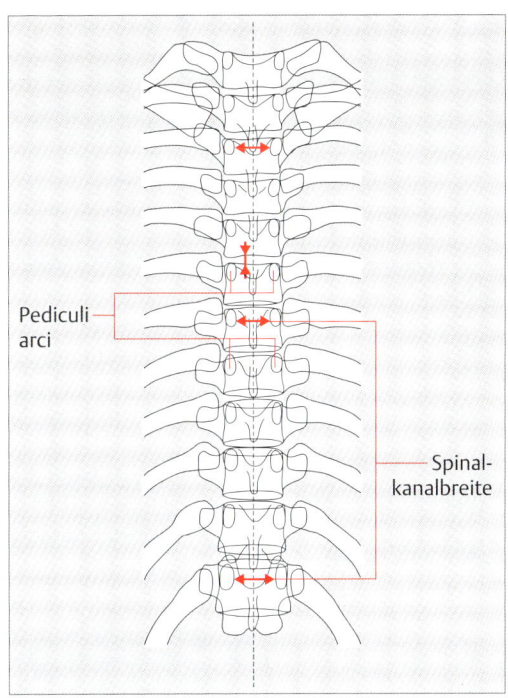

Abb. 3.**12**   Röntgenbild: A.-p. Aufnahme der BWS.

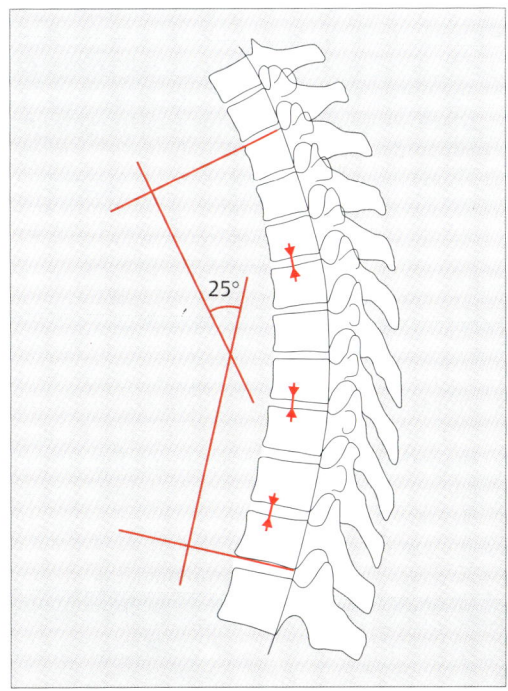

Abb. 3.**13**   Röntgenbild: BWS im frontalen Strahlengang.

3.2.2 Brustwirbel

Corpus vertebrae

- Höhe der Wirbelkörper nimmt vom 1.–12. Wirbel allmählich zu,
- Gelenkflächen zu den Caput costae:
  - **Fovea costalis superior** am oberen Rand der Wirbelkörper,
  - **Fovea costalis inferior** am unteren Rand der Wirbelkörper.
  Ab dem 9. Wirbel nach kaudal wandern die Gelenkflächen Richtung Wirbelkörpermitte.

Processus spinosus

- Sehr lang und schräg nach kaudal verlaufend, in den meisten Abschnitten liegt die Dornfortsatzspitze ca. 2 Querfinger kaudal des Processus transversus,
- in den Abschnitten Th 5 – Th 9 befindet sich die Dornfortsatzspitze ca. 3 Querfinger kaudal des zugehörigen Querfortsatzes,
- Th 1 gleicht dem der HWS.

Processus transversus

- Gut ausgebildet und nach lateral-dorsal gerichtet, dabei bilden die oberen Querfortsätze mit der Frontalebene einen Winkel von ca. 35°, die unteren von ca. 55°.
- **Fovea costalis transversalis** an den ventralen Enden der Querfortsätze steht mit der Rippe in Verbindung.
- Die Gelenkflächen befinden sich bei den kranialen Abschnitten in der Mitte und verlagern sich bei den unteren Querfortsätzen nach kranial. Am 11. und 12. Wirbel fehlen sie.

Processus articulares

- **Processus articulares superiores** stellt die Verbindung zum nächsten oberen und **Processus articulares inferiores** zum unteren Wirbel dar.
- Stellung:
  20° gegenüber der Frontalebene,
  60° gegenüber der Horizontalen im oberen Abschnitt, nach kaudal hin leicht zunehmend, so daß Th 12 ca. 80°-Stellung hat.

▷ s. Grundlagen WS

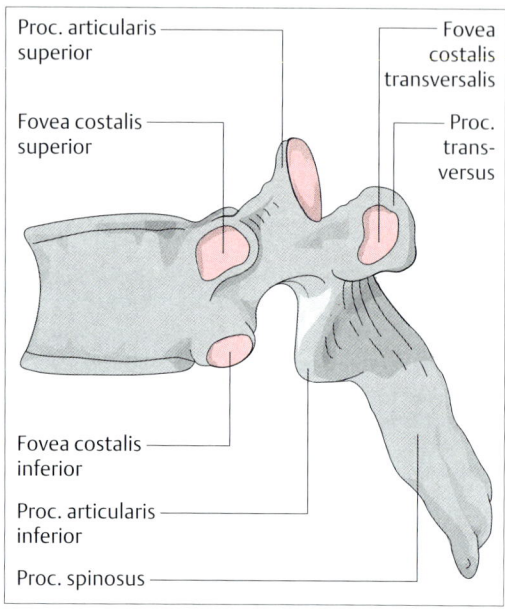

Abb. 3.**14** Brustwirbel (Ansicht von lateral).

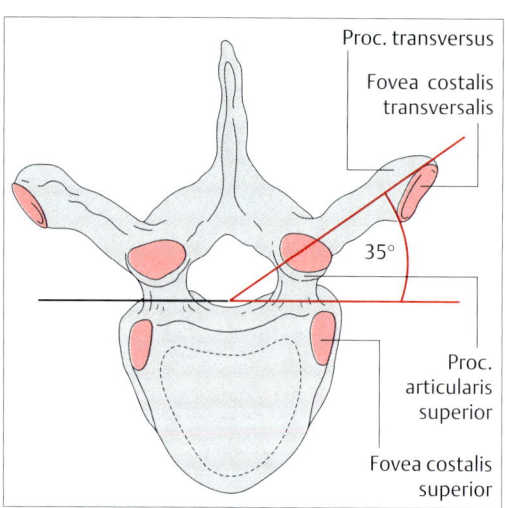

Abb. 3.**15** Brustwirbel (horizontale Ansicht).

Besonderheit 12. Brustwirbel

- Dornfortsatzform entspricht dem eines Lendenwirbels,
- Processus articularis inferior nach lateralventral ausgerichtet,
- Processus transversus ist kürzer und besitzt einen Processus accessorius, wie die Lendenwirbel.

Bandscheibe

Im Verhältnis zum Wirbelkörper ist der Bandscheibenraum sehr niedrig und weist auf die geringe Beweglichkeit der BWS hin.

3.2.3 Bänder der Brustwirbelsäule

Lig. longitudinale posterius
Lig. longitudinale anterius
Lig. flavum
Lig. intertransversarium
Lig. interspinale
Lig. supraspinale

▷ s. Grundlagen WS

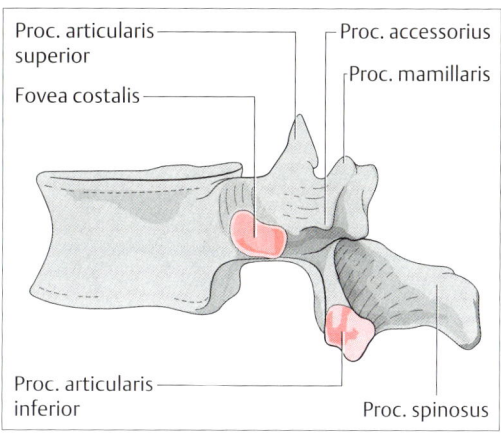

Abb. 3.16 12. Brustwirbel (Ansicht von lateral).

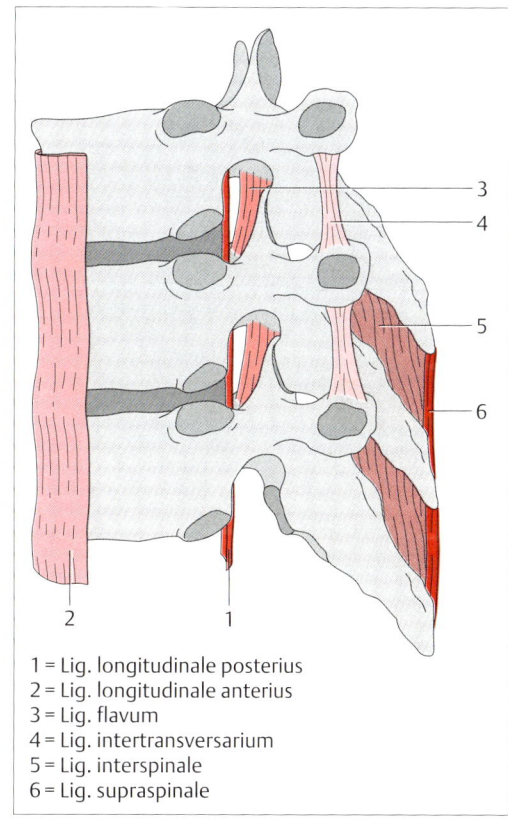

1 = Lig. longitudinale posterius
2 = Lig. longitudinale anterius
3 = Lig. flavum
4 = Lig. intertransversarium
5 = Lig. interspinale
6 = Lig. supraspinale

Abb. 3.17 Bänder der BWS (Ansicht von lateral).

3.2.4 Bewegungen im BWS-Bereich

Die Verbindung mit dem Thorax setzt der Beweglichkeit Grenzen, obwohl der Rippenknorpel elastisch nachgibt. Da die Knorpelanteile in den kaudalen Abschnitten, Th 9 – 12, sehr groß sind, ist dort eine ausgeprägtere Verformung und somit auch die beste Beweglichkeit möglich.

Flexion

Es kommt zu einer kleinen Klaffung in den kaudalen Gelenkabschnitten und einer Kompression in den oberen Abschnitten. Begrenzt wird die Bewegung durch die dorsal liegenden Bandstrukturen und den Anulus fibrosus.

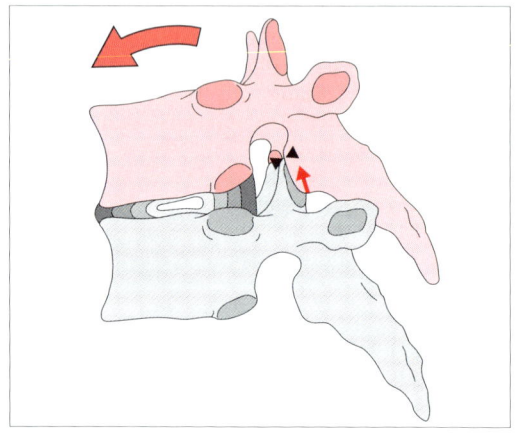

Abb. 3.**18** Flexion in der BWS.

Beweglichkeit
- untere BWS: gut
- Th 1 – Th 8: wenig

Extension

Im kranialen Gelenkanteil gibt es eine geringfügige Klaffung, kaudal leichte Kompression. Begrenzt wird die Bewegung durch kraniale Verstärkungszüge der Kapsel, das Lig. longitudinale anterius, den Anulus fibrosus sowie möglicherweise durch den knöchernen Stopp der Processus spinosi.

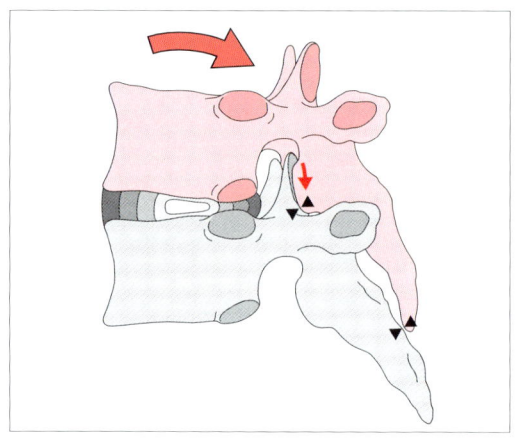

Abb. 3.**19** Extension in der BWS.

Beweglichkeit
- untere BWS: gut
- mittlere BWS: sehr wenig
- obere BWS: wenig
- insgesamt: sehr wenig

Norm beim Bewegungstest: aufgehobene Kyphose.

Eine genaue Messung der Beweglichkeit ist nur mittels Röntgenbild in der Funktionsaufnahme möglich. Deshalb wird das Ausmaß der Beweglichkeit geschätzt.

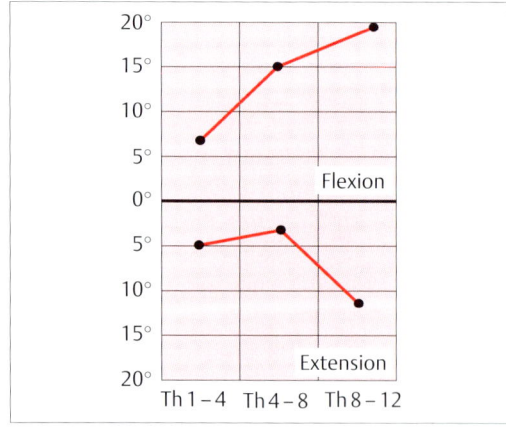

Abb. 3.**20** Bewegungsdiagramm: Flexion/Extension.

Lateralflexion

In den Gelenkfacetten der kontralateralen Seite findet ein Gleitvorgang nach kranial statt. Ipsilateral findet ein Gleitvorgang nach kaudal statt.

Beweglichkeit
- untere BWS: sehr gut
- mittlere BWS: gut
- obere BWS: wenig

Bei dieser Bewegung vergrößern sich die Interkostalräume auf der konvexen Seite und verengen sich auf der konkaven Seite.

Rotation

Die Rotation ist nicht unbedingt mit einer Lateralflexion gekoppelt. Dies liegt an der leicht kreisförmigen Krümmung der Gelenkflächen.

Am Thorax werden auf der rotierten Seite die Rippen dorsal stärker gebogen, ventral flachen sie etwas ab, umgekehrt auf der rotationsabgewandten Seite. Bedingt durch diese Verformung stellt sich das Sternum schräg.

Beweglichkeit
- untere BWS: sehr gut
- mittlere BWS: gut
- obere BWS: sehr wenig

Praxistip Die obere BWS gehört funktionell zur HWS, was bei den Bewegungsprüfungen der HWS als weiterlaufende Bewegung gut palpiert werden kann. Funktionsstörungen in der oberen BWS haben damit Einfluß auf die Kopfbewegungen und können ausstrahlende Schmerzen in Richtung Nacken, Schulter und Arm verursachen.

Bewegungstendenzen der BWS bei der Atmung

In aufgerichteter Sitzhaltung oder im Stand gibt es bei der Inspiration eine Extensions-, bei der Exspiration eine Flexionstendenz in der BWS.

Durch Abstützen mit den Armen vor dem Körper wird der Schultergürtel fixiert. Dadurch kann sich die BWS nicht aufrichten und zeigt bei der Inspiration eine Zunahme der Kyphose = Flexionsbewegung.

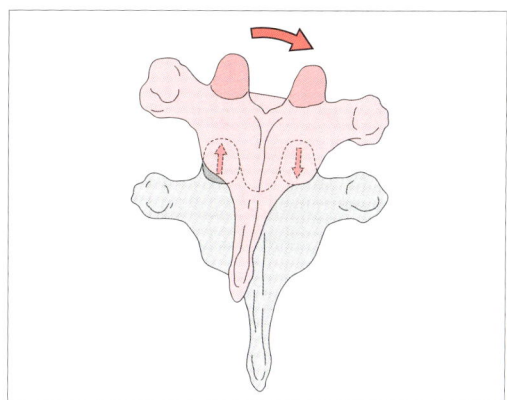

Abb. 3.**21** Lateralflexion in der BWS.

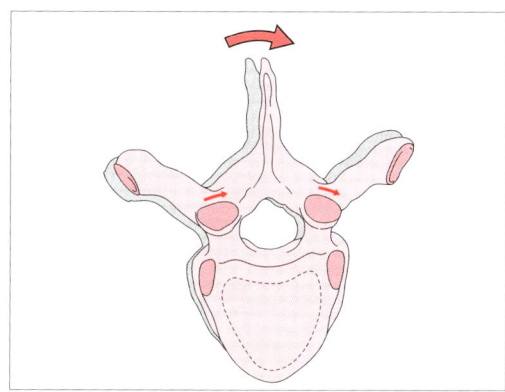

Abb. 3.**22** Rotation in der BWS.

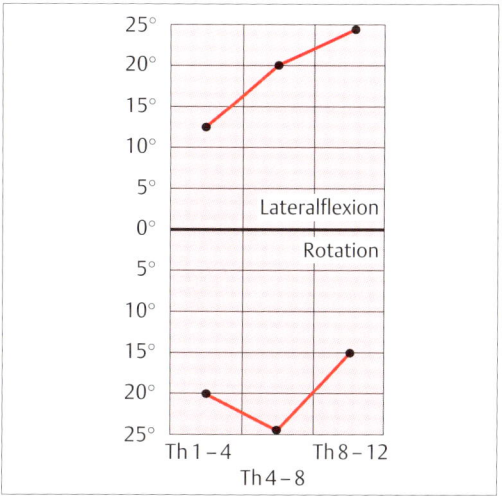

Abb. 3.**23** Bewegungsdiagramm: Lateralflexion/Rotation.

3.3 Funktionelle Anatomie des Thorax

Rippen

- Sie besitzen knöcherne Anteile: **Corpus, Angulus, Collum, Caput,** und knorpeligen Anteile: Cartilago costalis.
- **Costae verae:** Die ersten sieben Rippenpaare bilden mit dem Sternum und den Brustwirbeln einen Ring.
- **Costae spuriae:** Die Rippenpaare 8–10 sind untereinander durch Knorpel verbunden.
- **Costae fluctuantes:** Die letzten beiden Rippenpaare enden frei.
- Stellung der Rippen: Neigung von 45°.

Articulatio costotransversaria

- **Facies articularis tuberculi costae** befinden sich am Tuberculum costae und sind im oberen Abschnitt leicht konvex geformt,
- **Fovea costalis processus transversus** des Querfortsatzes auf gleicher Höhe mit einer entsprechenden konkaven Gelenkfläche,
- im kaudalen Abschnitt werden die Gelenkflächen zunehmend plan,
- die Rippen von Th 1 – Th 7 liegen direkt ventral der Querfortsätze und verlagern sich ab Th 8 mehr nach kranial auf die Processus transversi. Im unteren Bereich verlieren sie diesen Kontakt,
- **Gelenkkapsel** ist dünn und hat verschieden große Recessi. Außerdem gibt es meniskoide, synoviale Ausstülpungen.

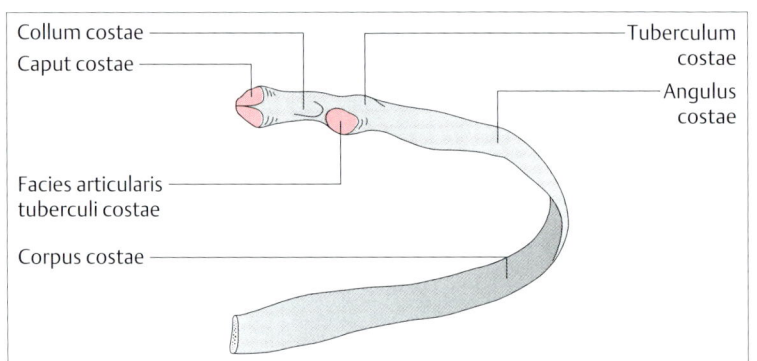

Abb. 3.**24** Rippe (Ansicht von dorsal).

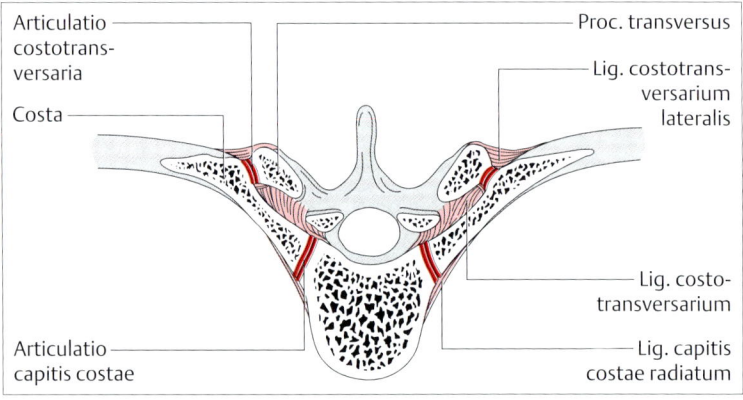

Abb. 3.**25** Articulatio costotransversaria.

Articulatio capitis costae

- **Fovea costales inferiores** und **superiores** zweier benachbarter Wirbel bilden gemeinsam mit der dazwischenliegenden Bandscheibe die Gelenkpfanne für das Caput costae. Sie liegen dorsal am kranialen und kaudalen Rand des Wirbelkörpers. Ausnahmen sind die Gelenkflächen der 1., 11. und 12. Rippe. Bei den letzten liegen die Gelenkflächen mehr in der Mitte des Wirbelkörpers.

- **Facies articularis costae** am Caput costae wird durch die Crista capitis costae in zwei Facetten geteilt. Die untere ist etwas größer und artikuliert mit dem Wirbelkörper auf gleicher Höhe. Die kleinere, obere Facette hat mit dem nächsthöheren Wirbelkörper Kontakt. Ausnahmen bilden die 1., 11. und 12. Rippe. Sie haben nur eine Facette und artikulieren mit dem Wirbelkörper auf gleicher Höhe.

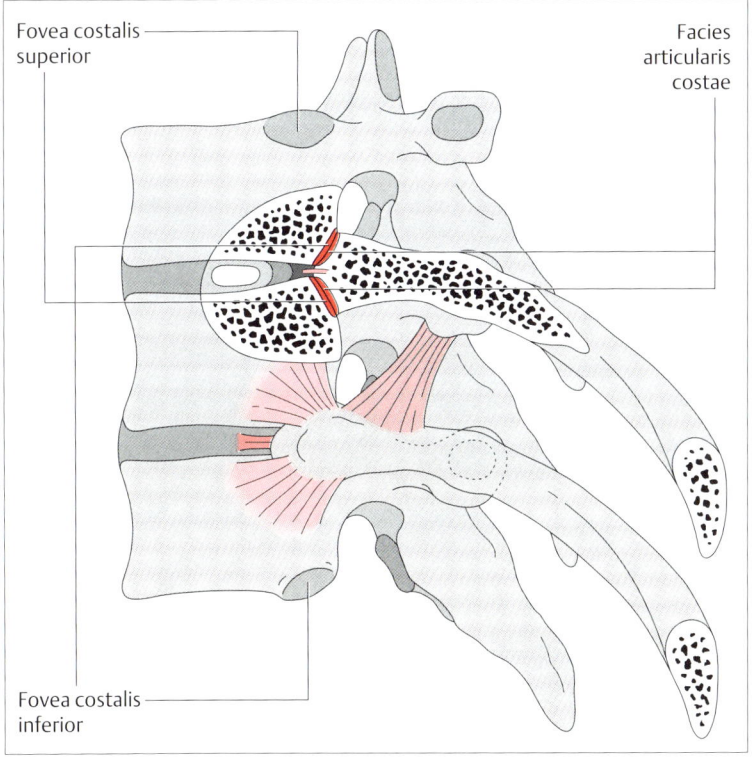

Abb. 3.**26** Articulatio capitis costae.

Bänder der Kostovertebralgelenke

Lig. costotransversarium lateralis

Dieses Band verbindet die Spitze des Querfortsatzes mit der Rippe und liegt unmittelbar der Kapsel auf. Es ist am kräftigsten im Bereich der 2.–7. Rippe und wird kaudal schwächer.

Lig. costotransversarium

Es zieht vom Collum costae zum Querfortsatz in gleicher Höhe.

Lig. capitis costae radiatum

Es ist mit der Gelenkkapsel verwachsen und unterteilt sich in drei Faserzüge: kraniale und kaudale ziehen an den Wirbelkörper, der mittlere an die Bandscheibe.

Lig. capitis costae intraarticularis

Das Band liegt zwischen den beiden Gelenkfacetten und teilt das Gelenk in zwei Kammern. Es zieht von der Crista capitis costae zur Außenzone des Anulus fibrosus.

Lig. costotransversarium superior

Das Band verläuft von der unteren Kante des Querfortsatzes des nächsten kranial gelegenen Wirbels zum Collum costae.

Funktion der Bänder: Sie stabilisieren die Kostovertebralverbindungen.

> **Praxistip** Das Articulatio capitis costae mit den umgebenden Bändern stellt eine sehr enge Verbindung zu den Bewegungssegmenten der BWS dar.
> Das bedeutet, daß bei einer Rippenblockierung unbedingt das auf gleicher Höhe gelegene Bewegungssegment behandelt werden muß, damit keine Rezidive entstehen. Bzw. umgekehrt bei Funktionsstörungen im BWS-Bereich müssen auch die Rippen behandelt werden.

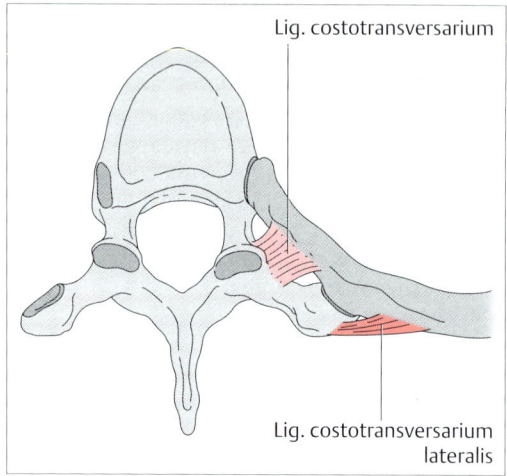

Abb. 3.**27** Bänder des Kostotransversalgelenks (Ansicht von kranial).

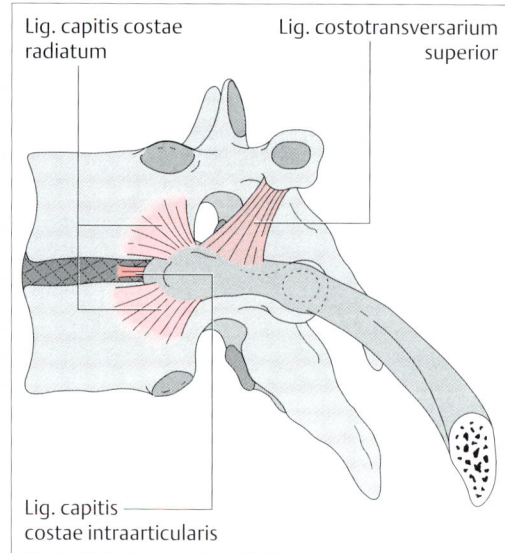

Abb. 3.**28** Bänder des Kostovertebralgelenks (Ansicht von lateral).

Articulationes sternocostales

- **Incisurae costales sterni** am Sternum und die sternalen Enden des Rippenknorpels stehen miteinander in Verbindung,
- ein deutlicher Gelenkspalt ist meist nur im Bereich der 2.–5. Rippe ausgebildet. Es kann durch eine faserknorpelige Platte = Lig. sternocostalis intraarticularis in zwei Kammern geteilt sein,
- die Gelenkkapsel wird durch das **Lig. sternocostalis radiata** verstärkt. Es zieht vom Rippenknorpel an die ventrale Fläche des Sternums, wo es sich fächerartig ausbreitet,
- die 1., 6. und 7. Rippe bilden eine Synchondrose und sind direkt mit dem Sternum verbunden. Das **Lig. costoxiphoidea** zieht hier vom Rippenknorpel an den Processus xiphoideus,
- die Rippen 8, 9, 10 sind untereinander durch die **Articulationes interchondrales** verbunden.

Pathologie Eine ständige kyphotische Haltung (= sternale Belastungshaltung) kann durch die konstante Kompression zu entzündlichen Vorgängen in den Sternokostalgelenken führen.

Praxistip Aufgrund der Stabilität des Thorax kommt es sehr selten zu einer Bandscheibenproblematik. Allerdings stellen die Verbindungen zu den Rippen und zum Sternum und damit auch zur Clavicula Störgrößen dar, so daß man diese bei Auftreten von Funktionsstörungen und Schmerzausstrahlungen untersuchen muß.

Außerdem ist der Thorax ein Ansatzbereich vieler peripherer Muskelschlingen, v. a. der oberen Extremität. Fortgeleitete Schmerzen können hier ihre Ursache haben.

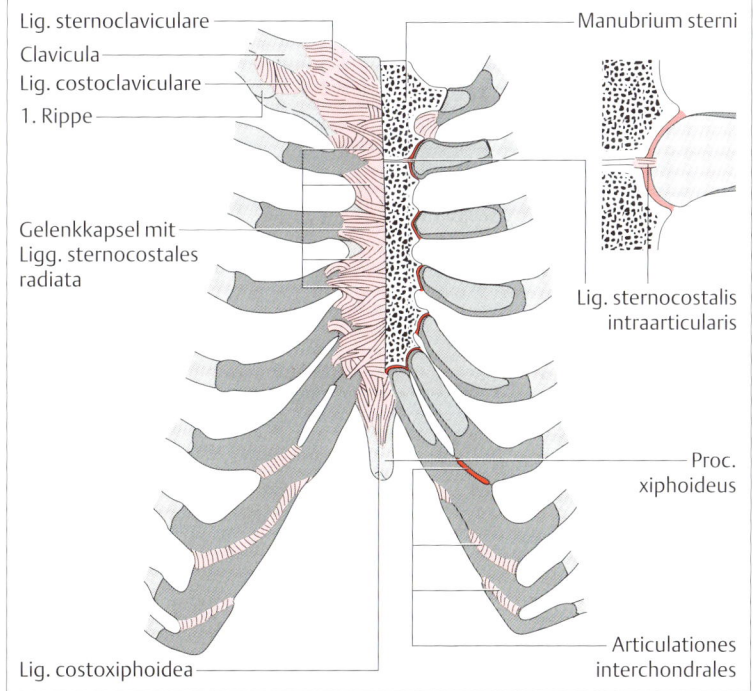

Abb. 3.**29** Articulationes sternocostales.

3.3.1 Bewegungen der Rippen

Kostovertebralgelenke

Die Rippenhebung und -senkung erfolgt durch die Drehung der Rippen um eine Achse, die durch beide Kostovertebralgelenke gezogen wird. Sie entspricht der Längsachse des Rippenhalses, und ihre Stellung bestimmt die Bewegungsrichtungen der Rippe.

Eine sehr wichtige Rolle spielt das Lig. costotransversarium lateralis. Die Achse verläuft fast senkrecht durch dieses Band. Es wird durch die Drehbewegungen, die in den oberen Rippen aufgrund der Form der Gelenkflächen (konkav-konvex) stattfinden, starken Zugbeanspruchungen ausgesetzt.

In den unteren Rippen kommt es aufgrund der planen Gelenkflächen und der Lage der Gelenke auf dem Querfortsatz eher zu *Gleit-* und *Kippmomenten*, d. h., das Band wird weniger belastet, jedoch kommt es zu einer vermehrten Druckbeanspruchung im Gelenk.

Bewegungen der kranialen Rippen (1–5)

Die Achse verläuft in einem Winkel von 35° zur Frontalebene. Bei Rippenhebung kommt es zu einer Vergrößerung des sagittotransversalen Thoraxdurchmessers, also eine Bewegung nach ventro-kranial.

In den Kostotransversalgelenken und in den Articulationes capitis costae findet ein Gleiten nach kaudal sowie eine Drehung um das Lig. capitis costae intraarticulare statt.

Die hier dargestellten Pfeile entsprechen der Bewegung der Rippen nach kranial und ventral bei der Einatmung.

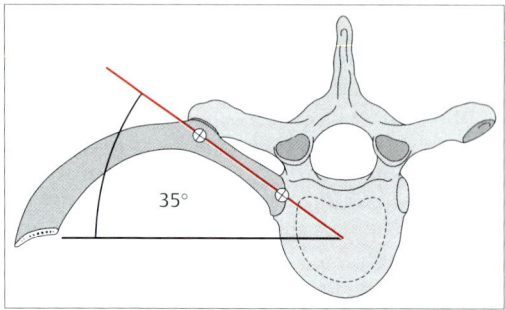

Abb. 3.**30** Verlauf der Bewegungsachse der kranialen Kostovertebralgelenke.

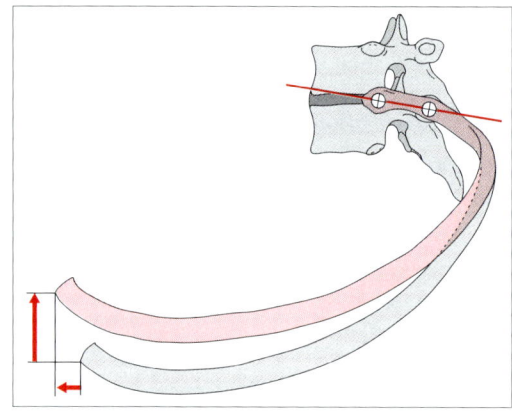

Abb. 3.**31** Bewegungen der kranialen Rippen bei der Inspiration.

Bewegungen der kaudalen Rippen (6–10)

Die Achse verläuft in einem Winkel von 35° zur Sagittalebene. Bei Rippenhebung kommt es zu einer Vergrößerung des frontotransversalen Thoraxdurchmessers, also eine Bewegung nach latero-kranial.

In den Kostotransversalgelenken findet ein Gleiten nach kranio-dorsal, in den Articulationes capitis costae ein Gleiten nach kaudal statt.

Die hier dargestellten Pfeile stellen die Größe und Richtung der Rippenbewegungen bei der Einatmung nach kranial und lateral dar.

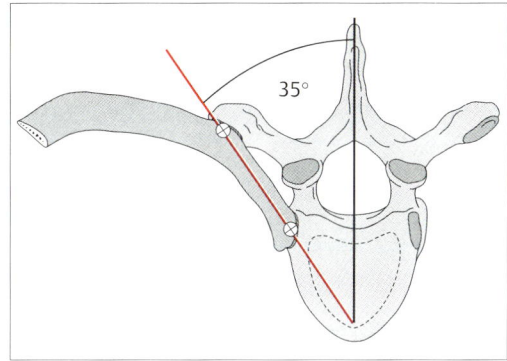

Abb. 3.**32** Verlauf der Bewegungsachse der kaudalen Kostovertebralgelenke.

Pathologie Aufgrund der Zugbeanspruchung des Lig. costotransversarium lateralis kommt es im kranialen Bereich eher zu Insertionsligamentopathien und im kaudalen Bereich aufgrund der vermehrten Gelenkbelastung zu arthrotischen Veränderungen.

Der Verlauf der Rippen und damit der Achsen verändert sich durch eine Fehlhaltung:
– Flachrücken: Neigung der Rippen von ca. 30°,
– Rundrücken: Neigung von ca. 60°.

Sternokostalgelenke

Die Bewegungsachse verläuft in der Sagittalebene. Bei der Einatmung findet in den Sternokostalgelenken eine minimale Gleitbewegung nach kaudal statt. Der Rippenknorpel wird nach kranial verlagert und torquiert, was bei der Exspiration rückgängig gemacht wird.

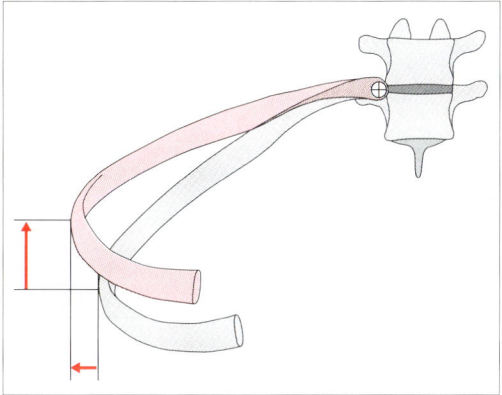

Abb. 3.**33** Bewegungen der kaudalen Rippen bei der Inspiration.

Durch das relative Fixum der Rippen im Bereich der Kostovertebral- und Sternokostalgelenke ist die Verdrehung und Elastizität des Rippenknorpels für die Thoraxbewegung bedeutsam.

3.3.2 Muskulatur der BWS: Lateraler Trakt

▷ Sakrospinales System

M. iliocostalis thoracis: Verbindung der unteren mit den oberen Rippen

M. longissimus thoracis: Verbindung zwischen Becken, LWS und Rippen, BWS.

▷ Intertransversales System

M. intertransversarii laterales verbinden jeweils zwei benachbarte Querfortsätze.

3.3.3 Medialer Trakt

▷ Spinales System

Mm. interspinales thoracis verbinden paarig die Dornfortsätze.

M. spinalis thoracis: Verbindung der unteren BWS und der oberen LWS mit der oberen BWS.

▷ Transversospinales System

M. semispinalis thoracis ziehen von der unteren BWS zur oberen BWS und unteren HWS.

M. multifidi ziehen über 2–4 Wirbel

Mm. rotatores breves verbinden zwei benachbarte Wirbel.

Mm. rotatores longi verbinden 3 Wirbel miteinander.

Funktion der Rückenmuskeln

Im thorakalen Wirbelsäulenabschnitt hat die Muskulatur sehr viele Funktionen:
- Stabilisation der aufrechten Haltung,
- Rumpf- und Kopfbewegungen,
- Kontrolle der Skapula bei Armbewegungen,
- Unterstützung bei der Atmung.

Durch die unterschiedlich langen Faserzüge und den teils horizontalen, teils schrägen Verlauf können die Segmente optimal stabilisiert werden. Muskeln, die die Skapula am Thorax fixieren, unterstützen die Funktion der Rückenmuskulatur. Sie initiieren die Aufrichtung (z. B. M. trapezius, Pars transversa, M. serratus anterior, Mm. rhomboidei).

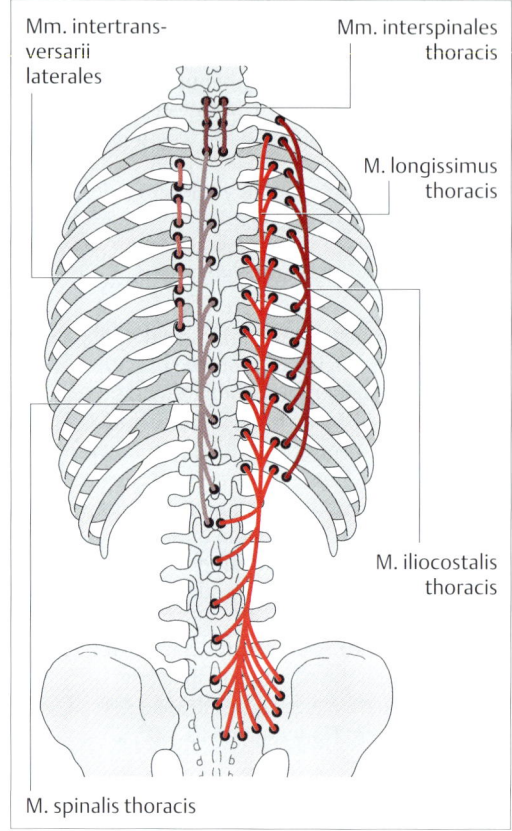

Abb. 3.**34** Muskeln der BWS: sakrospinales, intertransversales und spinales System.

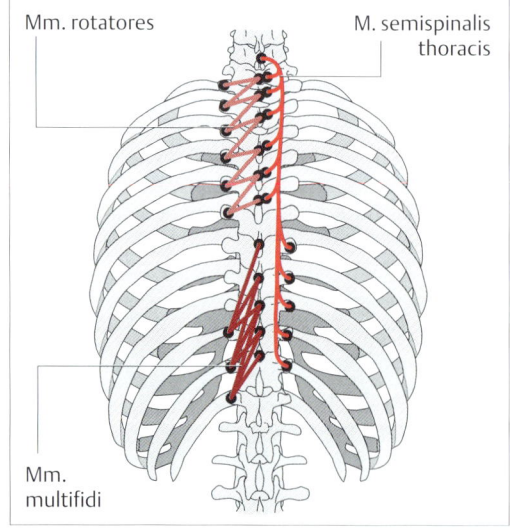

Abb. 3.**35** Muskeln der BWS: transversospinales System.

Viszerovertebrale Wechselbeziehungen

Viele innere Organe haben eine neurophysiologische Beziehung zum Thoraxbereich. Das liegt an der embryonalen Entwicklung und daraus resultierenden Versorgungsarealen der Spinalnerven. Außerdem werden die Organe hauptsächlich von den thorakalen Segmenten versorgt.

Praxistip Bei einer Magenerkrankung kann mit folgenden Beschwerden gerechnet werden:
- Schmerzausstrahlung flächig in die linke Thorakalhälfte ventral und dorsal ab dem unteren Viertel der Skapula bis in Höhe von Th 10, kleinere Schmerzzonen an der linken Schulter-Nacken-Linie und über dem linken Akromion sowie oberhalb des Angulus superior scapulae,
- hyperalgetische Zone entspricht in etwa der flächigen Schmerzausbreitung,
- Verspannungen im M. longissimus thoracis, in der Bauchmuskulatur, im M. iliopsoas,
- Triggerpoints in o.g. Muskulatur,
- Blockierung 4.–5. Rippe rechts/links,
- Blockierung in den Bewegungssegmenten Th 4, 5, 7, 8.

Diese viszerovertebrale Verkettung bedeutet, daß Muskelverspannungen, Entwicklung von Triggerpoints sowie Funktionsstörungen eines oder mehrerer Bewegungssegmente mit dazugehöriger Rippenverbindung ihre Ursache in einer Organstörung haben können. Diese ist in der Regel durch die Infomation über die Anamnese erkennbar. Wenn die Organstörung allerdings stumm ist, weist der Mißerfolg einer intensiven Therapie von o.g. Funktionsstörungen darauf hin. Bei einer akuten Organerkrankung sollte wegen der reflektorischen Reizübertragung von einer intensiven Mobilisationsbehandlung der Wirbel- und Rippenverbindungen abgesehen werden. Bleiben die o.g. Funktionsstörungen auch nach Abklingen der Erkrankung bestehen, müssen sie mit der entsprechenden Therapie behandelt werden.

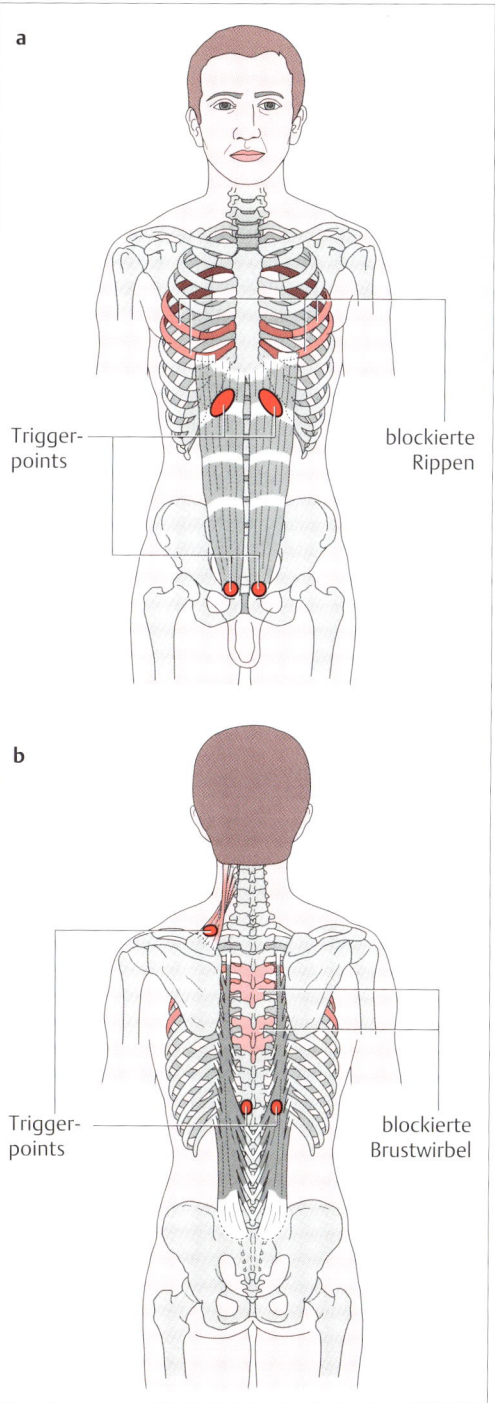

Abb. 3.**36** Viscerovertebrale Wechselbeziehung: Funktionsstörungen Magen-BWS-Bereich.
a Ansicht von ventral
b Ansicht von dorsal.

3.3.4 Inspirationsmuskeln

Diaphragma

- Einteilung in Pars sternalis, Pars costalis, Pars lumbalis,
- große Sehnenplatte im Zentrum = **Centrum tendineum,**
- **Pars lumbalis** besteht aus zwei Anteilen: Crus dextrum, Crus sinistrum,
- **Ligg. arcuata mediale** und **laterale** überspannen als Sehnenbögen die Mm. psoas major und quadratus lumborum und sind mit den Faszien dieser Muskeln verbunden,
- kranial ist es mit der Pleura diaphragmatica und durch das Lig. fibrosum mit der Lamina parietalis des Perikards verbunden,
- kaudal ist es mit dem Peritoneum verwachsen, die Leber ist z.B. an den lateralen Enden des Diaphragmas durch die Ligg. triangulare dextrum et sinistrum fixiert,
- Öffnungen: **Hiatus oesophageus**, im kranialen Bereich für den Durchtritt des Oesophagus, **Hiatus aorticus** für die Aorta liegt weiter kaudal zwischen den beiden Anteilen des Pars lumbalis ungefähr in Höhe von L1, **Foramen venae cavae** liegt am weitesten kranial und ventral im Centrum tendineum für den Durchtritt der V. cava. **Trigonum sternocostale** befindet sich zwischen Pars sternalis und costalis, **Trigonum lumbocostale** zwischen Pars costalis und lumbalis ist mit Bindegewebe ausgefüllt, hier ziehen kleine Gefäße durch.

Pathologie Störungen in der Elastizität oder Stellung des Diaphragmas können durch die enge Verbindung zu den Organen Folgen für die Nieren-, Leber- oder Magenfunktion haben, bzw. umgekehrt können Störungen dieser Organe die Tätigkeit des Diaphragmas beeinträchtigen.

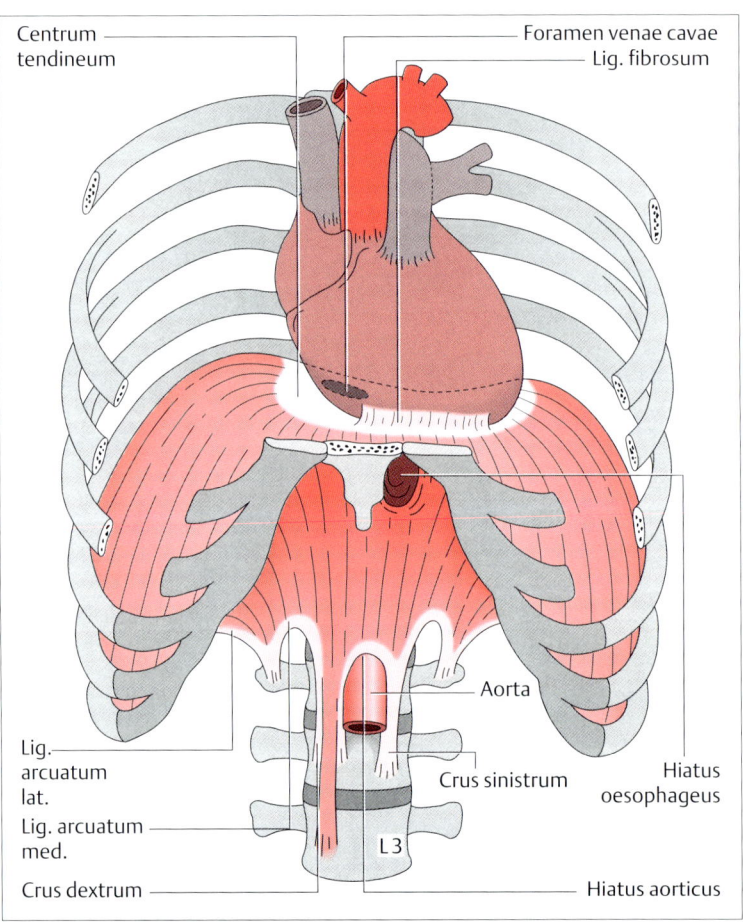

Abb. 3.37 Diaphragma.

Funktion des Diaphragmas

Das Centrum tendineum tritt bei der Inspiration bis zu 5 cm tiefer und nimmt die Zwerchfellkuppeln mit, sie flachen ab. Dadurch wird der Binnenraum des Thorax größer und das Einströmen der Luft wird erleichtert.

Durch das Absenken werden die Bauchorgane komprimiert, sie weichen v. a. nach ventral und etwas nach lateral und dorsal aus.

Pathologie Pathologische Veränderungen, die mit einer Schwellung der Organe verbunden sind, z. B. bei einem Abszeß im Bauchraum oder Aszites, aber auch Aufblähungen des Darms können die Verlagerung des Diaphragmas nach kaudal behindern bzw. zu einem Zwerchfellhochstand führen. Folge: Dyspnoe, evtl. kardiale Beschwerden.

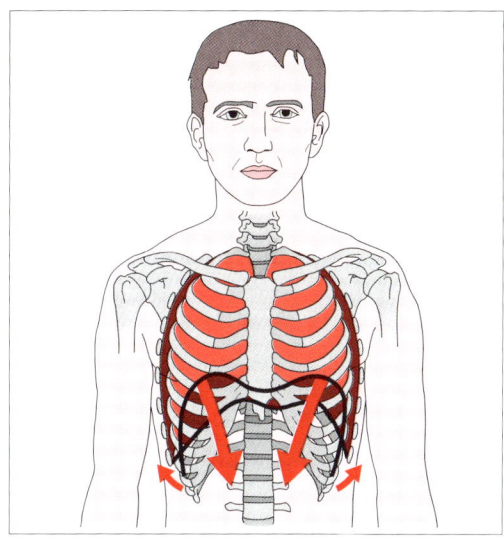

Abb. 3.**38** Verlagerung des Diaphragmas bei der Inspiration.

Mm. levatores costarum

Sie verbinden den Querfortsatz mit der folgenden kaudalen Rippe und heben die Rippen.

Mm. intercostales externi

- Sie haben einen schrägen Verlauf von dorsokranial nach ventro-kaudal und heben die Rippen,
- Fortsetzung als Membrana intercostales externi von der Knochen-Knorpelgrenze an bis zum Sternum mit gleicher Verlaufsrichtung wie die Mm. intercostales externi,
- elektromyographische Untersuchungen zeigen, daß die Mm. intercostales externi erst tätig werden, wenn sie vorgedehnt sind.

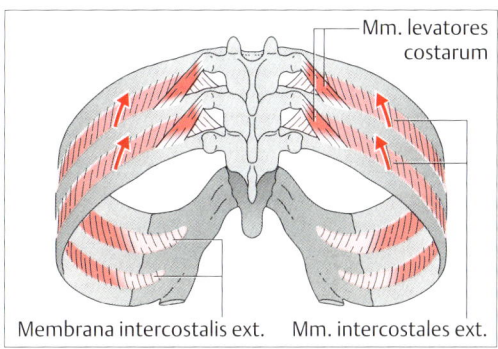

Abb. 3.**39** Inspirationsmuskeln: Mm. intercostales externi, Mm. levatores costarum.

Mm. scaleni

- Sie verbinden die HWS mit den ersten Rippen,
- liegt das Punctum fixum im Bereich der HWS, heben die Skaleni die oberen Rippen und unterstützen die Einatmung. Sie kontrahieren sich sowohl beim ruhigen Atmen als auch bei forcierter Einatmung.

▷ s. Kap. HWS

M. serratus posterior superior

Er verbindet die untere HWS und die obere BWS mit den Rippen.

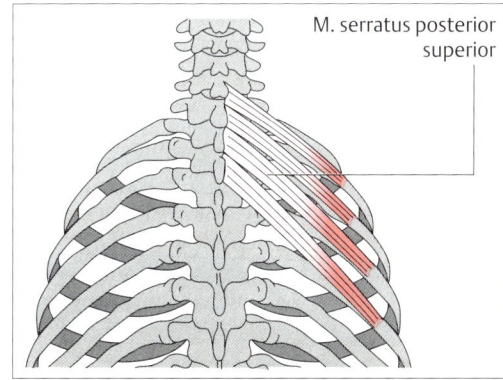

Abb. 3.**40** M. serratus posterior superior.

3.3.5 Exspirationsmuskeln

Die Exspiration erfolgt vor allem passiv.

Mm. intercostales interni

- Verlauf von dorso-kaudal nach ventro-kranial, sie senken die Rippen,
- setzen sich nach dorsal in einer Membran fort (Membrana intercostalis externa), die bis zum Tuberculi costae zieht. Sie besitzt die gleiche Verlaufsrichtung wie die Mm. intercostales interni.

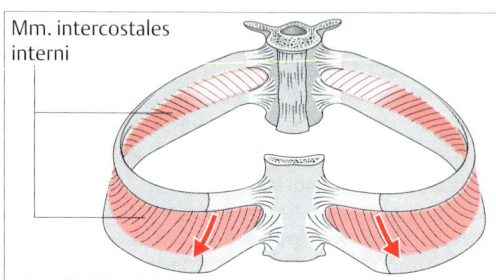

Abb. 3.**41** Exspirationsmuskeln: Mm. intercostales interni.

M. transversus thoracis

- Er liegt retrosternal und zieht vom Rippenknorpel schräg nach kaudal an das Sternum,
- seine Kontraktion verlagert den Rippenknorpel kaudalwärts (Exspirationstendenz).

Mm. subcostales

Sie verbinden die Rippen über 2–3 Etagen untereinander und liegen an der Innenseite dorsal.

M. serratus posterior inferior

- Er verbindet die Fascia thoracolumbalis der unteren BWS und oberen LWS mit den Rippen,
- er unterstützt die Exspiration, da er die Rippen nach kaudal zieht,
- da er die kaudalen Rippen stabilisiert und damit dem Pars costalis des Diaphragmas ein Punctum fixum bietet, kann er u. U. den Einatemmuskeln zugeordnet werden.

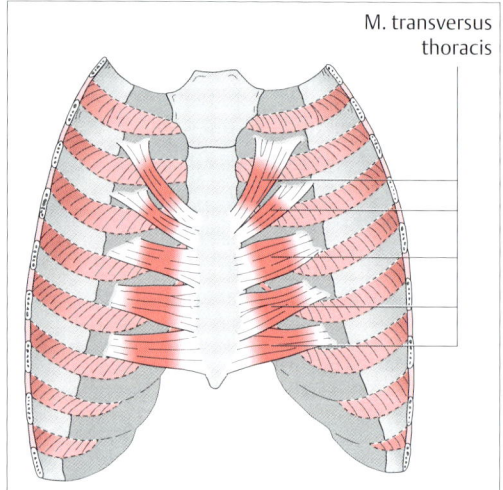

Abb. 3.**42** M. transversus thoracis.

3.3.6 Atemhilfsmuskulatur

Diese Gruppe kommt nur bei tiefen Atemzügen zum Einsatz, z. B. nach physischer Anstrengung oder bei Atemwegsproblemen. *Inspiration:* Die Muskeln, die von der Wirbelsäule zur oberen Extremität ziehen, erhalten z. B. durch das Abstützen mit den Armen ein distales Fixum. Damit können sie Rippen und Sternum heben (Mm. pectoralis major und sternocleidomastoideus). *Exspiration:* Durch die Kontraktion der Bauchmuskeln wird der Bauchinhalt gegen das Diaphragma geschoben. Der Thoraxraum verkleinert sich. Auch einige Rückenmuskeln, Mm. iliocostalis und longissimus, unterstützen die Exspiration.

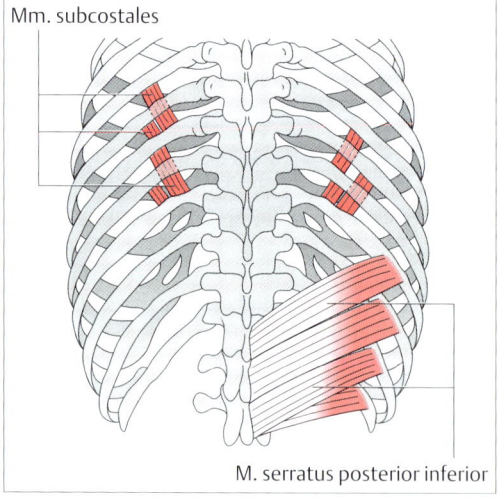

Abb. 3.**43** Mm. subcostales, M. serratus posterior inferior.

3.3.7 Verlauf der Nerven im BWS-Bereich

Nn. intercostales

- sie entstehen aus den Rr. ventrales und verlaufen im jeweiligen Interkostalraum,
- bestehen aus motorischen Fasern für die Innervation der Interkostalmuskulatur sowie der Mm. serratus posterior superior, subcostales und transversum thoracis. Die kaudalen Interkostalnerven versorgen zusätzlich die Bauchmuskulatur,
- sensible Fasern ziehen an das Diaphragma und versorgen als R. cutanei die Vorderseite des Thorax und Abdomens.

Ganglia trunci sympathici

- Sie sind auch als Grenzstrangganglien bekannt,
- verlaufen von C8 – L2 in unmittelbarer Nähe der Rippenköpfchen und ziehen durch eine Lücke im Pars lumbalis des Zwerchfells,
- bestehen aus 10 – 11 paarigen Ganglien, die durch R. internodales untereinander verbunden sind,
- Verbindung zum Spinalnerv auf der gleichen Ebene über R. communicantes grisei und albi,
- versorgen die Organe des Brustraums: Nn. cardiaca zum Herz und Aortenbogen und Nn. splanchnici für die Bauchorgane.

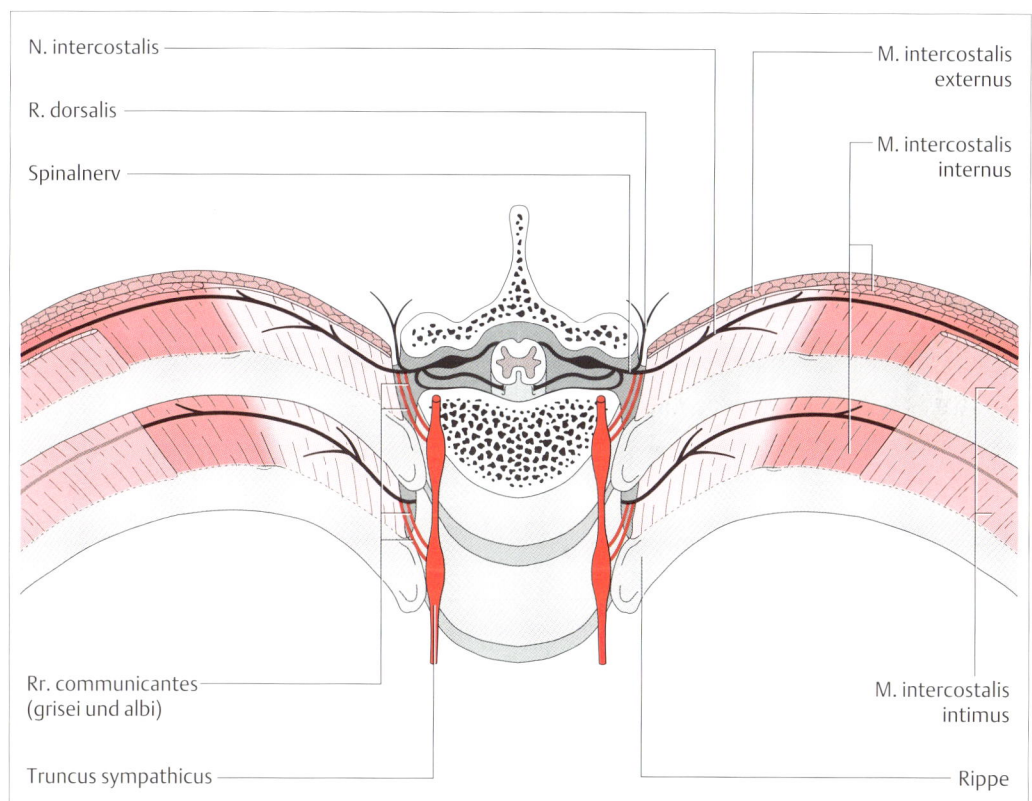

Abb. 3.44 Verlauf der Nervi intercostales und der Ganglia trunci sympathici im BWS-Bereich.

N. phrenicus

- Er kommt vor allem aus der Etage C 4, teils aus C 3 und manchmal aus C 5,
- er verläßt sehr früh den Plexus, zieht von dorsal kommend über den M. scalenus anterior, dann zwischen A. und V. subclavia und verläuft weiter nach kaudal im ventralen Bereich zwischen Pleura mediastinalis und Perikard. Hier gibt er Äste in das Pericardium fibrosum und in die Pleura ab. Für die Versorgung der kranialen Anteile des Diaphragmas verzweigt er sich und durchbricht mit einem Ast das Centrum tendineum, um die kaudale Seite zu versorgen. Als Rami phrenicoabdominalis verläuft er weiter Richtung Leber, Magen und Niere und versorgt sie z. T. sensibel,
- besitzt motorische, sensible und sympathische Fasern.

Pathologie Die Irritation beider Nerven ist äußerst selten. Einseitig kann ein Nerv durch eine Funktionsstörung im Segment C 4 oder aufgrund von Einengungen im Mediastinum, die von Thymus, Herz oder Lunge ausgehen können, eine Kompression erfahren und zu einem einseitigen Diaphragmahochstand mit Beeinträchtigung der Inspiration führen.

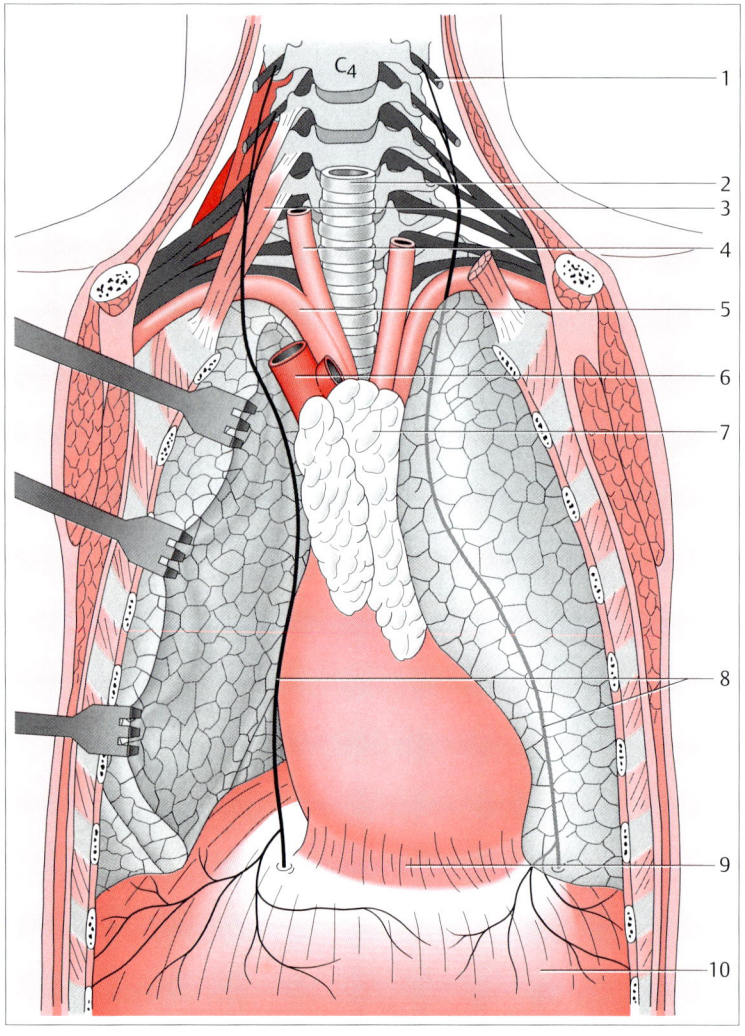

Abb. 3.**45** Verlauf des Nervus phrenicus.
1 Ramus ventralis C_4
2 Trachea
3 M. scalenus anterius
4 A. carotis
5 A. subclavia
6 Vena cava superior
7 Thymus
8 N. phrenicus
9 Lig. fibrosum
10 Diaphragma

4 Schulter

4.1 Palpation im Schulterbereich ⋯ 90

4.2 Funktionelle Anatomie der Schulter ⋯ 96

4.2.1 Röntgenbild Schulter ⋯ 96

4.2.2 Bewegungsumfang des Armes: beteiligte Gelenke ⋯ 97

4.2.3 Humeroskapulargelenk ⋯ 98

4.2.4 Subakromialer Gleitraum ⋯ 103

4.2.5 Skapulothorakale Gleitebene ⋯ 104

4.2.6 Muskulatur der Skapula ⋯ 106

4.2.7 Akromioklavikulargelenk ⋯ 108

4.2.8 Sternoklavikulargelenk ⋯ 109

4.3 Bewegungen des Armes ⋯ 112

4.3.1 Bewegung: Abduktion ⋯ 112

4.3.2 Adduktion ⋯ 122

4.3.3 Extension ⋯ 124

4.3.4 Flexion ⋯ 125

4.3.5 Rotation ⋯ 126

4.4 Verlauf der Nerven im Schulterbereich ⋯ 128

4.1 Palpation im Schulterbereich

Akromion

Die Spina scapulae wird nach lateral verfolgt und als Ausläufer die eckige dorsale Akromionkante palpiert. Von dort die laterale Kante des Akromions nach ventral verfolgen und die etwas rundere vordere Ecke abpalpieren. Durch Zug am Arm kommt sie deutlicher heraus.

Das Akromion dient als Orientierungshilfe zum Auffinden der unterschiedlichsten Strukturen.

Akromioklavikulargelenk

Etwa 1 Querfinger vom vorderen Akromioneck nach medial ist der Gelenkspalt des Akromioklavikulargelenks als kleine V-förmige Einbuchtung zu fühlen. Dies ist der ventrale Teil des Gelenkes. Um den genauen Verlauf festzustellen, wird auch der dorsale Teil des Gelenkspaltes aufgesucht. Der Oberrand der Spina scapulae wird nach lateral bis zur Klavikula verfolgt. Diese beiden bilden ein Dreieck, in dessen Spitze wieder eine kleine, nach ventral gerichtete V-förmige Einbuchtung zu fühlen ist. Werden die beiden Teile miteinander verbunden, kann der Gelenkverlauf bestimmt werden. Bei normalen Stand des Schultergültels und der BWS verläuft er von dorsomedial nach ventro-lateral.

Kleine kreisende Bewegungen des Schultergürtels bestätigen die richtige Lokalisation.

Sternoklavikulargelenk

Von der Incisura jugularis nach lateral gehend kann das vorstehende sternale Klavikulaende palpiert werden. Am kaudo-medialen Rand liegt der Gelenkspalt. Er ist in der Regel sehr gut palpierbar, evtl. können kleine kreisende Bewegungen des Schultergürtels helfen.

Verlauf des Gelenkspaltes: von kranio-medial nach kaudo-lateral.

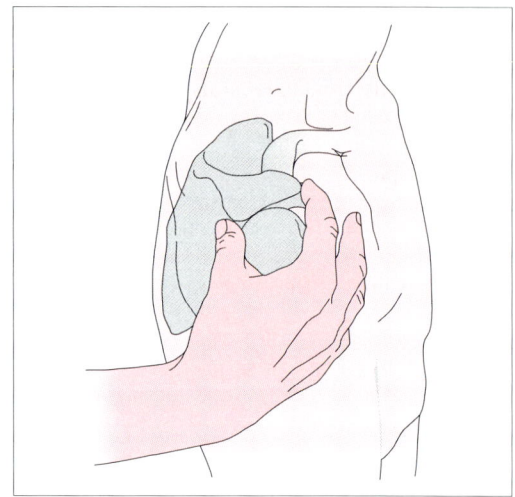

Abb. 4.1 Palpation: Acromion.

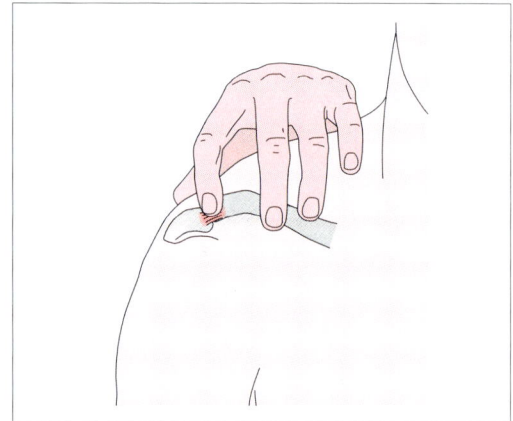

Abb. 4.2 Palpation: Akromioklavikulargelenk.

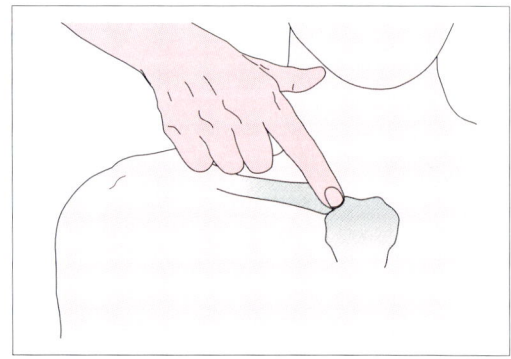

Abb. 4.3 Palpation: Sternoklavikulargelenk.

Processus coracoideus

In der Fossa infraclavicularis ist lateral die Spitze des Processus coracoideus als dicker Wulst zu palpieren.

Von der Spitze ziehen der **M. biceps brachii**, caput breve und der **M. coracobrachialis** nach kaudo-lateral. Beim queren Palpieren direkt unter der Spitze des Processus coracoideus sind die Sehnen zu finden. Der M. coracobrachialis liegt teilweise unter dem M. biceps. Eine Differenzierung der beiden Muskeln ist nur über die Anspannung des M. biceps Richtung Ellenbogenflexion möglich, da der M. coracobrachialis eingelenkig ist.

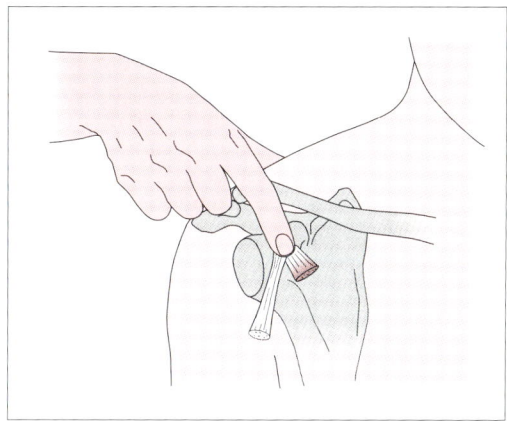

Abb. 4.**4** Processus coracoideus.

Von kaudo-medial zieht der **M. pectoralis minor** an die mediale Kante des Processus. Eine isometrische Anspannung Richtung Protraktion bestätigt die Lokalisation.

Vom oberen lateralen Rand des Processus coracoideus zieht das **Lig. coracoacromiale** Richtung ventrales Akromioneck. Es wird quer zum Faserverlauf palpiert, ein Zug am Arm nach kaudal kann die Palpation erleichtern.

Tuberculum minus

Unmittelbar kaudal des vorderen Akromionecks und ca. einen Querfinger lateral des Processus coracoideus befindet sich der mediale Rand des Tuberculum minus. Es ist im proximalen Bereich etwa 1–1½ Querfinger breit und verschmälert sich nach distal. Es hat die Form einer auf dem Kopf stehenden Birne und ist ca. 2 Querfinger lang.

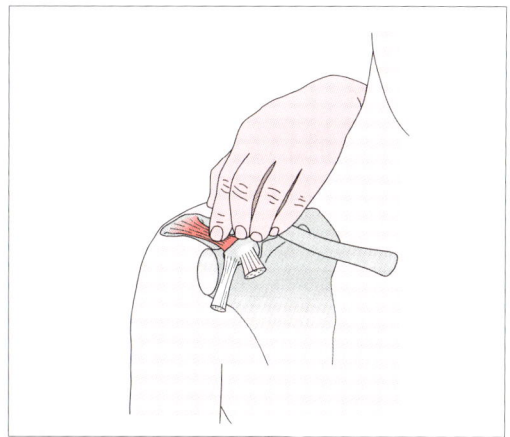

Abb. 4.**5** Palpation: Lig. coracoacromiale.

Genauso breit und lang ist die Insertion des **M. subscapularis.** Die Sehne wird quer zum Faserverlauf in Entspannung und bei Anspannung Richtung Innenrotation palpiert. Die oberen Fasern verlaufen horizontal, die unteren kommen mit schrägem Verlauf von kaudal.

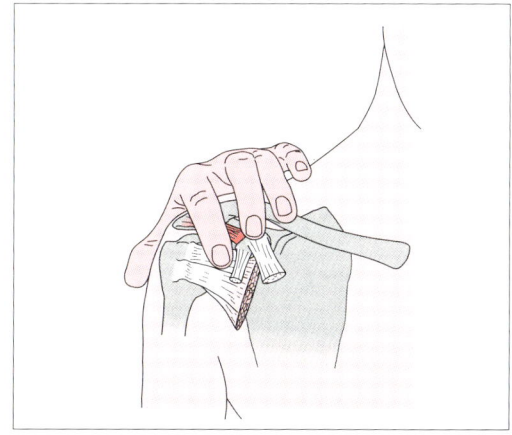

Abb. 4.**6** Palpation: M. subscapularis.

Sulcus intertubercularis

Direkt lateral des Tuberculum minus befindet sich der Sulcus intertubercularis. Er ist nicht als deutliche Rinne zu tasten, da er von der Sehne des M. biceps ausgefüllt ist.

Durch passive Außen- und Innenrotationsbewegungen können die Ränder von Tuberculus minus und majus und die Bizepssehne dazwischen gefühlt werden.

Im kranialen Bereich laufen das Lig. transversum und Sehnenanteile des M. subscapularis über den Sulcus.

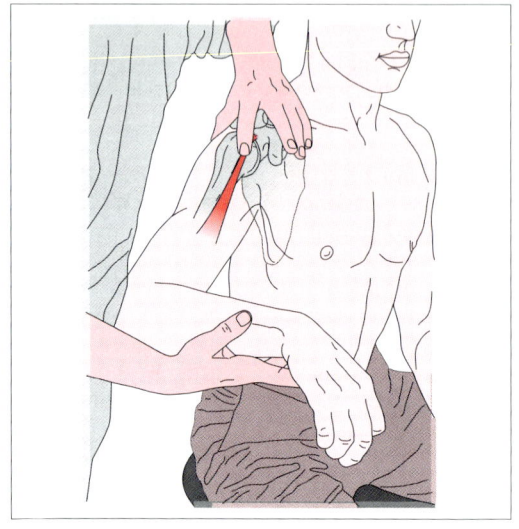

Abb. 4.**7** Palpation: Sulcus intertubercularis.

Tuberculum majus

Lateral des Sulcus liegt das Tuberculum majus. Die Sehneninsertionen der Rotatorenmanschette liegen unmittelbar ventro-lateral und lateral des Akromions. Dies sind jedoch nicht die Stellen, die degenerativ verändert sind. Um an sie zu kommen, muß die Stellung des Armes verändert werden.

M. supraspinatus

Indem der Arm in Extension gebracht wird, kommt die obere Facette des Tuberculum nach ventral. Die typische Läsionsstelle an der Supraspinatussehne liegt direkt ventral vor dem Akromioneck und bestätigt sich durch Anspannung Richtung Abduktion. Eine zusätzliche maximale Innenrotation verlagert das Tuberculum majus nach medial. Der Ansatzbereich ist ca. 1 cm breit und lang.

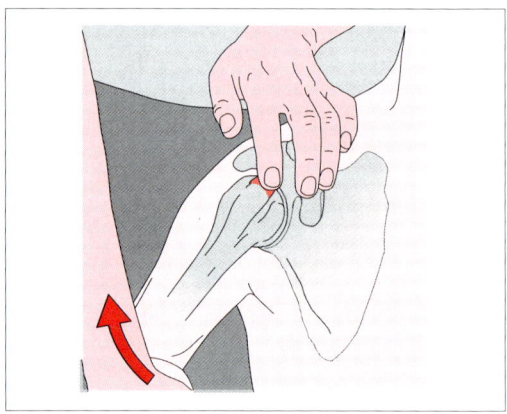

Abb. 4.**8** Palpation: Insertion des M. supraspinatus am Tub. majus.

M. infraspinatus

Die Hand des Patienten wird auf die gegenüberliegende Schulter gelegt und dort festgehalten. Diese Flexion/Adduktion/Innenrotation bringt die mittlere Facette unter dem dorsalen Akromioneck nach kaudal und lateral. Die Orientierung geht vom hinteren Akromioneck aus: ca. 2 Querfinger nach kaudal ist die Sehne als harter Strang zu fühlen, hier zieht sie über den Gelenkspalt. Sie wird um ca. 2 Querfinger nach lateral verfolgt, bis die knöcherne Struktur und damit die Insertion fühlbar ist, und läßt Richtung Außenrotation anspannen. Sie ist ca. 2–3 cm breit.

M. teres minor

Etwas weiter kaudal der Infraspinatusinsertion liegt an der unteren Facette die des M. teres minor. Eine genaue Abgrenzung ist nicht möglich, häufig sind sie verwachsen.

Pathologie Aufquellungen bis zu 1 cm Dicke und deutliche Schmerzhaftigkeit zeigen die Läsion einer Sehne an. Eine weitere Provokation durch Anspannung und Dehnung des Muskels bestätigt die Diagnose. ■

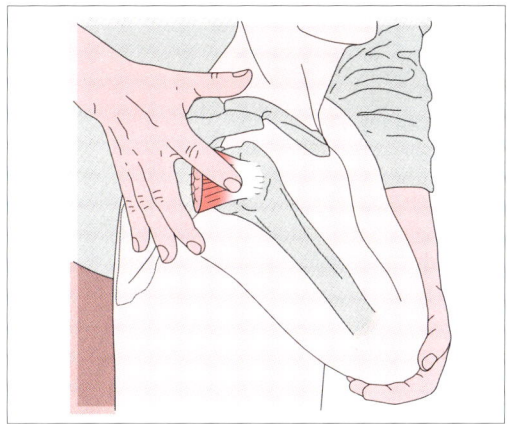

Abb. 4.9 Palpation: Insertion des M. infraspinatus am Tub. majus.

Subakromialer Gleitraum

Lateral des Akromions ist nur ein Teil des Gleitraums zu palpieren. Um ihn besser zu erfassen, wird der Arm des Patienten 60° abduziert, die Fingerspitzen tasten von lateral unter das Akromion.

Beurteilt werden Schmerzhaftigkeit, Schwellung, die den Raum einengen kann und Gleitfähigkeit bei Bewegungen des Armes.

Pathologie Verklebungen im Bereich der Bursa schränken die Gleitfähigkeit des Humeruskopfes im subakromialen Raum ein. ■

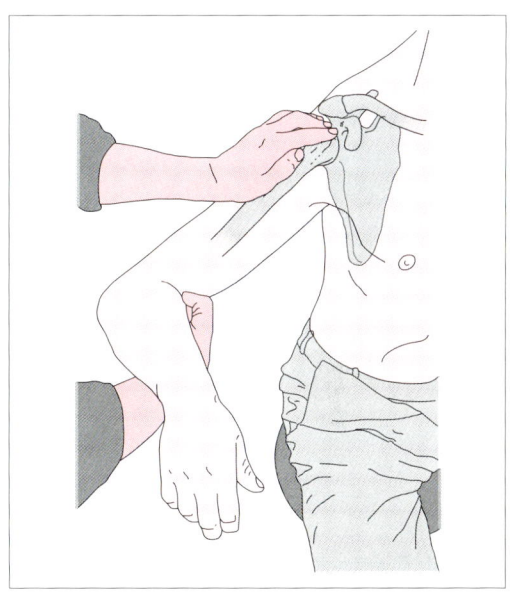

Abb. 4.10 Palpation: Subakromialer Gleitraum.

Tuberositas deltoidea

Die Insertion des M. deltoideus befindet sich ungefähr eine Daumen-Zeigefingerspanne vom Akromion entfernt am lateralen Humerus. Sie ist gut zu finden, wenn der Arm gegen Widerstand abduziert wird, da alle Fasern des Muskels auf die Tuberositas zulaufen. Es gibt eine kleine Bursa, die anschwellen kann.

Von hier ausgehend, wird der M. deltoideus bis zu seinen Ursprüngen an Klavikula, Akromion und Spina scapulae palpiert.

Skapula

Angulus superior scapulae

Der Angulus superior weist nach kranio-ventral und ist schwer palpierbar. Der *M. levator scapulae* setzt hier an und wird quer zum Faserverlauf etwas oberhalb des Angulus palpiert, seine Insertion ist ca. 2 Querfinger breit. Das Hochziehen der Skapula Richtung Okziput bestätigt die Lokalisation.

Margo medialis

Er verläuft vom medialen Bereich der Spina scapulae nach kaudal. Hier sind unter dem M. trapezius die Insertionen der Mm. rhomboidei quer und längs zum Faserverlauf bis zur Wirbelsäule zu tasten. Anspannung der Skapula Richtung gegenüberliegendes Ohr zeigt eine Spannungszunahme im Muskelverlauf.

Angulus inferior

An der unteren Spitze der Skapula entspringt der M. teres major und kann nach lateral Richtung dorsale Axilla verfolgt werden. Anspannung Richtung Extension/Adduktion erleichtert die Palpation.

Margo lateralis

Er wird von einigen Muskeln bedeckt. Von kaudal nach kranial sind folgende Muskeln zu palpieren:
- **Mm. latissimus dorsi** und **teres major** in der dorsalen Axilla,
- **M. teres minor** kaudal des M. infraspinatus,
- **M. deltoideus**, Pars spinalis, oberflächlich.

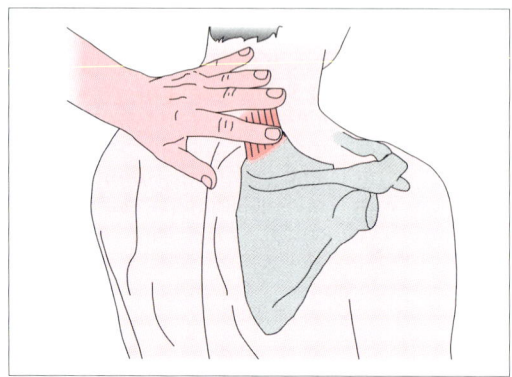

Abb. 4.**11** Palpation: Angulus superior scapulae.

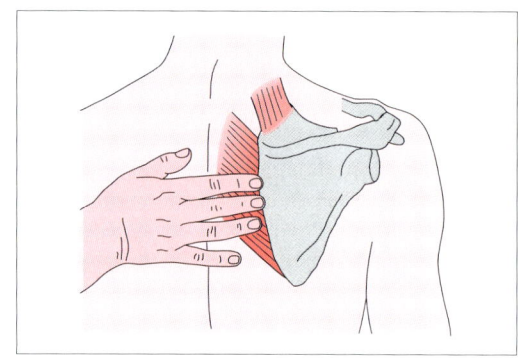

Abb. 4.**12** Palpation: Margo medialis.

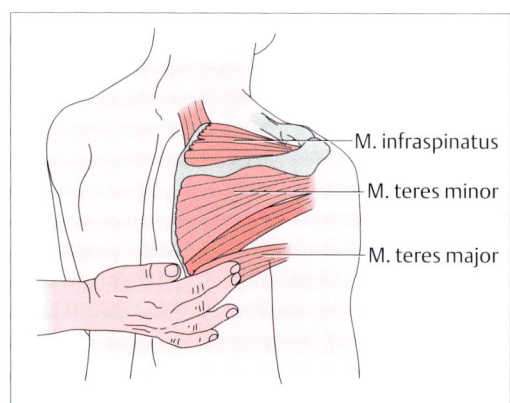

Abb. 4.**13** Palpation: Margo lateralis.

Fossa supraspinata

Der M. supraspinatus wird in der Fossa oberhalb der Spina scapulae durch den M. trapezius palpiert. Der Muskel-Sehnen-Übergang befindet sich im lateralen Winkel, der von der Spina scapulae und der Klavikula gebildet wird. Die Anspannung Richtung Abduktion aus der Neutral-Null-Position bestätigt die Lokalisation.

Fossa infraspinata

Der M. infraspinatus wird in der größeren Fossa unterhalb der Spina scapulae abpalpiert. Hier ist er bei Anspannung Richtung Außenrotation gut darzustellen.

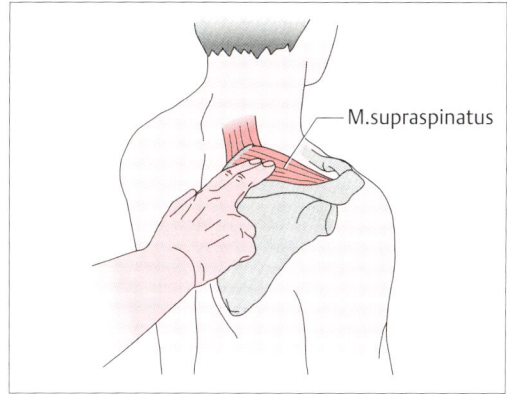

Abb. 4.**14** Palpation: Fossa supraspinata.

Facies costalis scapulae

Der laterale Teil der Facies costalis ist bei maximaler Flexion oder Abduktion zu erfassen. Er schwenkt nach außen und entfernt sich vom Thorax. Ein Teil des M. subscapularis ist so der Palpation zugänglich.

Um von medial an die Facies costalis zu kommen, werden die Fingerspitzen von der Margo medialis unter die Skapula geschoben. Dabei sollte der Arm in Innenrotation liegen.

Vordere Axilla

Sie wird vom **M. pectoralis major** gebildet. Bei leicht abduziertem Arm den Muskel von Klavikula und Sternum Richtung Crista tuberculi majoris verfolgen.

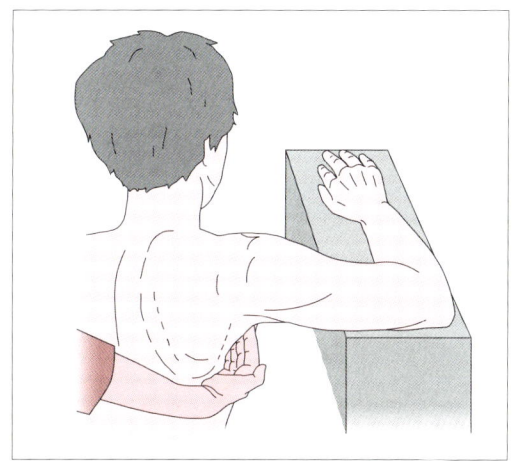

Abb. 4.**15** Palpation: Facies costalis scapulae.

Alle Arm-Schulter-Nackenmuskeln werden am Ursprung, Ansatz und im Verlauf abpalpiert:

M. biceps brachii, M. triceps brachii,
M. trapezius, M. serratus anterior,
M. sternocleidomastoideus,
Mm. scaleni, M. subclavius

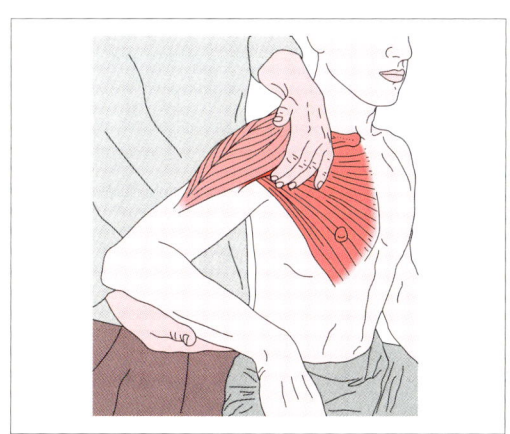

Abb. 4.**16** Palpation: vordere Axilla.

4.2 Funktionelle Anatomie der Schulter

4.2.1 Röntgenbild Schulter

Anterior-posteriore Aufnahme

Die an den Gelenken beteiligten Skelettanteile werden hinsichtlich ihrer normalen anatomischen Form beurteilt, z. B. harmonisch abgerundeter Humeruskopf, reguläre Anordnung der Trabekelstruktur und Kompaktadicke von 2–4 mm.
Folgende Gelenkstellungen werden beurteilt:
- Abstand Akromion–Humerus : ca. 9 mm,
- Gelenkspaltbreite Humeroskapulargelenk: 4–6 mm, Akromioklavikulargelenk: 2–4 mm.

Pathologie Häufig sind Kalkansammlungen in der Supraspinatussehne, die in der a.-p. Aufnahme als deutliche Verdichtung zwischen Akromion und Tuberculum majus zu sehen sind.

Transaxilläre Aufnahme

Die Aufnahme von kaudal in 90° Abduktion stellt das Verhältnis von Gelenkpfanne zum Humeruskopf dar.
Der Einblick in das Humeroskapulargelenk und das Akromioklavikulargelenk ermöglicht Aussagen über Verengung oder Randzackenbildung.

Pathologie Bei einer Omarthrose bilden sich am Vorderrand des Akromions knöcherne Randzacken Richtung Lig. coracoacromiale und verengen den subakromialen Raum.

Arthrographie

Die Kontrastmittelfüllung stellt den Gelenkhöhlenraum und die kommunizierenden Recessi dar.
Das a.-p. Bild zeigt den Recessus axillaris, den Recessus subscapularis und die Vagina synovialis, die die lange Bizepssehne einhüllt. Sie ist im Sulcus intertubercularis durch zwei Kontrastmittelstreifen markiert.

Pathologie Bei einer Ruptur der Supraspinatussehne gibt es eine Verbindung von Bursa und Gelenkhöhle, so daß sich das Kontrastmittel diffuser verteilt.

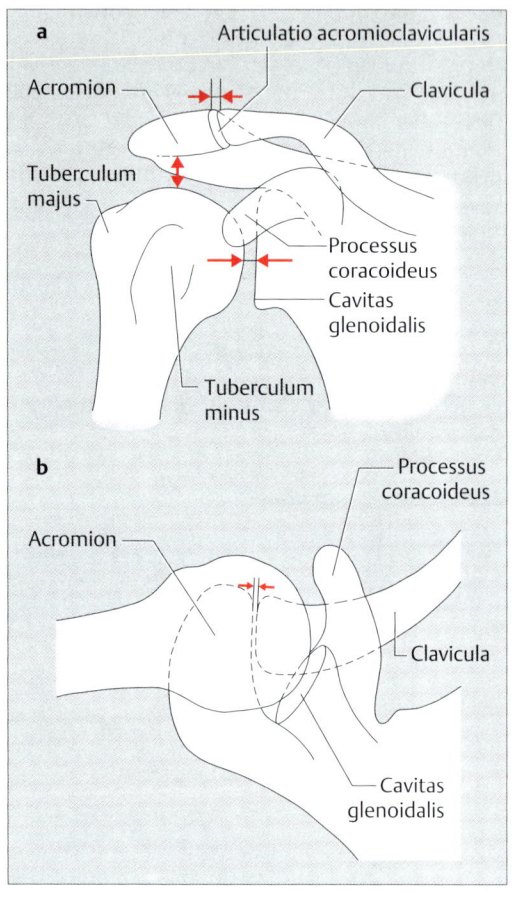

Abb. 4.17 Röntgenbild der rechten Schulterregion:
a in der a.-p. Aufnahme,
b in der transaxillären Aufnahme.

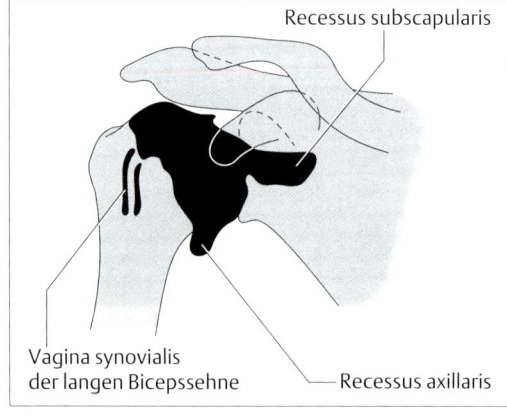

Abb. 4.18 Arthrogramm der Schulter.

4.2.2 Bewegungsumfang des Armes: beteiligte Gelenke

Der große Bewegungsumfang des Armes ist nur durch das Zusammenspiel mehrerer Gelenke möglich. Rumpf und Arm stehen durch drei echte und zwei unechte Gelenke miteinander in Verbindung:
- *Humeroskapulargelenk* (echtes Gelenk) und *subakromialer Gleitraum.*
- *Akromioklavikular-Gelenk* und *Sternoklavikular-Gelenk* (echte Gelenke) und *skapulothorakale Gleitebene.*
- Um den Arm endgradig bewegen zu können, sind neben dem Gelenkkomplex Schulter auch die *Beweglichkeit der Rippen* und eine aufrechte und *bewegliche Wirbelsäule* von Bedeutung.

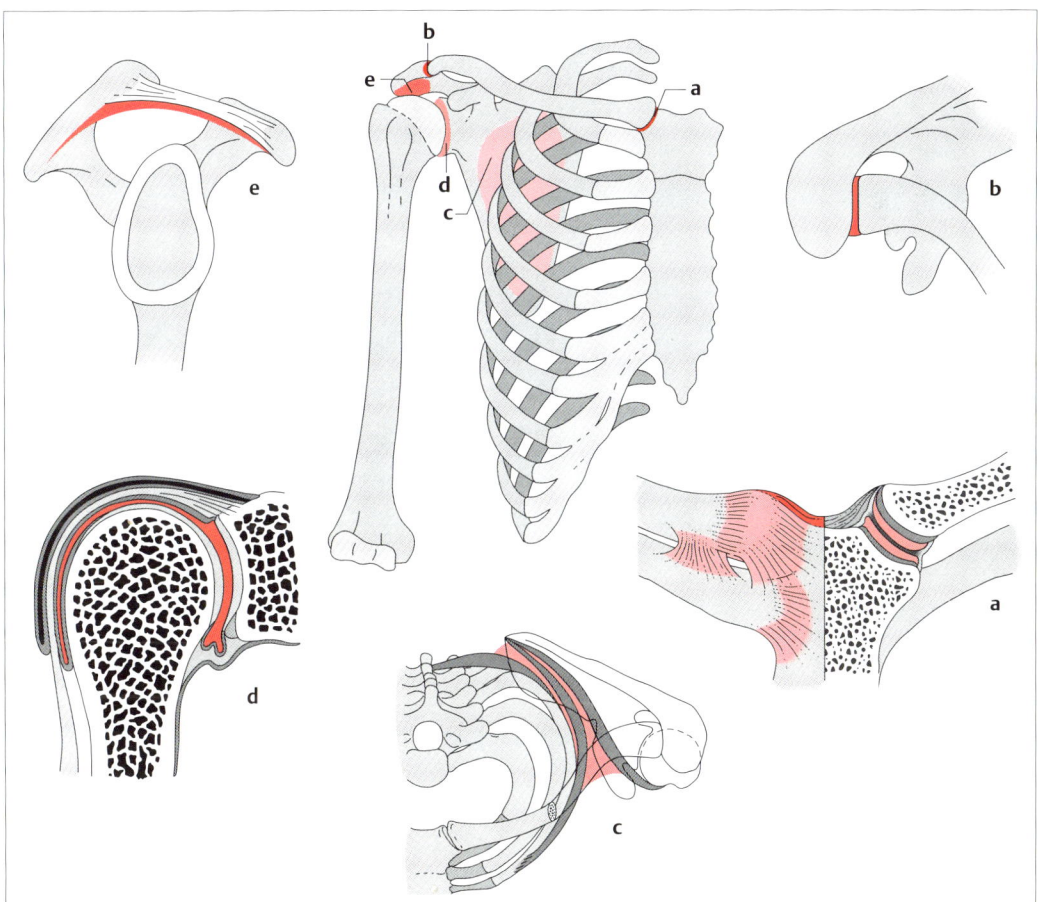

Abb. 4.19 Die Schultergelenke:
a Sternoklavikulargelenk,
b Akromioklavikulargelenk,
c Skapulothorakale Gleitebene,
d Humeroskapulargelenk,
e Subakromialer Gleitraum.

4.2.3 Humeroskapulargelenk

Das Humeroskapulargelenk ist ein kraftschlüssiges Gelenk, d.h. daß die Stabilisierung durch die Balance der über das Gelenk ziehenden Muskeln und Bandstrukturen erfolgt.

Caput humeri

- die Knorpelschicht ist im Zentrum am dicksten,
- *Neigungswinkel* von 45° gegenüber der Schaftachse,
- *Retroversion* von 40° gegenüber der Kondylenachse des distalen Humerus.

Cavitas glenoidalis

- Knorpelfläche im Zentrum dünn, wird nach außen dicker,
- *Labrum glenoidale* am knöchernen Rand der Cavitas befestigt = Vergrößerung der Gelenkfläche,
- *Neigung* nach kranial um 15° gegenüber einer Vertikalen,
- *Retroversion* von 10°,
- 4 × kleiner als die Gelenkfläche am Humerus.

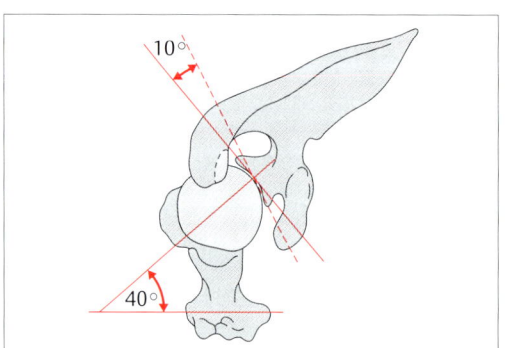

Abb. 4.**20** Neigungswinkel des Humeruskopfes.

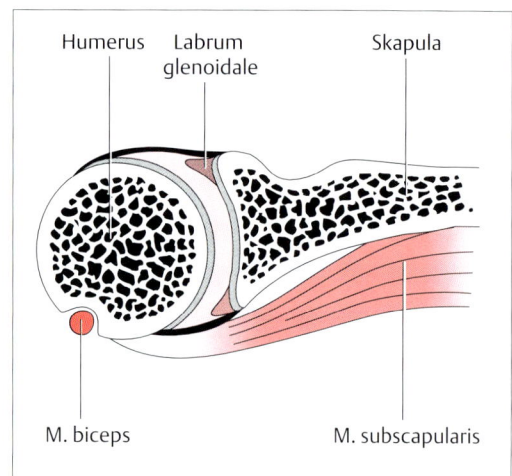

Abb. 4.**22** Labrum glenoidale.

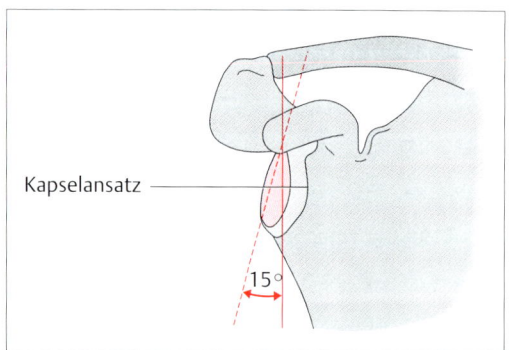

Abb. 4.**21** Retroversion von Humerus und Cavitas.

Abb. 4.**23** Neigung der Cavitas glenoidalis.

Gelenkkapsel

Das große Bewegungsausmaß erfordert eine schlaffe Kapsel, die durch Recessi erweitert wird. Der **Recessus axillaris** liegt kaudal, der **Recessus subscapularis** liegt als Umschlagfalte ventral über dem M. subscapularis und geht häufig eine Verbindung mit der Bursa subcoracoidea ein.

An der Skapula ist sie mit dem Labrum glenoidale verwachsen, das Stratum synoviale an der freien Spitze des Labrums und das Stratum fibrosum an dessen Basis.

Am Humerus ist die Gelenkkapsel am Collum anatomicum befestigt. Sie ist ventral mit der Sehne des M. subscapularis, kranial mit der des M. supraspinatus und dorsal mit der des M. infraspinatus und des M. teres minor verwachsen.

- In *Neutral-0-Position* sind die kranialen Kapselanteile gespannt, der Recessus axillaris legt sich in Falten.
- In ca. *45° Abduktion* sind sowohl kaudale als auch kraniale Anteile der Kapsel im entspannten Zustand.
- In *90° Abduktion* gibt es eine deutliche Entspannung der kranialen Anteile, während die kaudalen gespannt sind.

Pathologie Bei einer Entzündung oder länger bestehender Schonhaltung des Armes kann der Recessus axillaris verkleben. Die Folge ist eine erhebliche Bewegungseinschränkung, v.a. Richtung Flexion und Abduktion, da er sich dann vollständig entfalten muß.

Praxistip Durch intensive Gleitmobilisation am Bewegungsende können die verklebten Kapselanteile gelöst werden. Zum Beispiel Gleitmobilisation nach kaudal bei eingeschränkter Abduktion und Flexion.

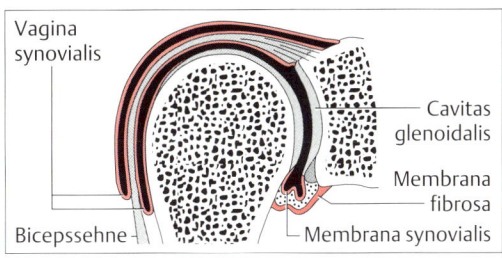
Abb. 4.**24** Die Gelenkkapsel.

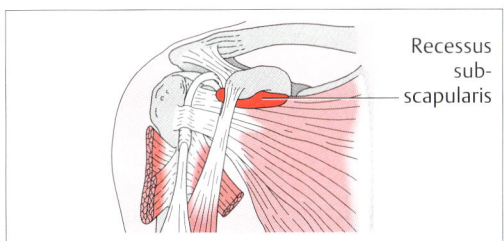
Abb. 4.**25** Der Recessus subscapularis.

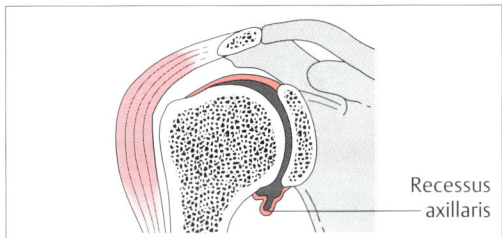
Abb. 4.**26** Der Recessus axillaris.

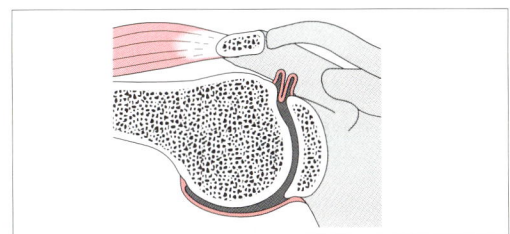
Abb. 4.**27** Entfaltung des Recessus axillaris.

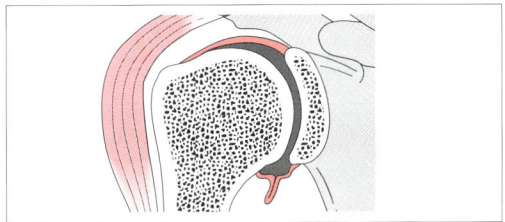
Abb. 4.**28** Verklebung des Recessus axillaris.

Arterielle Versorgung

Die arterielle Versorgung der Kapsel erfolgt hauptsächlich durch die *Aa. circumflexae humeri posterior und anterior,* die auch die Rotatorenmanschette versorgen. Sie bilden zahlreiche Anastomosen.

Innervation

Die Gelenkkapsel sowie die umgebenden Bänder und Muskeln werden von einem Netzwerk von Nervenfasern innerviert, die von den Nervenwurzeln C 5–7 stammen.

Dies sind v.a. **N. axillaris** und **N. suprascapularis.** In den ventro-kranialen Bereich gibt der **N. musculocutaneus**, in die ventrale Kapsel der **N. subscapularis** kleinere Äste ab.

Die Membrana fibrosa besitzt zahlreiche Rezeptoren, hauptsächlich Mechanorezeptoren und freie Nervenendigungen.

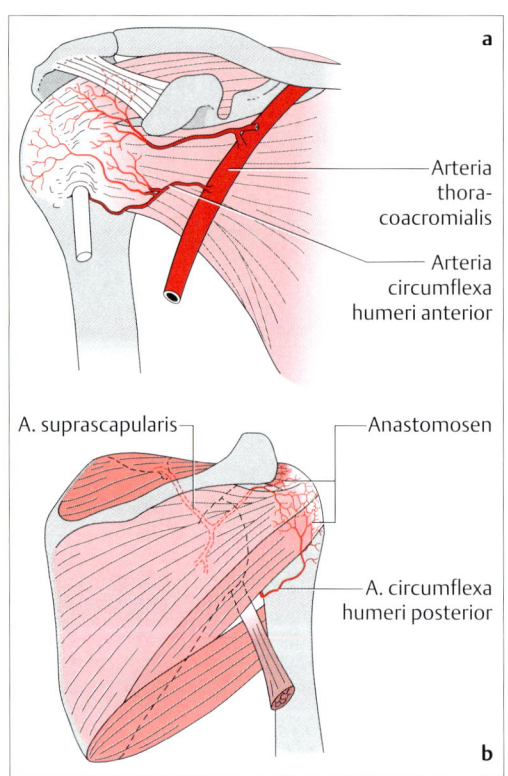

Abb. 4.**29** Die arterielle Versorgung der Gelenkkapsel und Umgebung:
a Ansicht von ventral,
b Ansicht von dorsal.

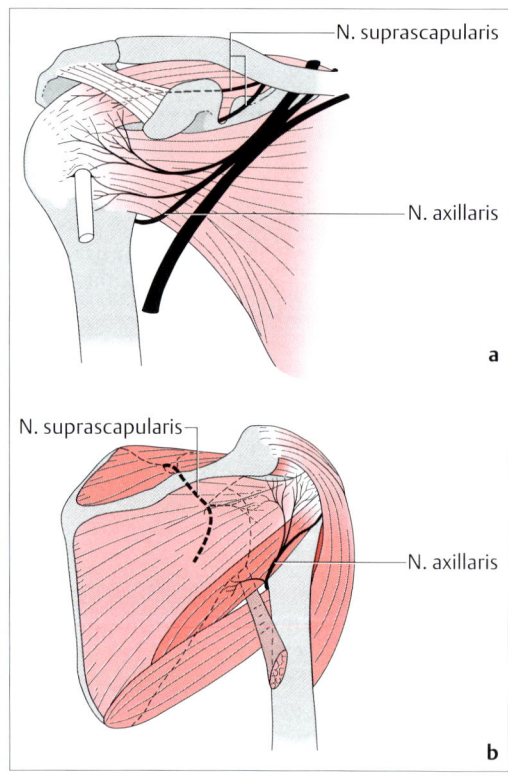

Abb. 4.**30** Die Innervation der Gelenkkapsel:
a ventraler Bereich,
b dorsaler Bereich.

Bänder

Kranial und ventral erfährt die Kapsel Verstärkungen durch Bänder, die mit der Membrana fibrosa verwachsen sind.

Lig. coracohumerale

Bei diesem Band können zwei Anteile unterschieden werden. Ein Teil zieht vom lateralen Rand der Basis des Processus coracoideus zum Tuberculum minus. Ein anderer Teil zieht vom Tuberculum majus in das Lig. coracoacromiale. Ausläufer der beiden Züge überbrücken den proximalen Abschnitt des Sulcus intertubercularis.

Das Lig. coracohumerale schließt die Lücke in der Kapsel zwischen M. supraspinatus und M. subscapularis.

Funktion: Das Band hat eine stabilisierende Funktion, es verhindert das Absinken des Humeruskopfes bei herabhängendem Arm. Außerdem begrenzt es die Flexion und Adduktion und die Außenrotation in 90° Abduktionsstellung.

Lig. glenohumerale

Das Lig. glenohumerale ist sehr dünn und mit der Kapsel verwachsen. Es besteht aus drei Anteilen:
- *Pars superius* kommt von der Knochenknorpelgrenze der Cavitas, verläuft direkt ventral der langen Bizepssehne und inseriert an der Fovea capitis direkt oberhalb des Tuberculum minus. Es wird von der Subscapularissehne überlagert.
- *Pars mediale* ist in der Regel weniger gut ausgebildet und zieht vom Labrum neben der Pars superior und inseriert medial des Tuberculum minus unter der Subscapularissehne.
- Pars inferius verläuft unterhalb des Pars medialis und verstärkt die Kapsel zwischen M. subscapularis und M. triceps brachii.

Funktion: Das Lig. glenohumerale begrenzt durch die Spannung aller Bandanteile die Außenrotation. Es verhindert die inferiore Subluxation des Kopfes, und die Pars inferior spielt eine Rolle bei der anterioren Stabilisierung, v. a. in Abduktion und Außenrotation.

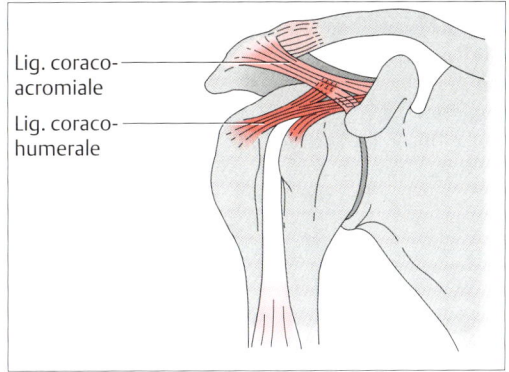

Abb. 4.**31** Ligamentum coracohumerale.

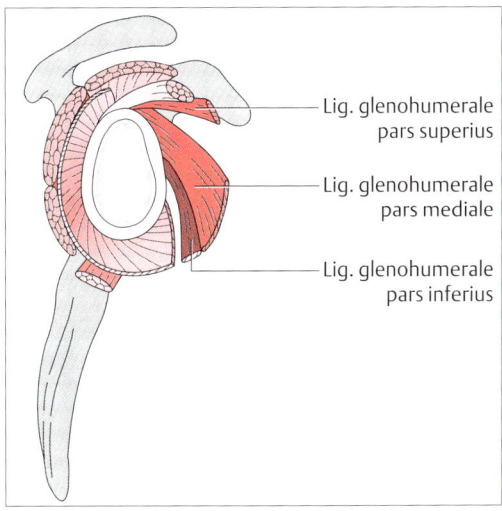

Abb. 4.**32** Ligamentum glenohumerale.

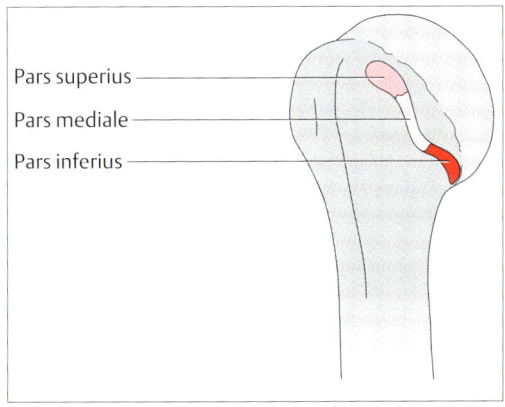

Abb. 4.**33** Insertion des Lig. glenohumerale am Humerus.

Pathologie Die Bänder, die die Kapsel umfassen, sind nicht sehr stark ausgebildet. Zum Teil können sie bei der Präparation im Alter kaum von der Membrana fibrosa unterschieden werden. Es ist also einleuchtend, daß bei einer Tendenz zur Bandlaxheit und bei gewissen Sportarten, z.B. Wurfdisziplinen, die Schulter instabil wird.

Bei einer habituellen Schulterluxation müssen in der Regel die ventral liegenden Bänder und Sehnen operativ gerafft werden, um das Gelenk zu stabilisieren.

Praxistip Bei einer instabilen Schulter muß die Rotatorenmanschette, die eine direkte Verbindung zum Kapsel-Band-Apparat hat, zur Stabilisierung des Gelenks intensiv auftrainiert werden.

Lig. coracoacromiale

Das Lig. coracoacromiale zieht von der lateralen Fläche des Processus coracoideus zum ventralen Akromioneck, z.T. an die Unterseite des Akromions bis zum Akromioklavikulargelenk. Im Bereich des Processus coracoideus ist es sehr breit und hat in der Mitte einen kleinen Längsspalt.

Einige Fasern des Caput breve vom M. biceps ziehen in das Band.

Funktion: Es bildet einen Teil des Schulterdachs und verhindert durch seine Verbindung zum Lig. coracohumerale eine Subluxation nach inferior.

Pathologie Bei einem chronischen Impingement-Syndrom mit Verengung des subakromialen Raumes wird das Lig. coracoacromiale gespalten oder durchtrennt, um für die verdickten Strukturen Platz zu schaffen.

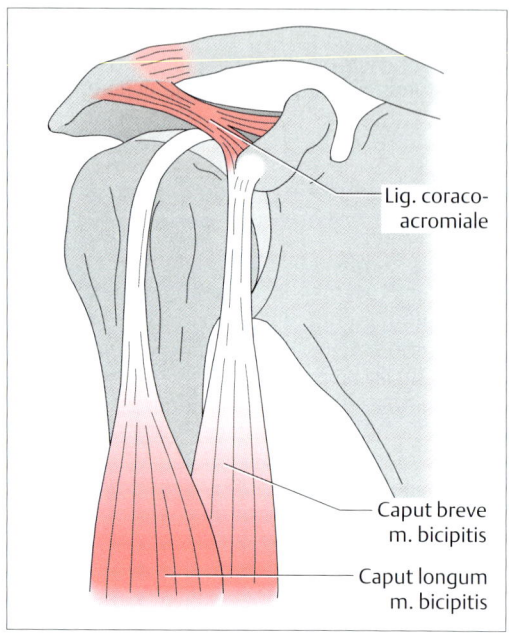

Abb. 4.34 Ligamentum coracoacromiale.

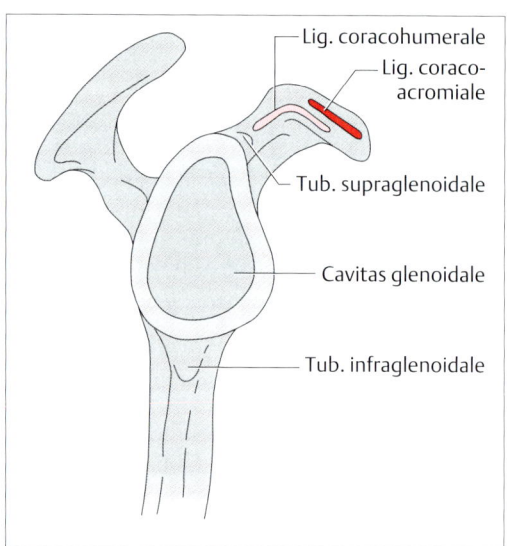

Abb. 4.**35** Insertionen der Bänder am Processus coracoideus.

4.2.4 Subakromialer Gleitraum

Der Raum zwischen Humeruskopf und Schulterdach ist kein eigentliches Gelenk. Bedeutsam ist, daß sich in diesem Bereich viele degenerative Prozesse abspielen.

Das Schulterdach besteht aus:
- **Akromion,**
- **Processus coracoideus,**
- **Lig. coracoacromiale.**

Im subakromialen Raum befinden sich die Bursa subacromialis, die Sehne des M. supraspinatus, teilweise des M. infraspinatus, die lange Bizepssehne sowie kraniale Kapsel- und Bandanteile.

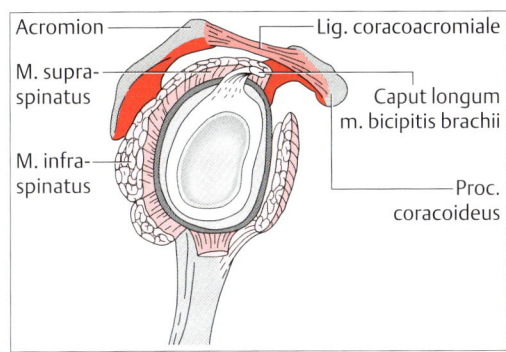

Abb. 4.36 Der subacromiale Gleitraum.

Bursae subacromialis und subdeltoidea

Die **Bursa subacromialis** liegt unter dem Schulterdach und reicht bis zum Akromioklavikulargelenk.

Die **Bursa subdeltoidea** dehnt sich zwischen Humeruskopf, M. deltoideus und den Ansatzsehnen der Mm. infraspinatus und supraspinatus aus. Sie kommunizieren immer miteinander.

Die äußersten Schichten der Bursa werden als *Blätter* bezeichnet. Das oberflächliche Blatt ist kranial mit dem Akromion verwachsen, das tiefe mit der Rotatorenmanschette und dem Humerus. Dazwischen liegt ein dünner Flüssigkeitsfilm. Die Bursae vermeiden auftretende Reibungen zwischen Schulterdach und Sehnenplatte. Bei Bewegungen des Armes ist das oberflächliche Blatt eher das Punctum fixum, das untere verschiebt sich dagegen.

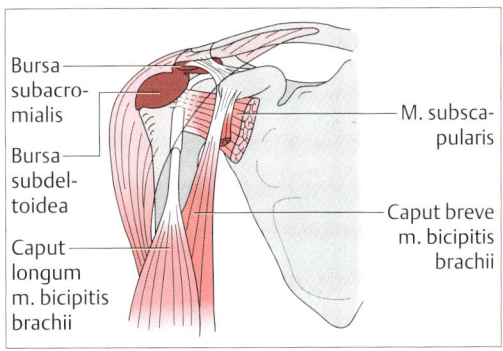

Abb. 4.37 Die Bursae im subacromialen Bereich.

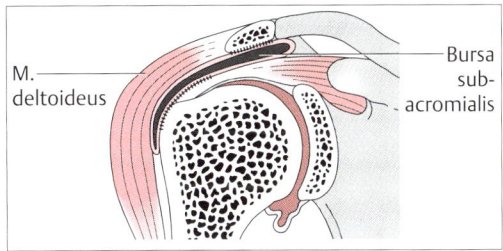

Abb. 4.38 Die Fixierungen der Bursa subacromialis.

Pathologie Bewegen setzt das problemlose Gleiten der Bursablätter gegeneinander voraus. Verengungen des subakromialen Raumes führen zur Kompression des Bursagewebes und bewegungsbedingten Mikrotraumen. Die Reaktion Bursareizung → Ödembildung → weitere Verengung des subakromialen Raumes ist ein Circulus vitiosus. Eine deutlich verdickte Bursa kann Einklemmungserscheinungen verursachen.

Praxistip Traktion nach kaudal entlastet subakromiale Strukturen und wirkt schmerzlindernd.

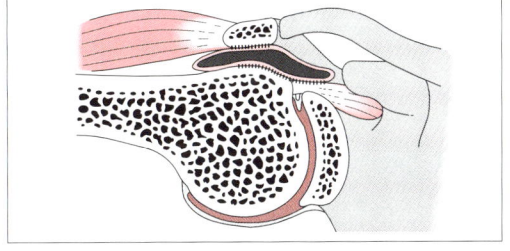

Abb. 4.39 Verschiebung der Bursablätter bei der Abduktion.

4.2.5 Skapulothorakale Gleitebene

In normaler Position reicht die Skapula von der 2.–7. Rippe, und die Spina scapulae liegt in Höhe von Th 3.

Von dorsal betrachtet, ist die Skapula leicht nach lateral geschwenkt. Gegenüber der Dornfortsatzreihe verläuft der Margo medialis in einem Winkel von 3–5°.

Die Ruheposition der Skapula ist, bedingt durch den Thorax, nach anterior ausgerichtet. D.h. sie bildet, von kranial betrachtet, mit der Frontalebene einen Winkel von 30°. Die Klavikula bildet mit der Skapula einen Winkel von 60°.

Bedingt durch den Thorax ist die Skapula von lateral betrachtet um 20° nach ventral gekippt.

Pathologie Durch Stellungsänderungen des Schultergürtels verändern sich die Winkel. Zum Beispiel kann der von lateral betrachtete Skapulawinkel bei protrahierten Schultern mehr als 20° betragen, so daß der Angulus inferior deutlich vom Thorax absteht. Ebenso kann der Clavicula-Skapulawinkel weniger als 60° betragen.

Die skapulothorakale Gleitebene wird in zwei **Gleitspalten** eingeteilt:
- Gleitspalte zwischen M. subscapularis und M. serratus anterior. Diese Spalte ist nach lateral offen.
- Gleitspalte zwischen M. serratus anterior und Thoraxfaszie. Der Zugang ist vom Margo medialis möglich.

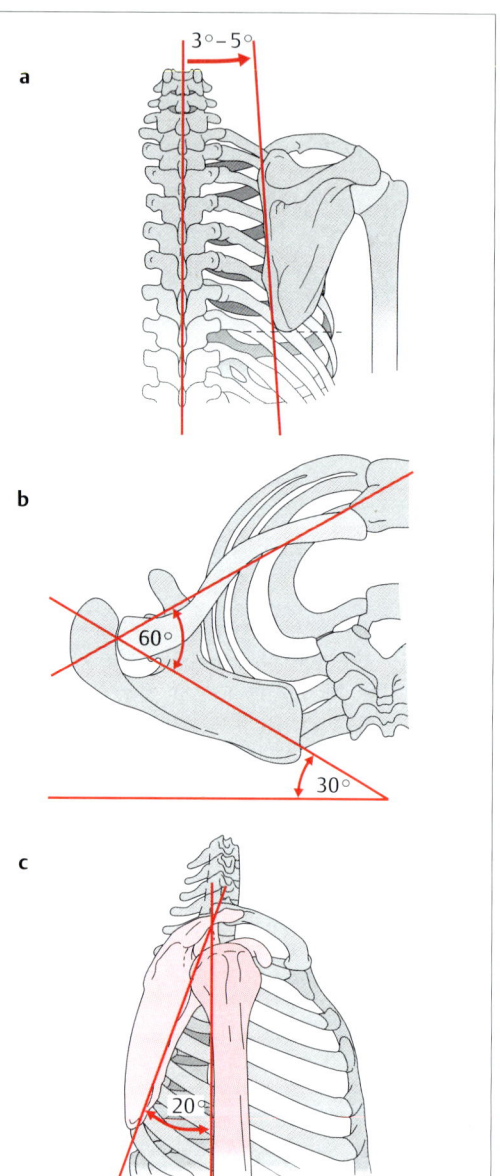

Abb. 4.**40** Stellung der Skapula:
a im Verhältnis zu den Rippen und BWS (von dorsal betrachtet),
b im Verhältnis zum Thorax und Clavicula (in der transversalen Ansicht),
c im Verhältnis zum Thorax (von lateral betrachtet).

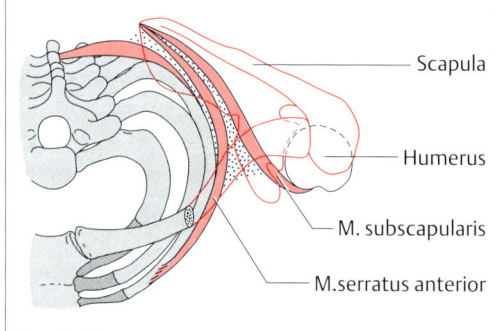

Abb. 4.**41** Die skapulothorakale Gleitebene.

Bewegungen der Skapula

Außenrotation

Als Außenrotation wird das Schwenken der Skapula nach lateral bezeichnet. Die entsprechende Achse ist rechtwinklig zur Skapulaebene ausgerichtet. Sie liegt etwa in der Mitte unterhalb der Spina scapulae. Sie wandert bei der Bewegung nach kaudal.

Das gesamte Schwenkvermögen liegt bei 60°. Dabei legt der Angulus inferior einen Weg von ca. 10 cm nach lateral zurück. Der Angulus superior nur ein Viertel davon nach medial-kaudal.

Die Außenrotation ist die wichtigste Bewegung der Skapula, sie findet sowohl bei Abduktion als auch bei Flexion des Armes statt.

Elevation/Depression

Die Bewegung Richtung Elevation ist die Verschiebung nach kranial und beträgt etwa 10 cm. Die Depression, sie entspricht einer Bewegung nach kaudal, ist nur ca. 3 cm möglich.

Adduktion/Abduktion

Bei der Adduktion nähert sich der Margo medialis der Wirbelsäule. Diese Bewegung entspricht der Retraktion des Schultergürtels. Es gibt eine minimale Winkelvergrößerung zwischen Klavikula und Skapula.

Die Abduktion der Skapula entspricht einer Protraktion des Schultergürtels.

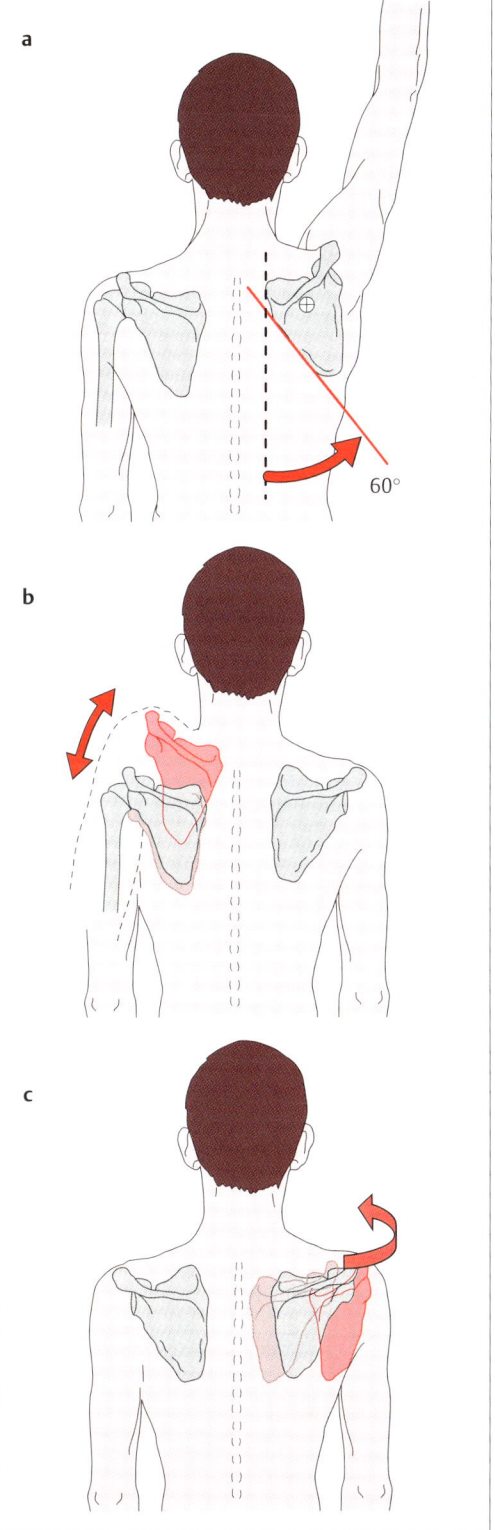

Abb. 4.42 Bewegungen der Skapula
a Außenrotation,
b Elevation/Depression,
c Adduktion/Abduktion.

4.2.6 Muskulatur der Skapula

M. trapezius

- **Pars descendens:** zieht das Akromion nach kranio-medial = Außenrotation der Skapula und Verlagerung der Cavitas nach außen oben.
HWS: Bei fixiertem Schultergürtel macht er Extension, Lateralflexion zur gleichen Seite und dreht den Kopf zur Gegenseite.
- **Pars transversa:** preßt die Skapula an den Thorax und zieht den Margo medialis zur WS.
- **Pars ascendens:** zieht den medialen Bereich der Spina scapulae nach kaudal-medial, so daß hier eine Art Fixum für das laterale Schwenken entsteht.

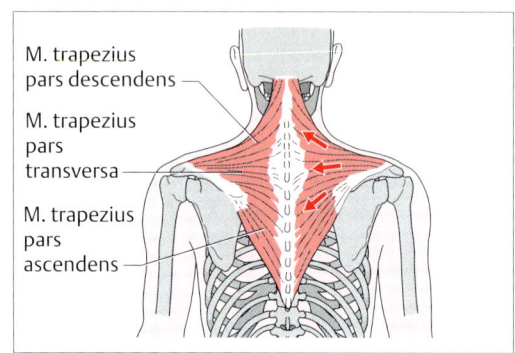

Abb. 4.**43**   M. trapezius.

Mm. rhomboidei

Sie ziehen die Skapula nach medial-kranial und helfen bei der Fixierung der Skapula am Thorax.

M. levator scapulae

Er zieht den medialen Skapulabereich nach kranial. Bei der Außenrotation der Skapula muß er exzentrisch nachlassen. Da er einer der Muskeln ist, die zur Verkürzung neigen, liegt hier ein wesentliches Problem. Er holt außerdem die außenrotierte Skapula zurück Richtung Innenrotation.

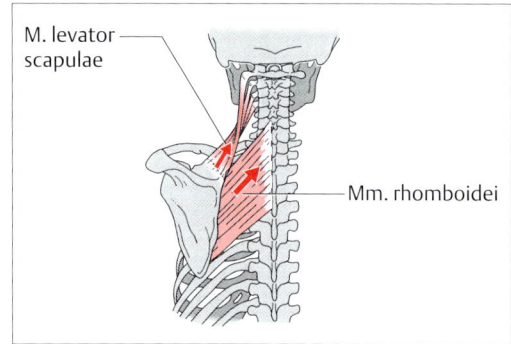

Abb. 4.**44**   – Mm. rhomboidei – M. levator scapulae.

M. serratus anterior

- **Pars superior** ist der obere Anteil des Serratus und zieht zum Angulus superior. Dieser Teil ist als dicker Muskelbauch von den flächigen unteren Anteilen zu unterscheiden und macht eine Innenrotation der Skapula.
- **Pars medialis** ist sehr breit mit fast horizontalem Verlauf zum Margo medialis. Die Fixation der Skapula am Thorax wird vor allem von diesem Anteil übernommen.
- **Pars inferior** besteht aus schräg verlaufenden Fasern, die nach kranial zum Angulus inferior ziehen. Sie wirkt antagonistisch zum Pars superior, zieht also die Skapula in Außenrotation. Bei der Kontraktion aller Anteile wird die Skapula nach lateral gezogen.

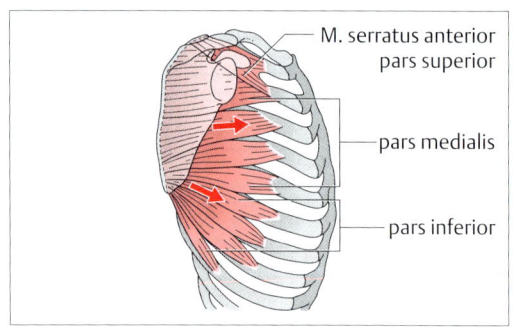

Abb. 4.**45**   M. serratus anterior.

M. pectoralis minor

Er zieht die Skapula nach ventro-kaudal, so daß der Angulus inferior vom Thorax absteht.

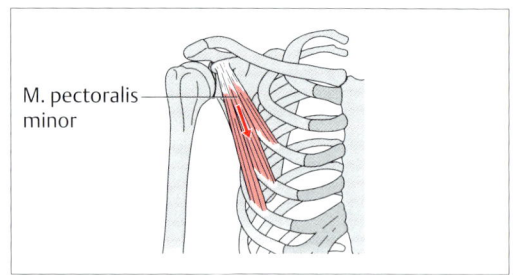

Abb. 4.**46**   M. pectoralis minor.

Muskelschlingen

Zwischen Skapula und Rumpf gibt es acht muskuläre Verbindungen, die eine entscheidende Rolle für die Stellung der Skapula und die Koordination der Skapulabewegung spielen. Diese acht Verbindungen lassen sich in antagonistische Paare unterteilen und werden als *Muskelschlingen* bezeichnet. Kontrahiert sich ein Muskel, muß der andere entspannen können.

- *Levator scapulae – Trapezius*, Pars ascendens – *Schlinge* koordiniert die Elevations-Depressionsbewegungen.
- *Serratus*, Pars superior und medialis – *Trapezius*, Pars transversa – *Schlinge* koordiniert die Ab- und Adduktionsbewegungen.
- *Pectoralis minor – Trapezius*, Pars descendens – *Schlinge* kontrolliert die ventro-kaudalen und dorso-kranialen Verschiebungen der Skapula.
- *Rhomboideus-Serratus*, Pars inferior – *Schlinge* kontrolliert die rotatorischen Bewegungen der Skapula.

Nur wenn sich diese Muskelschlingen im Gleichgewicht befinden, d.h. weder Abschwächung noch Verkürzungstendenzen vorhanden sind, steht die Skapula optimal auf dem Thorax und die Bewegungen Arm-Schultergürtel laufen koordiniert ab.

Praxistip Abgeschwächte Muskulatur ist nicht in der Lage, gegen einen hypertonen Antagonisten zu arbeiten. Bei einem hypertonen M. levator scapulae z. B. muß dieser erst detonisiert werden, ehe sein Gegenspieler in der Muskelschlinge auftrainiert werden kann.

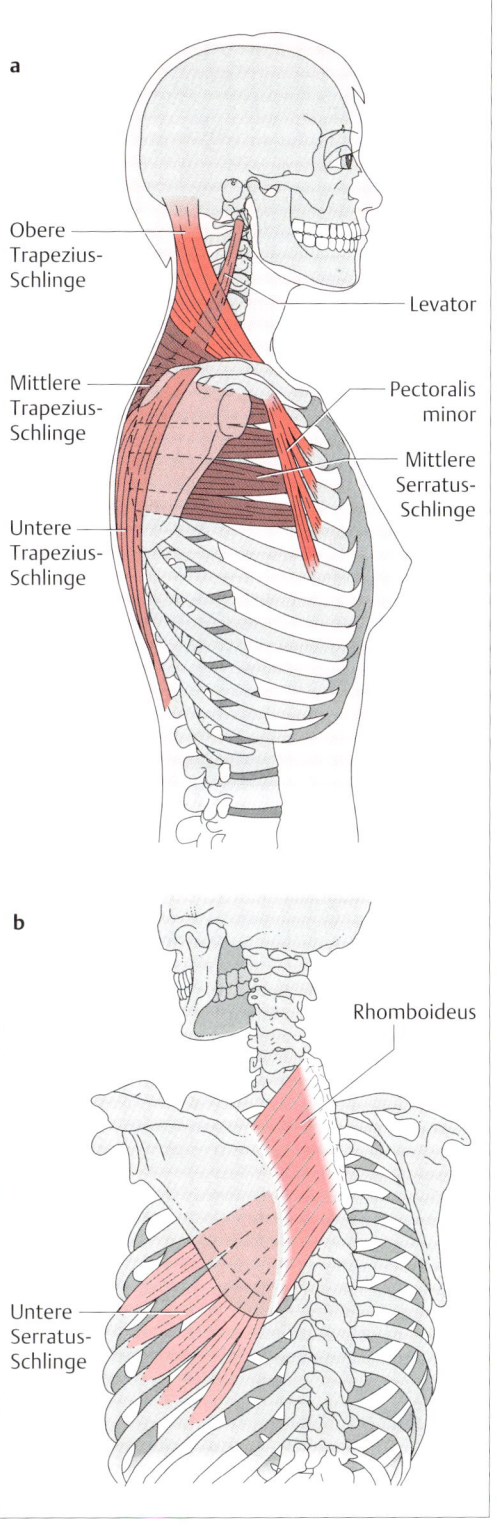

Abb. 4.**47** Die Muskelschlingen der Skapula:
a Levator-Trapezius-Schlinge
   Pectoralis min. – Trapezius-Schlinge
   Serratus-Trapezius-Schlinge,
b Rhomboideus – Serratus-Schlinge.

4.2.7 Akromioklavikulargelenk

- Die **Gelenkfläche** am Akromion ist flach bis leicht konvex, ebenso die der Klavikula.
- Für den optimalen Gelenkschluß und Druckübertragung sorgt ein **Diskus,** der meist unvollständig ist.
- Der **Gelenkspalt** verläuft, von kranial betrachtet, von dorso-medial nach ventro-lateral, von ventral betrachtet nach kaudo-medial.
- Die **Kapsel** ist bis auf den inferioren Teil dick und fest. Sie ist mit dem Lig. acromioclaviculare verwachsen. M. deltoideus und M. trapezius ziehen mit einigen Fasern in die Kapsel.

Praxistip Ein Rundrücken verändert den Gelenkverlauf Richtung Sagittalebene, da sich die Skapula Richtung Abduktion einstellt. Deshalb: Vor Gleitmobilisation den aktuellen Verlauf feststellen.

Bänder

Lig. acromioclaviculare verbindet die Klavikula mit dem Akromion.

Lig. coracoclaviculare zieht von der unteren Kante der Klavikula zur Basis des Processus coracoideus. Es besteht aus 2 Anteilen:
- Lig. conoideum ist an der postero-medialen Seite des Processus coracoideus befestigt und zieht zu einer Rauhigkeit, Tuberculum conoideum, an der Unterseite der Klavikula.
- Lig. trapezoideum inseriert ventral des Lig. conoideum an der Innenseite des Processus und zieht nach ventro-lateral an die Linea trapezoidea, eine linienförmige Rauhigkeit an der Unterseite der Klavikula. Es ist länger und kräftiger als das Lig. conoideum.

Die Bänder stabilisieren die Klavikula, d.h. halten sie an der Skapula. Sie verhindern Verschiebungen in der Frontal- und Transversalebene.

Bewegungen

Die Bewegungen werden von den Lig. coracoclaviculare und acromioclaviculare begrenzt. Es sind Bewegungen um 3 Achsen möglich.
- Anterio-posteriore Bewegungen: Pro- und Retraktion des Schultergürtels.
- Superior-inferiore Bewegungen: Elevation und Depression (wenig ausgeprägt).
- Rotation um die eigene Längsachse.

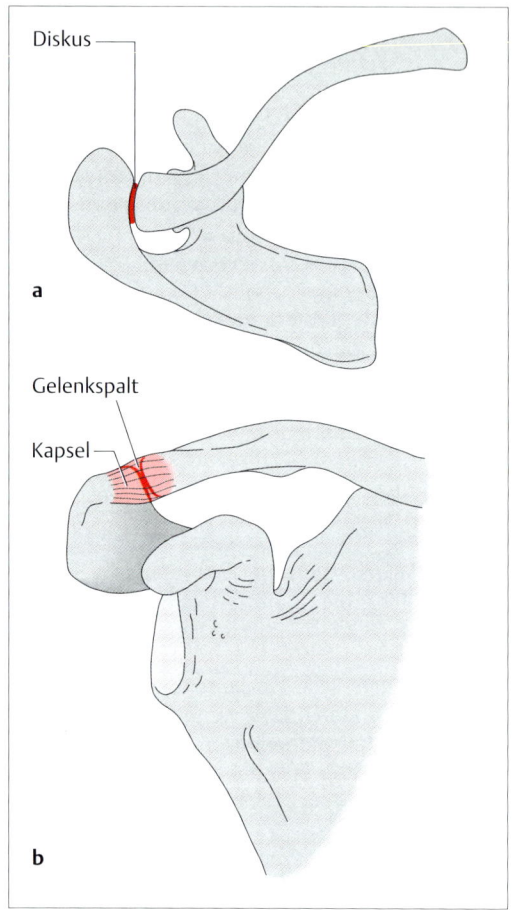

Abb. 4.**48** Articulatio acromioclavicularis
a Ansicht von kranial,
b Ansicht von ventral.

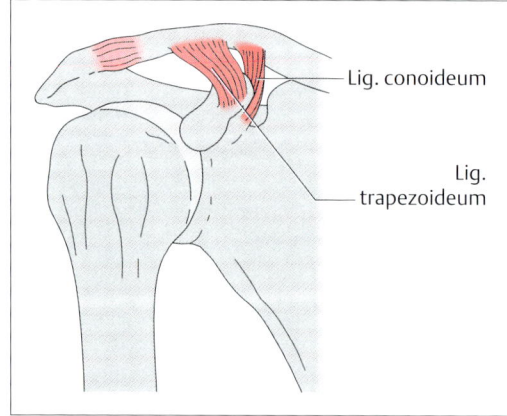

Abb. 4.**49** Bandverbindungen des lateralen Klavikulabereichs.

4.2.8 Sternoklavikulargelenk

- **Gelenkflächen:** sternales Ende der Klavikula ist sattelförmig, mit einer längeren Achse in superior-inferiore Richtung und einer kürzeren von anterior nach posterior, entsprechende kongruente Gelenkfläche befindet sich am Sternum. Außerdem gibt es an der unteren Kante der Klavikula eine kleine Gelenkfläche zur 1. Rippe.
- **Diskus:** rundum mit Gelenkkapsel verwachsen, verändert die Kongruenz, so daß Rotationsbewegungen um die eigene Achse möglich sind.
- **Ausrichtung** des Gelenks: Es steht in einem Winkel von ca. 40° zur Horizontalebene und zeigt eine leichte Kippung (ca. 20°) nach posterior. Verlauf also von dorso-medial-kranial nach ventro-lateral-kaudal.

Bänder

- **Ligg. sternoclavicularis anterior et posterior** verstärken die Kapsel ventral und dorsal, das ventrale Band ist stärker.
- **Lig. costoclavicularis** zieht von der 1. Rippe, lateral des Gelenkspalts, zur Unterseite der Klavikula. Dorsale Fasern verbinden sich mit dem Lig. sternoclaviculare posterior. Begrenzt die Elevation.
- **Lig. interclaviculare** verbindet oberhalb des Sternums die beiden Klavikulae miteinander.

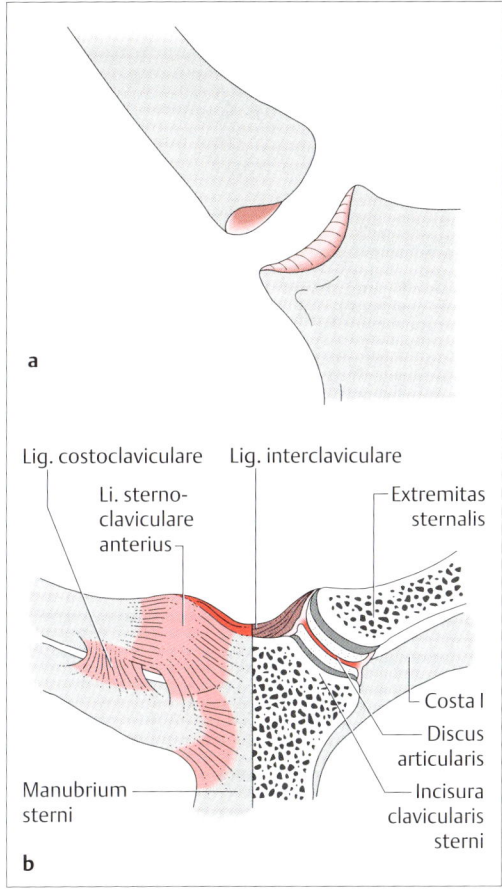

Abb. 4.50 Articulatio sternoclavicularis
a Form der Gelenkflächen,
b Schnitt durch das Gelenk in der Ansicht von ventral.

Bewegungen

In der Frontalebene

Bei einer Elevation des Schultergürtels gleitet das konvexe Ende der Klavikula nach kaudal. Durch die 1. Rippe, die direkt unterhalb der Klavikula verläuft, sind dieser Bewegung Grenzen gesetzt. Da diese Bewegung immer mit einer Rotation um die Längsachse verbunden ist und die Klavikula höher ist als breit, kommt es auch zum Gleiten nach ventral.

Bei Depression gleitet sie nach kranial und durch die Verbindung mit minimaler Rotation etwas nach dorsal.

In der Transversalebene

Bei einer Retraktion der Schulter gleitet das konkave sternale Ende nach dorsal.

Bei einer Protraktion gleitet die Klavikula nach ventral.

Das Zusammenwirken von Akromioklavikular- und Sternoklavikulargelenk

An allen Bewegungen des Schultergürtels sind Akromioklavikular- und Sternoklavikulargelenk gemeinsam beteiligt. Wird die Stellung des akromialen Endes der Klavikula bei den endgradigen Bewegungen des Schultergürtels aufgezeichnet und miteinander verbunden, ergibt es ein Oval. Es ist höher als breit und entspricht einer Elevationsbewegung von ca. 60°, Depression von 5° sowie je 30° Pro- und Retraktion.

Die Skapula wird bei allen Bewegungen der Klavikula weiterlaufend mitgenommen.

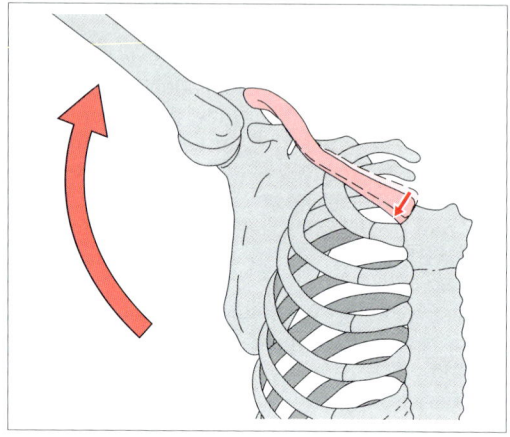

Abb. 4.**51** Gleitbewegungen der Clavicula bei der Elevation.

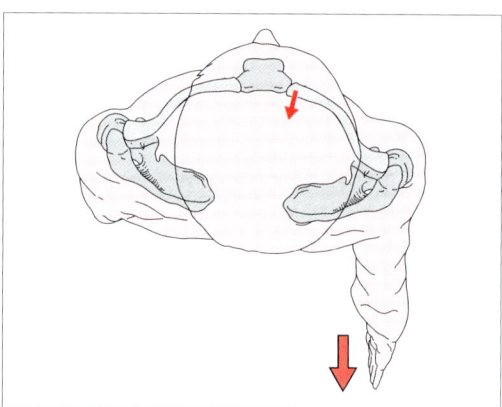

Abb. 4.**52** Gleitbewegungen der Clavicula bei der Retraktion.

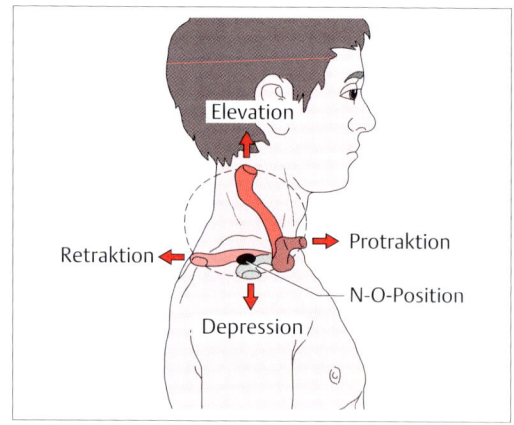

Abb. 4.**53** Bewegungsrichtungen und -ausmaß der Clavicula (Ansicht von lateral).

Bewegungskombination der Klavikula bei der Abduktion und Flexion

Bei Flexion und Abduktion des Armes findet im Schultergürtel folgendes statt:
- Die Skapula macht eine Außenrotation und die Cavitas glenoidalis wird nach oben außen gedreht.
- Die Klavikula hebt sich um etwa 30° nach kranial (Elevation).
- Um weiter nach kranial zu kommen, muß sie sich um die eigene Achse drehen. Nur so erreicht sie, bedingt durch die S-Form, eine Erhöhung des akromialen Endes und damit Zunahme der Elevation um 30° auf 60°.

Diese Rotation findet nicht erst ab 30° Elevation statt, sondern wesentlich früher. Wie häufig bei Bewegungskoordinationen, gibt es auch hier individuelle Unterschiede. Das Ausmaß der Rotationsbewegung der Klavikula ist nicht genau bestimmbar, es wird wahrscheinlich unter 45° liegen.

Muskeln, die an der Klavikula ansetzen, können die Stellung des Schultergürtels beeinflussen:
- M. trapezius, Pars descendens,
- M. deltoideus, Pars clavicularis,
- M. pectoralis, Pars clavicularis,
- M. subclavius.

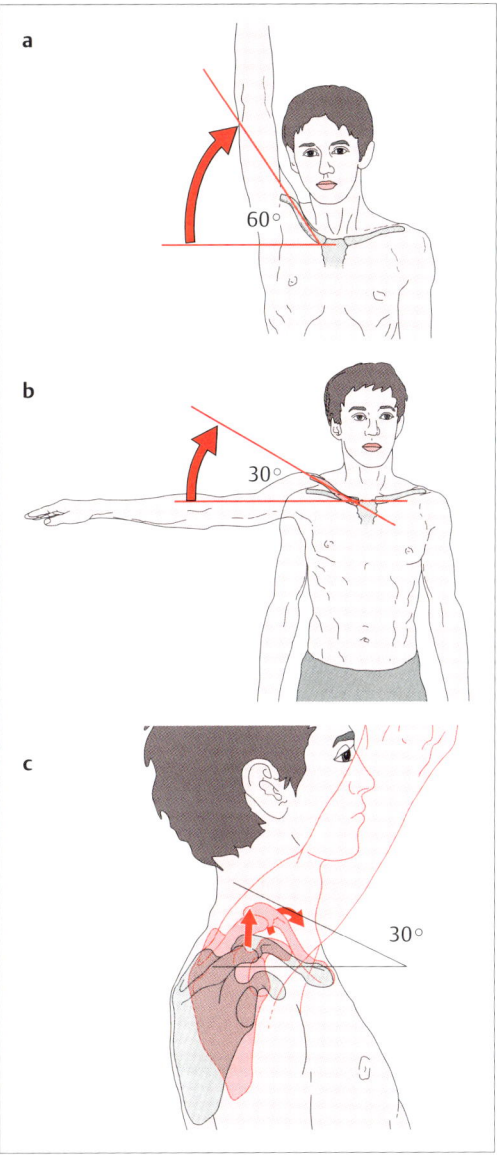

Abb. 4.54
a Die Endstellung der Clavicula bei maximaler Abduktion oder Flexion.
b Elevation der Clavicula,
c Rotation der Clavicula.

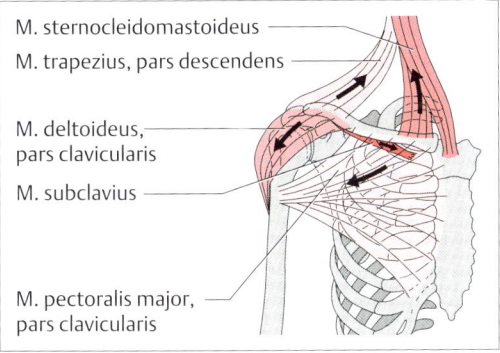

Abb. 4.55 Muskeln, die an der Clavicula ansetzen.

4.3 Bewegungen des Armes

4.3.1 Bewegung: Abduktion

Das *Bewegungsausmaß* der Abduktion beträgt 180°. Sie setzt sich aus 3 Phasen zusammen.

1. Phase: Der Arm wird im Humeroskapulargelenk abduziert, d.h. daß die Muskeln, die vom Arm an die Skapula ziehen, tätig sind:
- M. supraspinatus,
- M. deltoideus,
- M. biceps brachii,
- M. coracobrachialis.

2. Phase: Ab ca. 30–50° geht die Skapula mit, dies ist individuell unterschiedlich, so daß die gesunde Seite des Patienten als Norm gilt. Sie ist immer mit einer Bewegung im Akromioklavikular- und Sternoklavikulargelenk gekoppelt. Zu den genannten Muskeln werden die Schultergürtelmuskeln aktiv:
- M. trapezius, Pars descendens,
- M. trapezius, Pars ascendens
- M. serratus anterior.

3. Phase: Die letzten 20° der Bewegung macht die Wirbelsäule: Extension vor allem bei beidseitiger Abduktion, dazu kommt bei einseitiger Abduktion Rotation zur gleichen Seite und Lateralflexion zur Gegenseite. Gleichzeitig heben sich die Rippen. Diese Bewegungen setzen nicht erst bei 160° ein, sondern viel früher.

Zu den o.g. Muskeln kommt jetzt noch:
- M. erector spinae.

Voraussetzungen für endgradiges Bewegen

Die volle Beweglichkeit Richtung Abduktion ist von einigen Faktoren abhängig, die im folgenden näher beschrieben werden:
- 1. Von der Entfaltungsmöglichkeit der Gelenkkapsel und der subakromialen Gleitfähigkeit.
- 2. Vom funktionellen Zusammenspiel der Rotatorenmanschette und des M. deltoideus.
- 3. Vom humeroskapularen Rhythmus sowie der Beweglichkeit im Akromioklavikular- und Sternoklavikulargelenk.
- 4. Von der automatischen Außenrotations-Bewegung des Humerus.
- 5. Von der Beweglichkeit der Wirbelsäule.

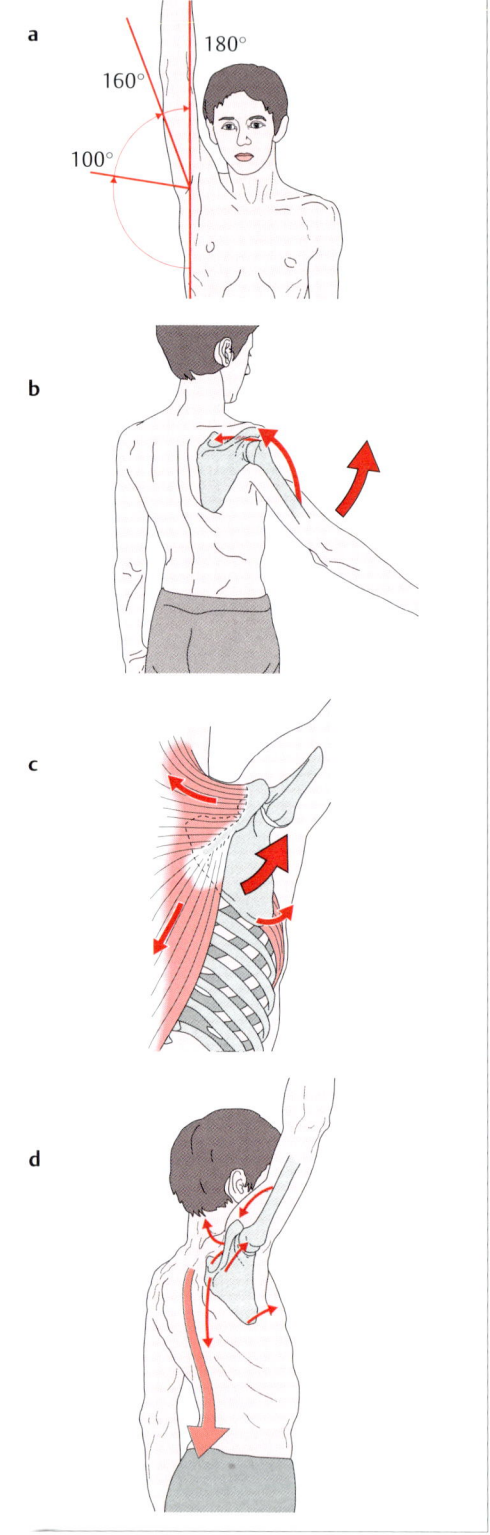

Abb. 4.56 Abduktion: **a** Bewegungsausmaß, **b** 1. Phase der Bewegung, **c** 2. Phase der Bewegung, **d** 3. Phase der Bewegung.

Rotatorenmanschette

Das Schultergelenk wird vorwiegend durch Muskulatur stabilisiert. Von besonderer Bedeutung ist dabei die Rotatorenmanschette. Zu ihr gehören:
- ventral: M. subscapularis,
- dorsal: M. infraspinatus und M. teres minor,
- kranial: M. supraspinatus.

Die Sehnen dieser Muskeln sind breitflächig, liegen unmittelbar dem Kapsel-Band-Apparat auf und sind mit der Kapsel verwachsen. Die Faszien der Rotatoren bilden eine feste Bindegewebsplatte, Faszia subdeltoidea, die an der Spina scapulae, Akromion und am Unterrand des Processus coracoideus befestigt ist und bis zur Tuberositas deltoidea zieht.

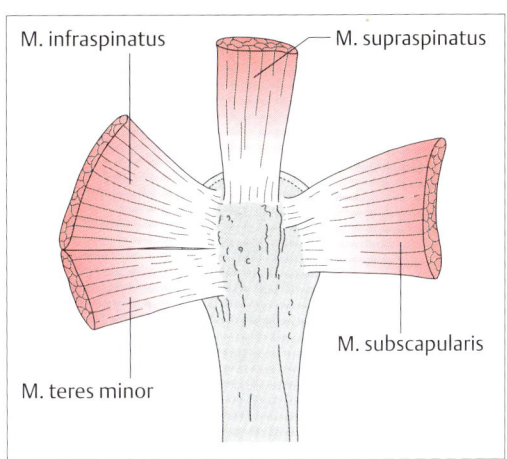

Abb. 4.57 Die Rotatorenmanschette.

M. subscapularis

- macht Innenrotation.
- die oberen horizontalen Fasern helfen bei der Abduktion, die unteren schräg verlaufenden bei der Adduktion,
- in Neutral-0-Stellung bedeckt die Sehne einen großen Teil des Humeruskopfes, deshalb ist er ein wichtiger Stabilisator gegen die anteriore Luxation,
- er hilft bei der Zentrierung des Caput humeri. In 90° Abduktion wird der kaudale Teil des Caput frei, in dieser Stellung verliert er seine gelenksichernde Funktion, da er kaum noch Aktivität aufweist,
- beim Punctum fixum am Arm zieht er die Skapula nach lateral.

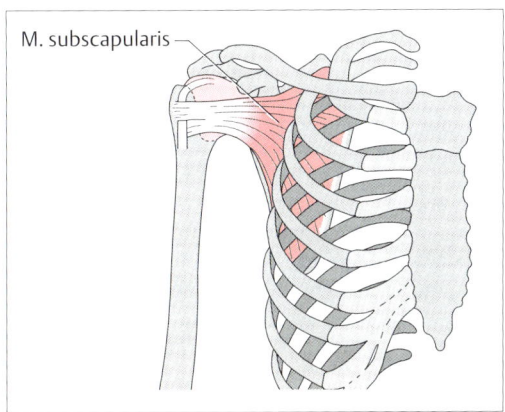

Abb. 4.58 M. subscapularis.

M. infraspinatus

- ist der wichtigste Außenrotator. Er bringt ca. 90 % der gesamten Außenrotationskraft auf,
- macht Extension,
- hilft bei der Zentrierung des Kopfes,
- durch seinen breiten Ursprungsbereich von der Fossa infraspinata können kraniale, horizontal verlaufende Fasern von den schrägen, von kaudal kommenden unterschieden werden. Die kranialen helfen bei der Abduktion, die kaudalen adduzieren den Arm.

M. teres minor

- Er macht Außenrotation und Extension.

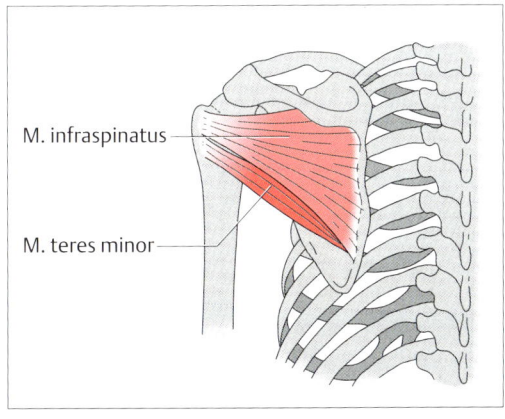

Abb. 4.59 M. infraspinatus und M. teres minor.

M. supraspinatus

Die Sehne des M. supraspinatus ist ca. 2 cm lang, ebenso breit und ca. 3 mm dick. Sie gleitet bei Armbewegungen in einer Loge, die von der Fossa supraspinata und dem Akromion begrenzt wird.

Zusätzlich zur Insertion am Tuberculum majus kann es eine kleine Abspaltung zum Tuberculum minus geben.

Durchblutung

Die Sehne wird von distal durch einen Ast der A. circumflexa humeri, von proximal durch die Aa. suprascapularis und subscapularis versorgt. Es sind alles Endäste der Arterien, die kurz vor der Sehneninsertion Anastomosen bilden. Deshalb gibt es in diesem Bereich eine hypovaskuläre Zone.

Bei leicht abduziertem Arm sind die Gefäße gut gefüllt.

Funktion

In Neutral-0-Position macht er, aufgrund seines direkten Verlaufs über das Caput humeri nach lateral, eine Depression des Humeruskopfes und zentriert ihn Richtung Cavitas. Außerdem hat er eine abduktorische Komponente. Mit zunehmender Abduktion verliert er seine depressorische Wirkung, behält jedoch die zentrierende und abduktorische Funktion.

Pathologie **Tendinose:** Ist die Sehne aufgrund von Entzündungen oder Vernarbungen verdickt – sie kann u. U. bis zu 1 cm anschwellen – wird sie eingeklemmt und bei weiterer Bewegung ruckartig durch diese Loge gezwängt.

Verminderte Durchblutung: Eine starke Traktion, z. B. beim Tragen von schweren Gegenständen, wirkt sich ungünstig auf die Durchblutung aus. Es findet keine Blutversorgung mehr statt, ebenso bei einer schwunghaft ausgeführten Adduktion, z. B. beim Schwimmen.

In der hypovaskulären Zone finden die meisten degenerativen Veränderungen statt, z. B. Kalkansammlung und Ruptur.

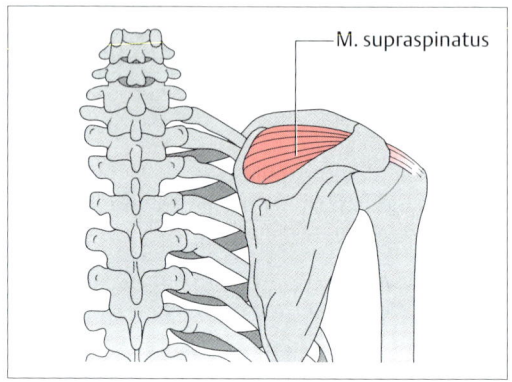

Abb. 4.**60** M. supraspinatus.

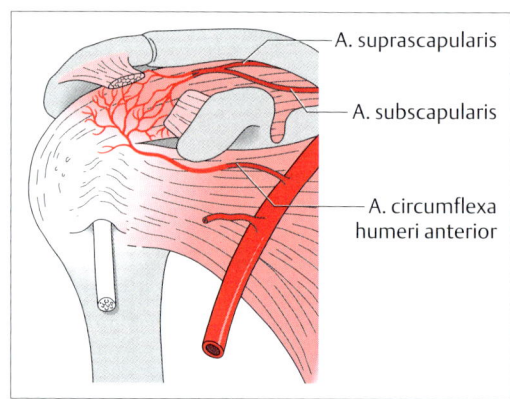

Abb. 4.**61** Durchblutung der Supraspinatussehne.

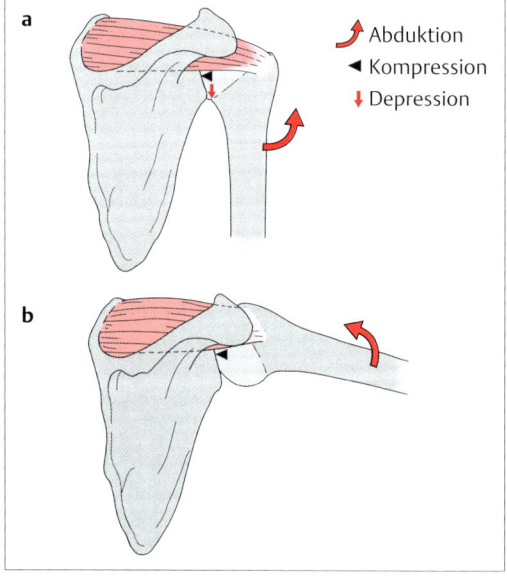

Abb. 4.**62** Funktionen des M. supraspinatus:
a in Neutral-0-Position,
b in Abduktionsstellung.

Ruptur der Supraspinatussehne: Wenn ein kleiner Riß vorhanden ist, mit intakten seitlichen Sehnenanteilen, verheilt dieser Riß, und der Arm kann weiterhin abduziert werden, jedoch ist die Ausdauerleistung gestört.

Wenn keine intakten seitlichen Anteile mehr vorhanden sind, z. B. bei einer Totalruptur, ist die Abduktion nur noch mit Ausweichbewegungen, z. B. Richtung Flexion, möglich. Dieser Defekt kann ausheilen, wenn die Bursa nicht eingerissen ist. Wenn sie ebenfalls eingerissen ist, kommt es zu einer ständigen Wanderung von Flüssigkeit zwischen Bursa und Gelenk, und die Sehne kann nicht verheilen. Im ungünstigen Fall kann sich der Riß ausdehnen und die oberen Anteile des M. subscapularis oder des M. infraspinatus erfassen, so daß die zentrierende Funktion dieser Muskulatur entfällt.

Praxistip Da ein Riß in degenerativ verändertem Gewebe stattfindet, sind die Heilungschancen denkbar ungünstig. Das Einüben von Ausweichmechanismen bei der Armhebung, z. B. nicht mehr über Abduktion, sondern über Flexion, ist ein wichtiger Behandlungsgesichtspunkt. Eine andere Überlegung wäre, daß der M. deltoideus diese Abduktionsfunktion vollständig übernimmt durch Trainieren der Skapulainnenrotation ehe der Arm gehoben wird. Durch diese Bewegung gerät der Arm in leichte Abduktion und der M. deltoideus hat eine bessere Kraftentfaltung Richtung Abduktion

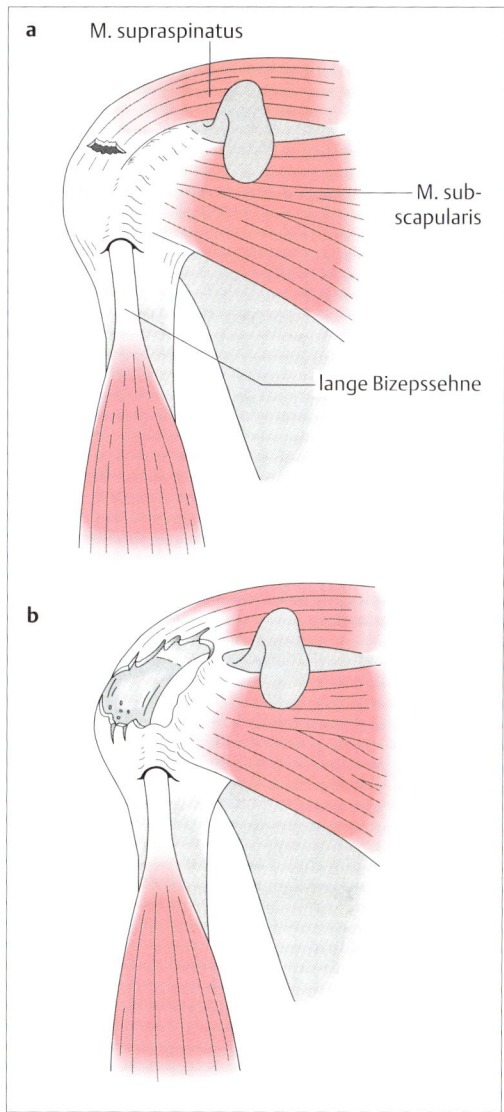

Abb. 4.**63** Rupturen:
a Teilruptur der Supraspinatussehne,
b Totalruptur der Supraspinatussehne und Anteile der Subskapularissehne.

M. deltoideus

Der M. deltoideus bildet das Relief der Schulter, deshalb erscheint die Schulter bei Atrophie eckig. Er besteht aus drei Anteilen, die nach ihrem Ursprung bezeichnet werden.

Pars spinalis

Kommt von der Oberkante der Spina scapulae und zieht mit schräg absteigenden Fasern zum dorsalen Rand der Tuberositas deltoidea. Die Fasern sind sehr lang und verlaufen parallel.

Funktion: Extension/Außenrotation/Adduktion.

Pars clavicularis

Ist der funktionell bedeutsamste Teil, da die meisten Armaktivitäten vor dem Körper ausgeübt werden. Sie zieht mit ihren Ansatzfasern unter die Pars acromialis.

Funktion: Flexion/Innenrotation/Adduktion.

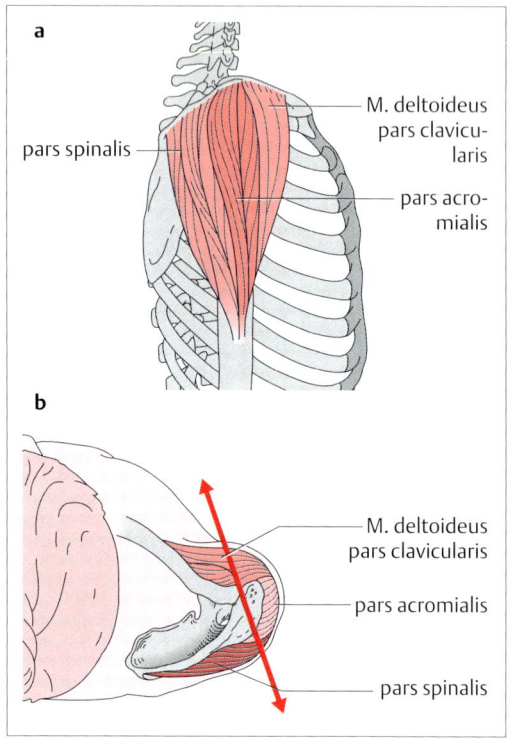

Abb. 4.**64**   M. deltoideus
a Ansicht von lateral, **b** Ansicht von kranial.

Pars acromialis

Ist der kräftigste Abschnitt. Sie kommt von der Außenkante des Akromions und ist durch zahlreiche Septen in viele Muskelfaserbündel mit mehr oder weniger kurzen Fasern eingeteilt.

Funktion: Abduktion.

Kraftkomponenten: In Neutral-0-Stellung werden am Pars acromialis zwei Kraftkomponenten unterschieden: eine sehr große nach kranial gerichtete Kraft, die das Caput humeri gegen das Schulterdach preßt, und eine nach außen gerichtete, abduzierende Kraftkomponente, die wesentlich kleiner ist. Die Größe der Kräfte ist durch die Länge der Pfeile dargestellt.

In Abduktionsstellung überwiegt die abduktorische gegenüber der nach kranial gerichteten Kraft.

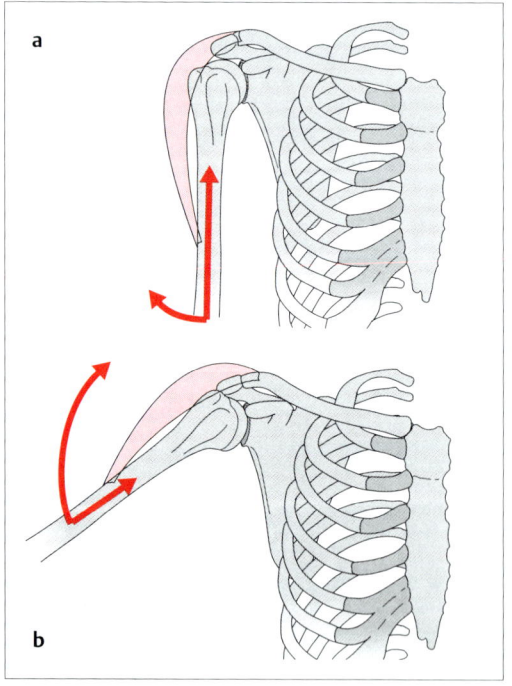

Abb. 4.**65**   Die Kraftkomponenten des M. deltoideus:
a in Neutral-0-Position,
b in Abduktionsstellung.

M. biceps brachii

Caput breve

Zusätzlich zu den Fasern des Processus coracoideus gibt es durch Fasereinsprießungen eine Verbindung zum Lig. coracoacromiale.

Funktion in der Schulter: Flexion/Adduktion/Innenrotation.

Caput longum

- Es entspringt intraartikulär am Tuberculum supraglenoidale, einige Fasern ziehen an das Labrum,
- durchläuft horizontal das Gelenk, biegt fast rechtwinklig um in den Sulcus intertubercularis,
- Sulcus bildet einen Winkel von 30° zu einer Linie, die in der Sagittalebene liegt und durch den Schaft und das Kopfzentrum geht,
- *Lig. transversum humeri* besteht aus querverlaufenden Faseranteilen der Kapsel und aus kranialen Fasern des M. subscapularis. Es hält die Sehne im Sulcus,
- Abstand von der Verankerung am Tub. supraglenoidale bis zum Sulkuseingang beträgt bei herabhängendem Arm 5 cm, in Abduktion 1,5 cm. Durch die feste Verankerung verschiebt sich nicht die Sehne, sondern der Humerus gegenüber der Bizepssehne,
- im weiteren Verlauf liegt die lange Bizepssehne zwischen M. latissimus dorsi und M. pectoralis major, die eine Kompression auf die Sehne bzw. den Muskel-Sehnen-Übergang, der sich in dieser Höhe befindet, ausüben können.

Funktion im Schulterbereich
- Abduktion/Flexion/Innenrotation.
- Durch seinen Verlauf über dem Humeruskopf hilft er der Rotatorenmanschette bei der Depression des Caput humeri.

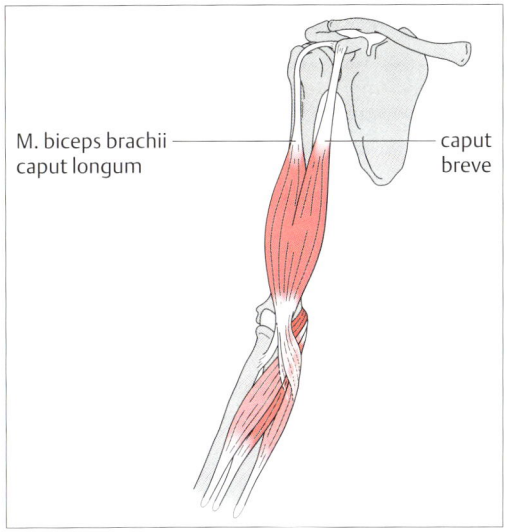

Abb. 4.66 M. biceps brachii.

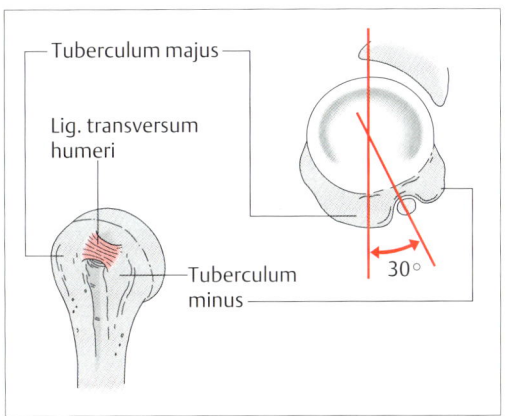

Abb. 4.67 Stellung des Sulcus zur Sagittalebene.
Abb. 4.68 Ligamentum transversum humeri.

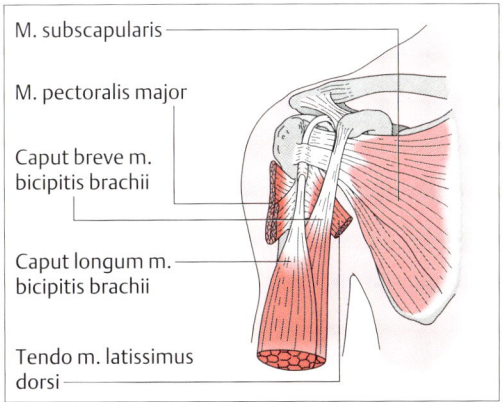

Abb. 4.69 Verlauf der langen Bizepssehne.

Pathologie — **Tendopathie der langen Bizepssehne:** Beim sog. *Werferarm*, z.B. beim Handball, werden durch die Ausholbewegung Richtung horizontale Extension die vorderen Kapselanteile und die lange Bizepssehne überdehnt. Das kann auf Dauer zu Tendopathien oder Subluxation der Sehne aus dem Sulcus führen.

Ruptur: Die Abknickstelle bedeutet eine Biegebeanspruchung und damit eine erhöhte Belastung der Sehne. Diese Stelle neigt zu degenerativen Veränderungen wie Verkalkung oder Ruptur.

Bevor die Sehne reißt, hat sie sich häufig durch Einsprießungen am Periost eine neue Fixation gesucht. Das kann an verschiedenen Stellen sein, z.B. am Sulkuseingang oder etwas tiefer. Diese Neueinsprießung ist durch die Höhe des Muskelbauchs festzustellen, da er entsprechend nach distal gerutscht ist.

Bei Totalruptur ist mit einer anschließenden Kraftminderung der Abduktion von ca. 20% zu rechnen, die jedoch in absehbarer Zeit durch das Trainieren der anderen Abduktoren aufgeholt werden kann.

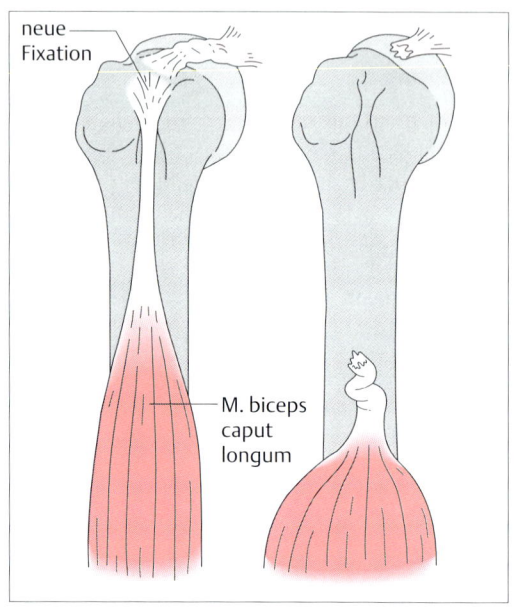

Abb. 4.**70** Ruptur der langen Bizepssehne.

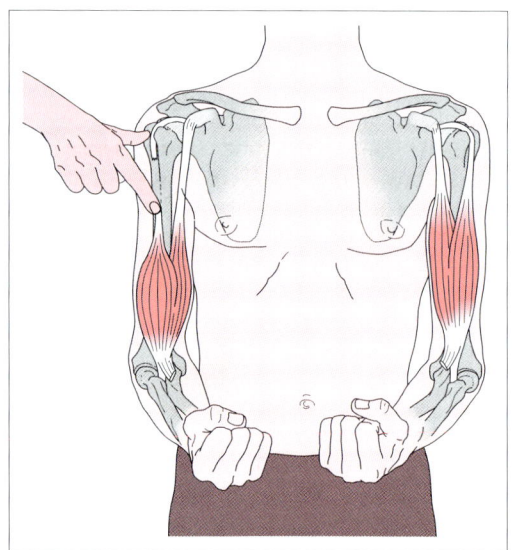

Abb. 4.**71** Vergleichende Palpation des M. biceps bei Ruptur.

Funktionelles Zusammenspiel zwischen Rotatorenmanschette und M. deltoideus

Bei der Abduktion arbeitet überwiegend der M. deltoideus. Da er bei Abduktionsbeginn vor allem eine nach kranial gerichtete Kraftkomponente besitzt, ist er auf das Zusammenwirken mit der Rotatorenmanschette angewiesen. Denn sie wirkt dieser Kraft entgegen, so daß eine Kompression gegen das Schulterdach verhindert wird. Die Kontraktion dieser Muskeln bewirkt eine Zentrierung des Kopfes in der Gelenkpfanne und eine geringe Depression, also der kranialen Komponente des M. deltoideus entgegengesetzt.

Der stabilisierende Faktor zeigt sich bei der Bestimmung der Gelenkkraft. Ist in Neutral-0-Stellung nur der M. deltoideus tätig, greift die resultierende Gelenkkraft, die mit Hilfe des Kräfteparallelogramms errechnet wurde, außerhalb der Pfanne an. Sie ist nach kranial gerichtet.
Bei Mitwirkung der Rotatorenmanschette verändert sich die Richtung der Resultierenden: sie verläuft nun nach kaudal und Richtung Cavitas.

In Abduktionsstellung, hier ca. 120° zieht sie fast rechtwinklig auf die Cavitas zu.

Aufgrund seines Verlaufs direkt über dem Humeruskopf hilft das Caput longum des M. biceps brachii bei der Depression des Humerus.

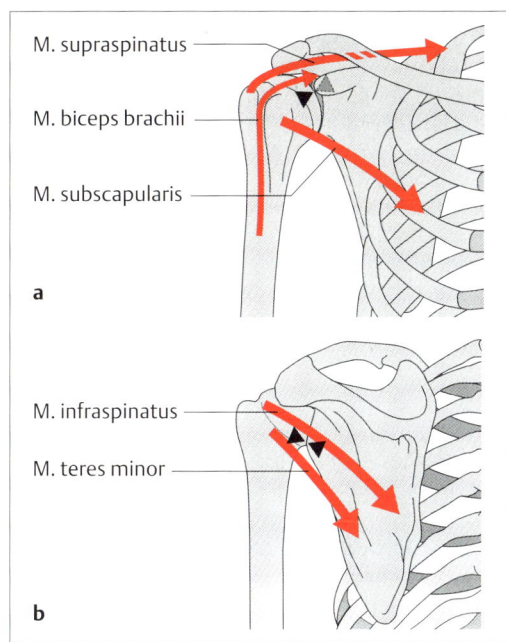

Abb. 4.72 Die Wirkungsweise der Rotatorenmanschette. **a** Ansicht von ventral, **b** Ansicht von dorsal.

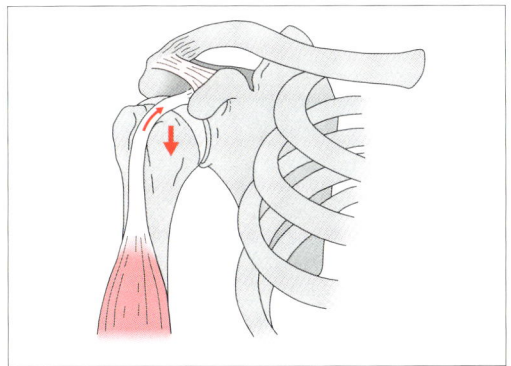

Abb. 4.74 Depressorische Wirkung der langen Bizepssehne.

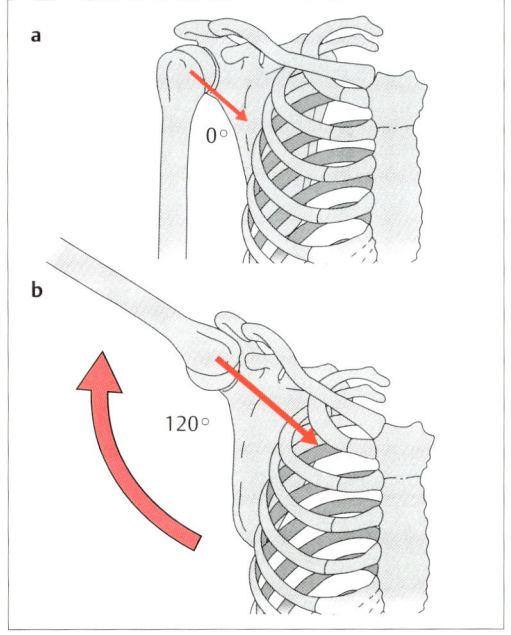

Abb. 4.73 Richtung und Größe der Kraft im Humeroskapulargelenk.
a in Neutral-0-Position, **b** in ca. 120°-Abduktion.

Automatische Außenrotation bei der Abduktion

Ein Arm, der über die Abduktion abgehoben und dann an den Körper zurückgeführt wird, steht immer in Außenrotation. Diese Bewegung wird als *Codmans Paradoxon* bezeichnet. Es handelt sich dabei um eine unwillkürlich durchgeführte Bewegung, die eine Kompression des Tuberculum majus gegen das Schulterdach verhindert. Wie so oft gibt es auch hier individuelle Unterschiede, ab wann diese Außenrotation stattfindet und um wieviel Grad, es spielt sich in einem Bewegungsraum von 30–50° Außenrotation ab.

Aus **Rotationsnullstellung** ist eine Abduktion von 80–90° möglich. Diese kann sich um weitere 20–30° erhöhen, wenn der Arm maximal außenrotiert wird, denn das Tuberculum majus gleitet unter dem Schulterdach nach dorsal und damit ist mehr Platz im subakromialen Gleitraum.

Wenn der Arm in **Innenrotation** abduziert wird, sind nur 60° Abduktion möglich, da dann das Tuberculum majus die im subakromialen Gleitraum befindlichen Strukturen gegen das Schulterdach preßt und dadurch eine weitere Abduktion blockiert.

Praxistip Aufgrund einer Bewegungseinschränkung Richtung Außenrotation wird keine maximale Abduktion zu erwarten sein. Deshalb muß in diesem Fall die Außenrotation verbessert werden, um die Abduktionsfähigkeit zu erweitern.

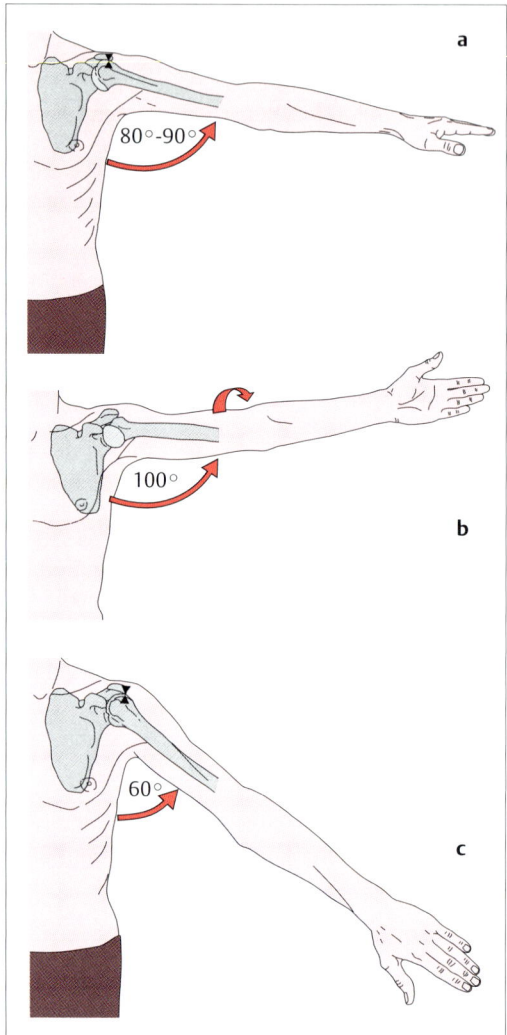

Abb. 4.**75** Abduktion:
a in Rotations-0-Stellung,
b mit Außenrotation,
b mit Innenrotation.

Humeroskapularer Rhythmus

Der Arm und die Skapula bewegen sich bei Abduktion in einem Verhältnis von 2:1 miteinander. Zum Beispiel finden bei 60° Abduktionsbewegung des Armes 40° im Humeroskapulargelenk und 20° durch Schultergürtelbewegung statt. Dieser Ablauf setzt erst dann ein, wenn die Skapula bei der Abduktionsbewegung mitgeht. Bei geringem Bewegungsausmaß ist dieser Rhythmus nicht erkennbar.

Praxistip Der humeroskapulare Rhythmus ist bei Schultererkrankungen gestört, häufig kehrt sich das Verhältnis um, und zusätzlich finden deutliche Ausweichbewegungen der Schulter, z.B. Richtung Elevation, statt. Außerdem bewegt sich die Skapula zu früh, meist sofort mit. Die Ursache kann am erhöhten Muskeltonus der Adduktoren in der dorsalen Axilla oder/und an der mangelhaften Entfaltung des Recessus axillaris liegen. Auch eine deutliche Schwäche der Abduktoren kann den Rhythmus beeinflussen.

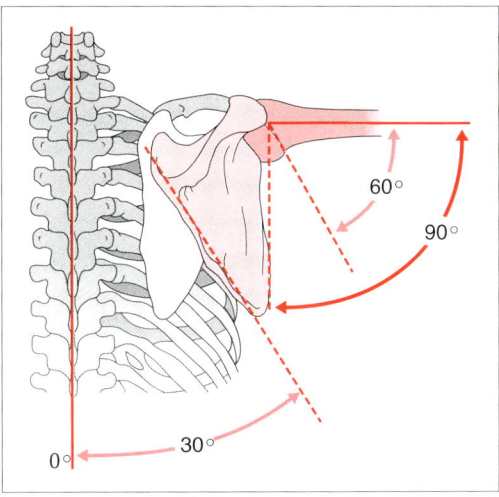

Abb. 4.**76** Bewegungsanteile von Humerus und Skapula bei 90°-Abduktion.

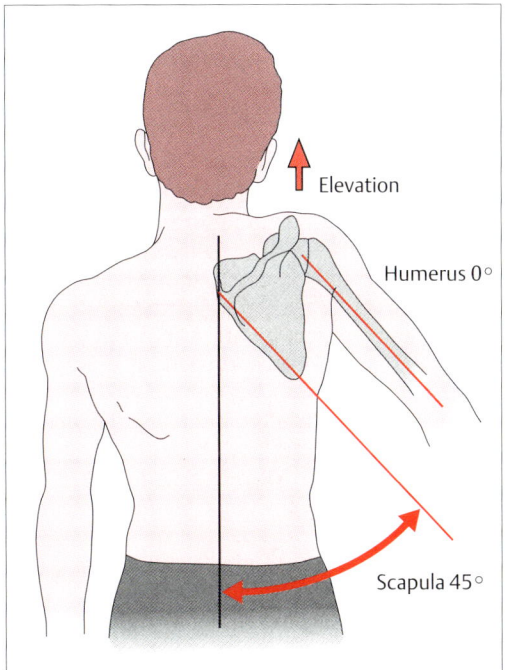

Abb. 4.**77** Ausweichbewegung bei einer Störung des Humeroskapularen Rhythmus.

4.3.2 Adduktion

Das *Bewegungsausmaß* beträgt ca. 40–50°. Da in Neutral-0-Stellung wegen des Rumpfes keine Adduktion möglich ist, wird die Standardmessung vor dem Körper gemacht, je nach ventralem Gewicht (Bauch), aus 45° oder 90° Flexion (horizontale Adduktion).

Die ausführenden Muskeln für die ventrale Adduktion sind:
- M. pectoralis major,
- M. subscapularis,
- M. coracobrachialis,
- M. biceps brachii, Caput breve,
- M. deltoideus, Pars clavicularis.

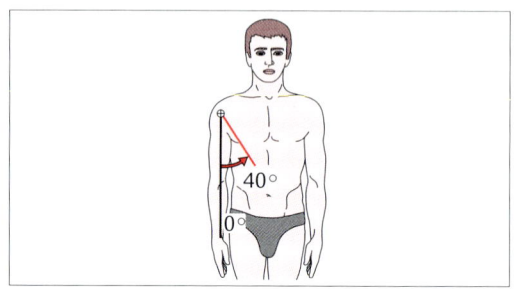

Abb. 4.78 Bewegungsausmaß Richtung Adduktion.

M. pectoralis major

- Er besitzt 3 Anteile: Pars clavicularis, Pars sternocostalis, Pars abdominalis,
- bildet die ventrale Achselfalte,
- verdreht seine Fasern im ventralen Axillabereich um 180°, so daß an der Crista tuberculi majoris die Pars abdominalis am weitesten dorsal und kranial liegt und die Pars clavicularis ventral-kaudal.

Funktion
– Adduktion und Innenrotation,
– Flexion mit der Pars clavicularis, Pars abdominalis wirkt antagonistisch: bringt den erhobenen Arm gegen Widerstand zurück,
– bei Punctum fixum am Arm zieht er den Schultergürtel nach kaudo-ventral,
– bei Punctum fixum Arm und Schultergürtel hilft er mit den beiden unteren Partes bei der Inspiration.

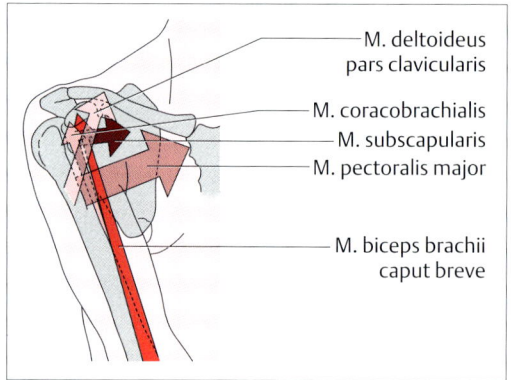

Abb. 4.79 Die Adduktoren.

M. coracobrachialis

Im Ursprungsbereich und im weiteren Verlauf liegt er unter dem Caput breve des M. biceps brachii und hat deshalb die gleiche Funktion im Schultergelenk: Adduktion/Flexion/Innenrotation

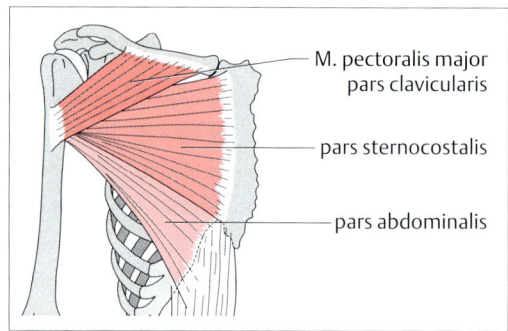

Abb. 4.80 M. pectoralis major.

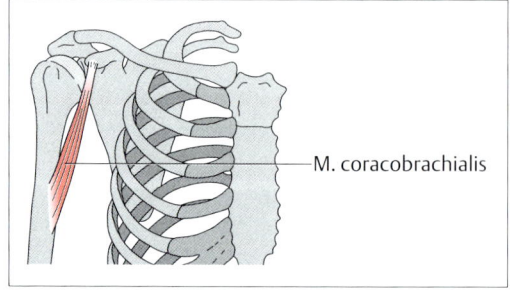

Abb. 4.81 M. coracobrachialis.

Bei der dorsal ausgeführten Adduktion sind folgende Muskeln tätig:
- M. teres major,
- M. latissimus dorsi,
- M. teres minor,
- M. infraspinatus
- M. triceps, Caput longum,
- M. deltoideus, Pars spinalis,
- Mm. rhomboidei.

M. teres major

- Er macht an der Insertion eine Verdrehung, ähnlich der des M. latissimus dorsi,
- setzt direkt hinter dem Latissimus an der Crista tuberculi minoris an.

Funktion
- Adduktion/Extension/Innenrotation,
- bei Punctum fixum am Arm: Außenrotation der Skapula.

M. latissimus dorsi

- Er hat 4 Anteile: Pars scapularis, Pars vertebralis, Pars costalis, Pars iliaca,
- zieht am Ansatzbereich mit einigen Fasern bis zum Sulcus intertubercularis,
- bildet die dorsale Achselfalte,
- er macht kurz vor seinem Ansatz eine 180° Verdrehung, so daß die Pars iliaca am weitesten ventral und kranial ansetzt.

Funktion
- Adduktion/Extension/Innenrotation,
- bei Punctum fixum am Humerus macht er eine Außenrotation der Skapula und die Pars costalis hilft bei der Inspiration. Beim Hustenvorgang werden die Rippen fixiert (Punctum fixum für das Diaphragma).

M. triceps brachii, Caput longum

- Ursprung am Tuberculum infraglenoidale, nicht intraartikulär,
- zieht mit einigen Fasern in die Kapsel,
- in der hinteren Axilla kreuzen ihn Mm. latissimus dorsi und teres major ventral und M. teres minor dorsal.

Funktion im Schulterbereich: Adduktion/Extension

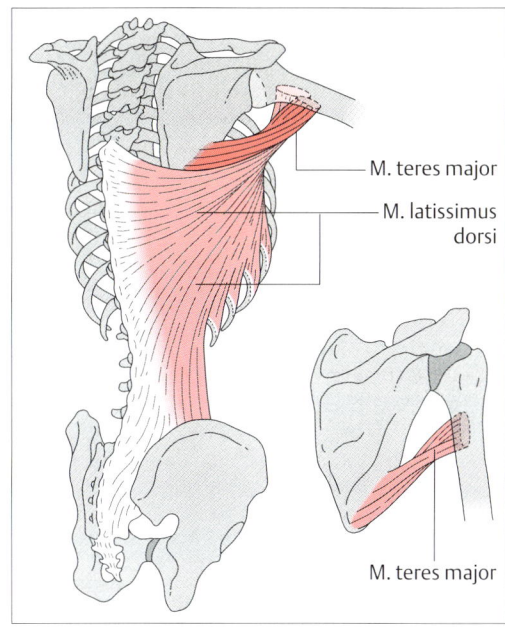

Abb. 4.**82**   M. teres major und M. latissimus dorsi.

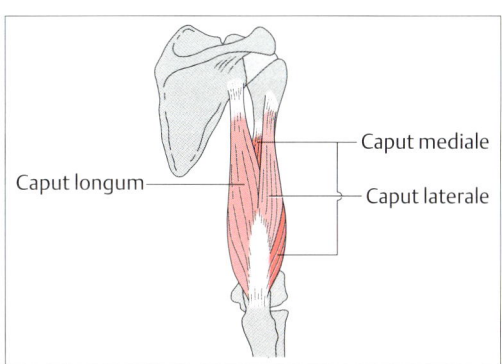

Abb. 4.**83**   M. triceps brachii.

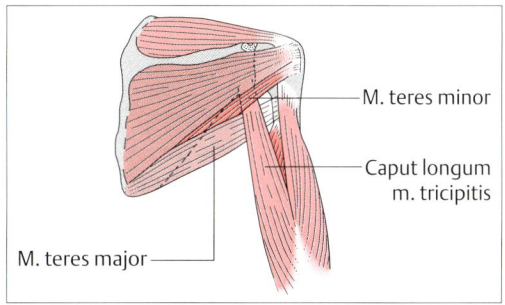

Abb. 4.**84**   Verlauf der langen Trizepssehne in der Axilla.

Synergismus von Trizeps und Latissimus

Bei Anspannung des Caput longum des M. triceps brachii wird der Humeruskopf nach kranial gegen das Schulterdach gezogen. Dieser Kompression wirkt der M. latissimus dorsi entgegen. Er zieht den Humeruskopf nach kaudal. Diese Muskeln sind in ihren Schulterfunktionen also wichtige Synergisten.

Praxistip Bei einem Impingement-Syndrom kann die isometrische Anspannung Richtung Ellenbogenextension schmerzhaft sein, da es im subakromialen Raum zu einer Kompression kommt. Die Anspannung Richtung Extension und Adduktion in der Schulter ist nicht schmerzhaft, da dann gleichzeitig der M. latissimus dorsi tätig wird und den Humeruskopf nach kaudal zieht.

4.3.3 Extension

Das *Bewegungsausmaß* beträgt 40–50°.

Die ausführenden Muskeln sind:
- M. latissimus dorsi,
- M. teres major,
- M. teres minor,
- M. deltoideus, Pars spinalis,
- M. triceps brachii, Caput longum,
- M. trapezius, Pars ascendens und transversa,
- Mm. rhomboidei.

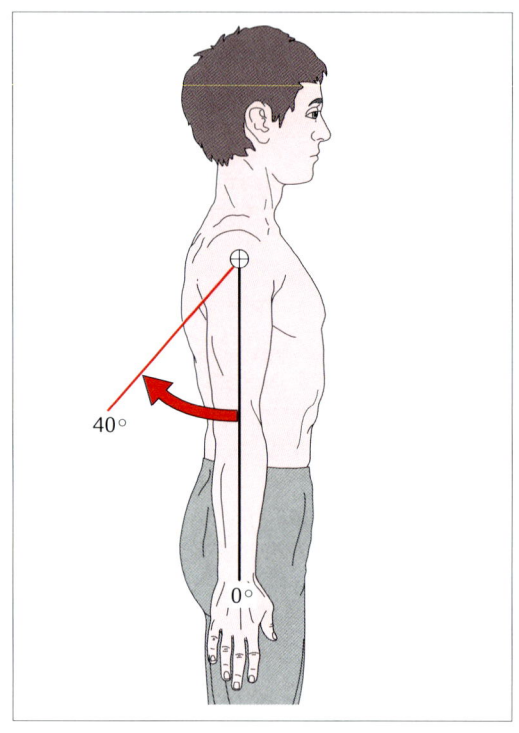

Abb. 4.86   Bewegungsausmaß Richtung Extension.

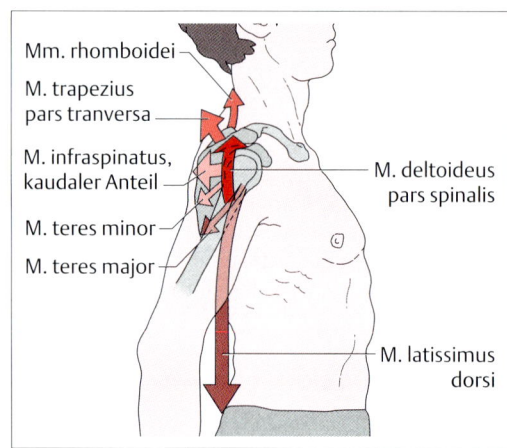

Abb. 4.87   Die Extensoren.

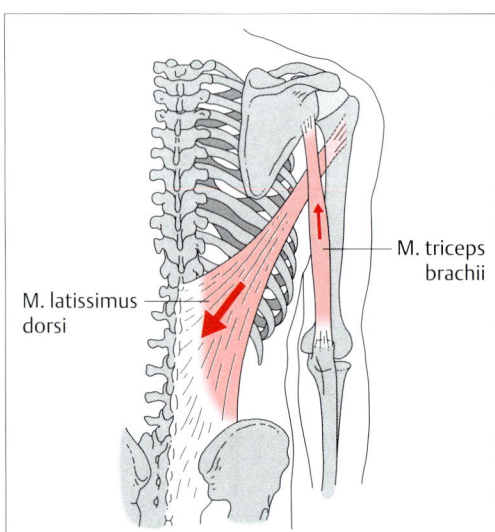

Abb. 4.85   Synergismus von Triceps und Latissimus.

4.3.4 Flexion

Das *Bewegungsausmaß* beträgt 180°.

Auch hier kann, wie bei der Abduktion, die Gesamtbewegung in 3 Phasen eingeteilt werden. Allerdings sind sie nicht so klar erkennbar, die Übergänge finden wesentlich früher statt: die Skapula bewegt sich sofort mit und bei 100° können Rippen- und BWS-Bewegungen beobachtet werden.

Wird die Skapula fixiert, ist das Ende der Flexion bei 100–110°, wird die weiterlaufende Bewegung in der Wirbelsäule verhindert, ist das Bewegungsende bei 160°.

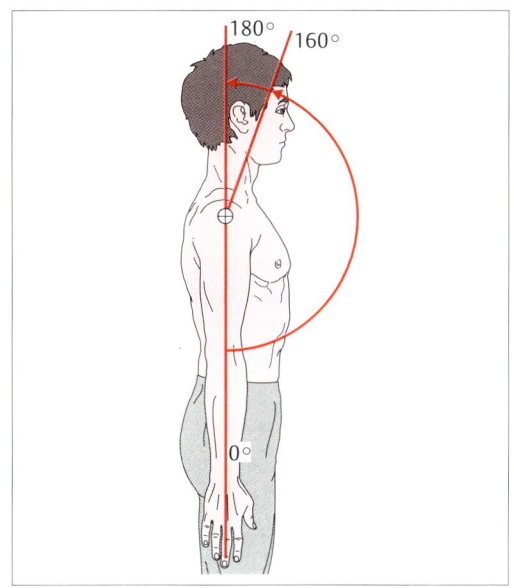

Abb. 4.**88** Bewegungsausmaß Richtung Flexion.

Muskulatur, die den Arm bewegt **a**	Muskulatur, die den Schultergürtel bewegt **b**	Muskulatur, die die Wirbelsäule bewegt **c**
M. deltoideus, Pars clavicularis M. pectoralis major, Pars clavicularis M. biceps brachii M. coracobrachialis	M. trapezius, Pars descendens und ascendens M. serratus anterior	M. erector spinae

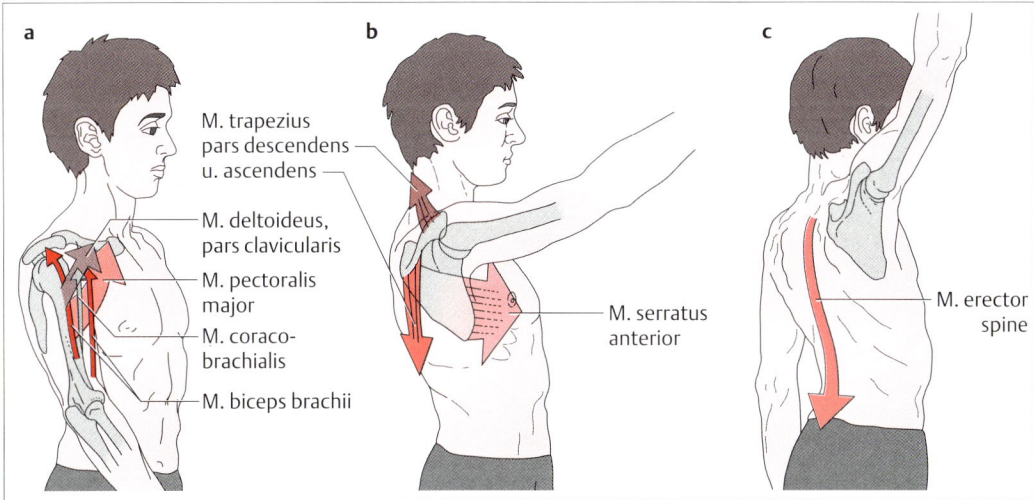

Abb. 4.**89** Flexion: **a** durch Bewegung im Humeroskapulargelenk, **b** durch AR der Skapula, **c** durch Wirbelsäulenbewegung.

4.3.5 Rotation

Das *Bewegungsausmaß* beträgt aus Neutral-0-Position: Außenrotation/Innenrotation = 60/0/95.

Wird der Unterarm hinter den Rücken genommen, entspricht dies einem Ausmaß von 95° Innenrotation.

Durch Ent- bzw. Anspannung der Kapsel-Bandstrukturen verändert sich das Bewegungsausmaß auf: Außenrotation/Innenrotation = 90/0/60 wenn der Arm aus 90° Abduktionsstellung rotiert wird.

Die Rotationsachse entspricht einer Achse, die durch den Markhöhlenraum des Humerusschaftes geht.

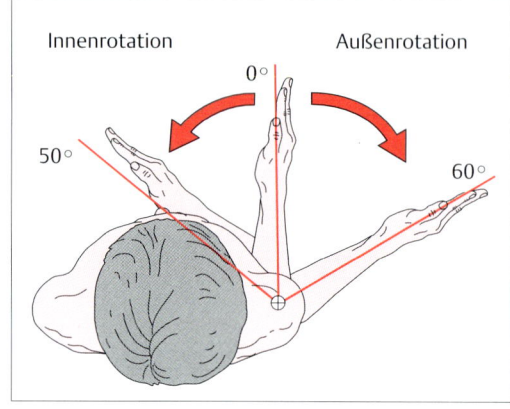

Abb. 4.**90** Bewegungsausmaß Richtung Außen- und Innenrotation.

Außenrotatoren

- M. infraspinatus,
- M. teres minor,
- M. deltoideus, Pars spinalis,
- M. triceps brachii, Caput longum.

Innenrotatoren

- M. subscapularis,
- M. latissimus dorsi,
- M. teres major,
- M. pectoralis major,
- M. biceps brachii,
- M. coracobrachialis
- M. deltoideus, Pars clavicularis.

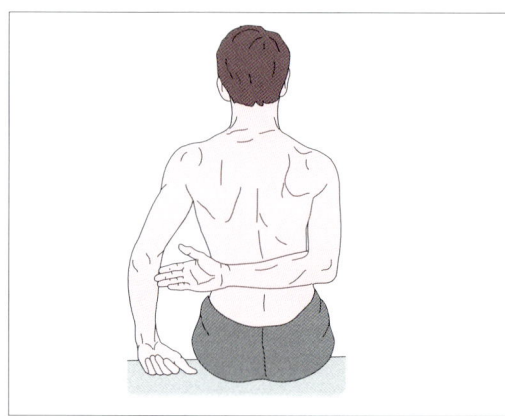

Abb. 4.**91** Maximale Innenrotation.

Pathologie Bei einer Schultersteife ist die Außenrotation am ausgeprägtesten und sehr früh eingeschränkt. Durch die Schonhaltung des Armes in Innenrotation am Körper wird der Recessus subscapularis nicht mehr entfaltet und kann verkleben. Ein weiterer Grund ist das Übergewicht der Innenrotatoren gegenüber den Außenrotatoren.

4.3.5 Rotation

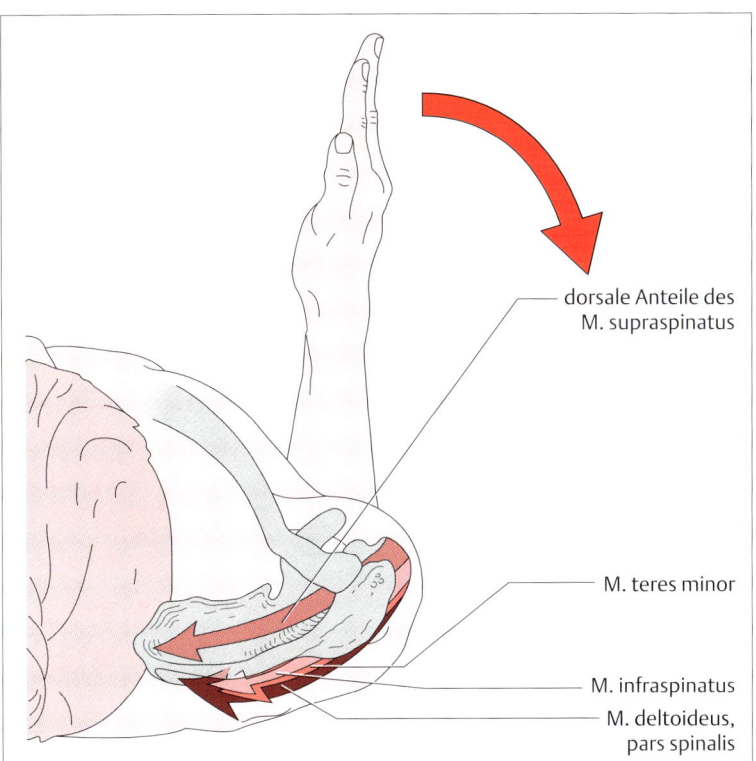

Abb. 4.92 Die Außenrotatoren.

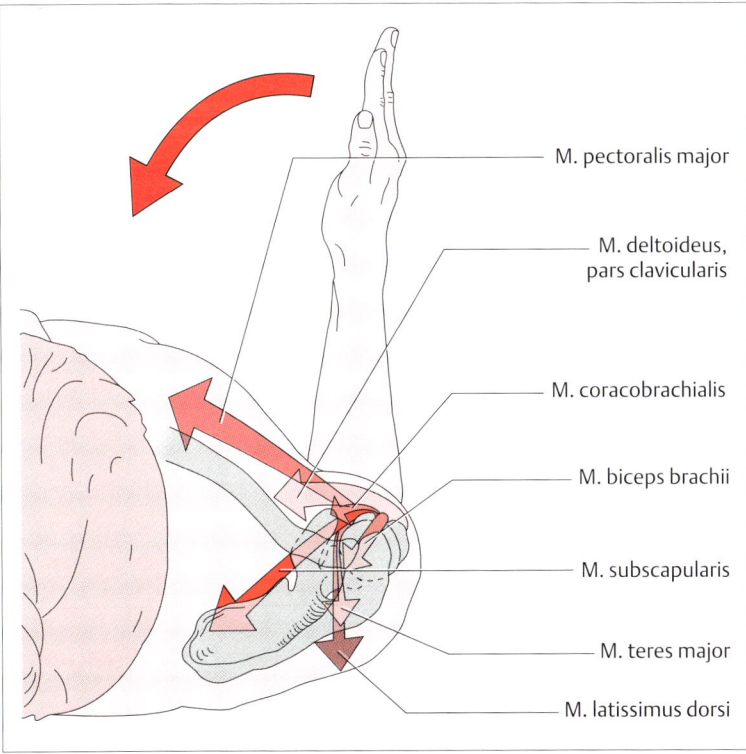

Abb. 4.93 Die Innenrotatoren.

4.4 Verlauf der Nerven im Schulterbereich

N. dorsalis scapulae (C 3–5)

- Er durchbohrt den M. scalenus medius und verläuft entlang des M. levator scapulae und des Margo medialis unter den Mm. rhomboidei,
- innerviert M. levator scapulae und Mm. rhomboidei.

N. suprascapularis (C 4–6)

- Er zweigt in Höhe der Skalenuslücke ab und verläuft durch die Incisura scapulae unter dem Lig. transversum scapulae superius zur Fossa supraspinata, lateral biegt er um die Basis der Spina scapulae in die Fossa infraspinata,
- innerviert Mm. supra- und infraspinatus.

Pathologie Eine Schädigung des N. suprascapularis kann durch Druck, z. B. Trageriemen eines schweren Rucksacks, erfolgen. Es kommt zu ausstrahlenden Schmerzen Richtung dorsale Skapula, und die Funktion der innervierten Muskulatur kann gestört sein. ■

N. thoracodorsalis (C 6–8)

- Er zieht von der Skapula Richtung Axilla und am ventralen Latissimusrand nach kaudal,
- innerviert M. latissimus dorsi und evtl. M. teres major.

N. subscapularis (C 5–6)

- Zwei getrennte Äste aus dem Fasciculus posterior verzweigen sich Richtung Facies thoracis der Skapula,
- innerviert Mm. subscapularis und teres major.

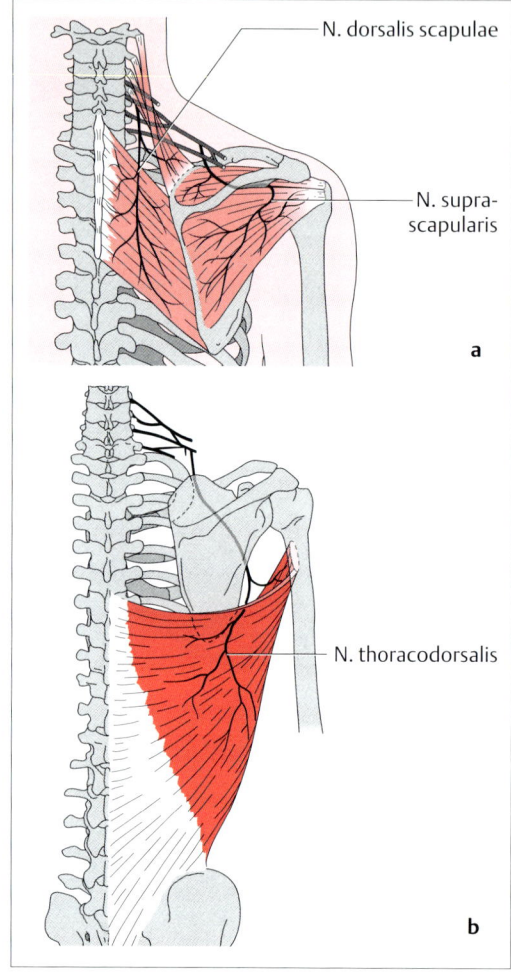

Abb. 4.**94** N. dorsalis scapulae, N. suprascapularis, N. thoracodorsalis.

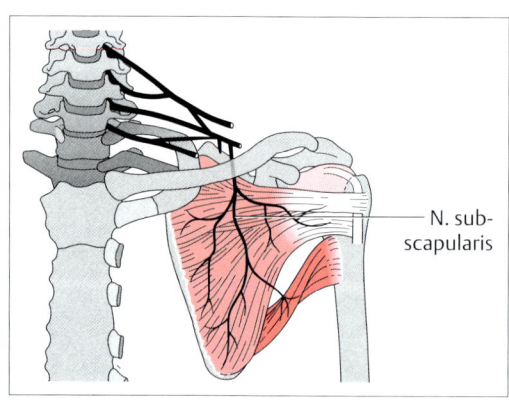

Abb. 4.**95** N. subscapularis.

N. thoracicus longus (C5–7)

- Er verläuft dorsal des Plexus, durchbohrt den M. scalenus medius und zieht steil nach kaudal zu den lateralen Rippen,
- innerviert M. serratus anterior.

Pathologie Durch maximale Flexion verbunden mit Außenrotation, die mit viel Kraft und Schnelligkeit, z.B. beim Gewichtheben oder Rückenschwimmen verbunden ist, kann der Nerv geschädigt werden. ■

Nn. pectorales medialis et lateralis (C5 – Th1)

- Sie kommen aus den Fasciculi laterale und mediale und ziehen über die A. und V. subclavia zur ventralen Axilla,
- innervieren Mm. pectorales.

N. axillaris (C5–7)

- Er zieht mit der A. circumflexa humeri posterior nach dorsal durch die laterale Achsellücke und um das Collum chirurgicum herum Richtung M. deltoideus.
- Abzweigungen:
  - Rr. articulares zum Schultergelenk,
  - N. cutaneus brachii lateralis superior tritt zwischen M. deltoideus und langem Tricepskopf nach lateral und versorgt ein Areal über dem M. deltoideus und der Außenseite des Oberarms,
- innerviert M. teres minor und M. deltoideus.

Pathologie Bei einer subkapitalen Humerusfraktur kann der Nerv durch die dislozierten Frakturenden geschädigt und evtl. sogar durchtrennt werden. ■

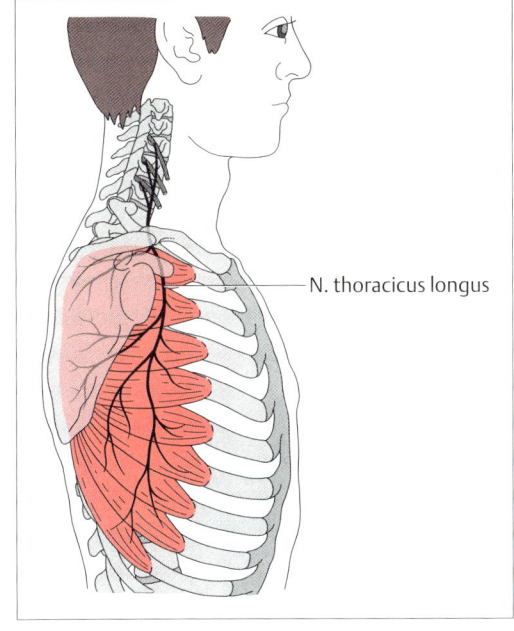

Abb. 4.96 N. thoracicus longus.

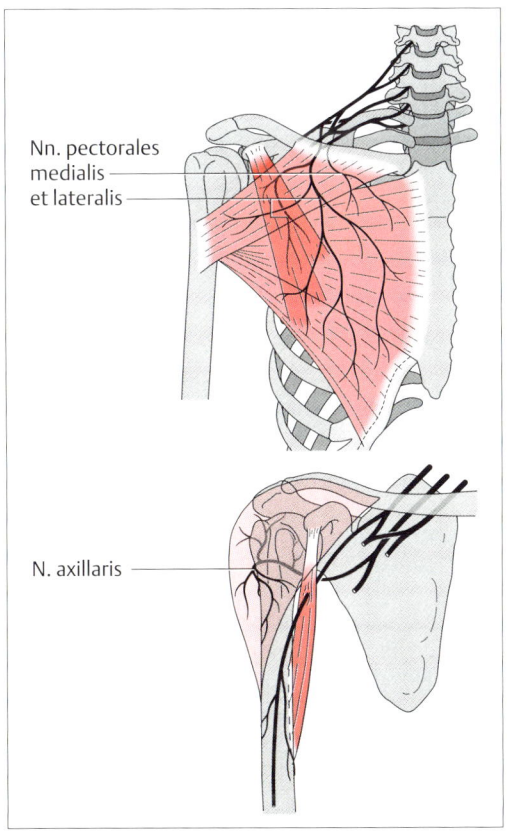

Abb. 4.97 Nn. pectorales medialis et lateralis N. axillaris.

N. musculocutaneus (C5–7)

- Er verläßt den Fasciculus lateralis in Höhe des lateralen Randes des M. pectoralis minor, zieht durch die ventrale Achselhöhle und durchbricht den M. coracobrachialis. Weiter nach distal verläuft er zwischen Mm. biceps und brachialis.
- Abzweigungen:
  - N. cutaneus antebrachii lateralis zieht in Höhe des muskulotendinösen Übergangs vom M. biceps durch die Faszie und versorgt die Haut der radialen Unterarmseite,
- innerviert Mm. coracobrachialis, biceps und brachialis.

N. radialis (C5 – Th 1)

- Er zieht aus dem Fasciculus posterior, dorsal der A. axillaris, zieht mit ihr Richtung dorsale Oberarmseite und verläuft zwischen Caput longum und mediale des M. triceps nach distal,
- weiterer Verlauf: nach dorso-lateral um den Humerus herum, im Sulcus nervi radialis zwischen Caput mediale und laterale des M. triceps Richtung Beugeseite.
- Abzweigungen:
  - N. cutaneus brachii posterior zieht Richtung Achselfalte und innerviert die Haut im dorsalen Oberarmbereich bis zum Olekranon.
  - N. cutaneus antebrachii posterior verläßt im Sulcus den N. radialis und versorgt die Haut der dorsalen Unterarmseite,
- innerviert Mm. triceps, anconaeus, brachioradialis und die Extensoren von Hand und Fingern.

Pathologie In der Axilla kann es zu einer Schädigung des N. cutaneus brachii posterior kommen, und es sind entsprechende Sensibilitätsausfälle zu finden. Der M. triceps, der als erstes vom N. radialis versorgt wird, kann evtl. paretisch sein. Die häufigste Ursache ist ein Trauma oder die Verwendung von Achselstützen.

Die Druckparese am Oberarm kann als Komplikation bei Schaftfrakturen auftreten oder wird durch längeres Ablegen des Armes auf die Rückenlehne der Parkbank verursacht. Die proximalste Parese ist die des M. brachioradialis. Die Fallhand zeigt die Parese der Handextensoren.

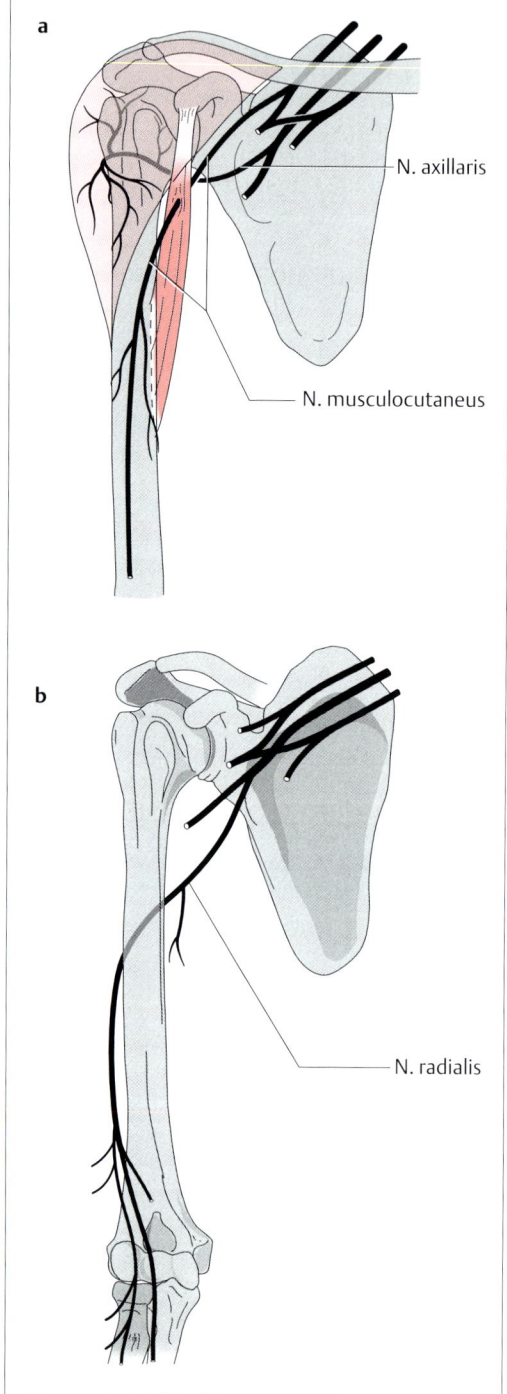

Abb. 4.98
a N. musculocutaneus
b N. radialis.

N. medianus (C5 – Th 1)

- Er geht aus den Fasciculi lateralis und medialis hervor, verläuft ventral der A. axillaris und an der volaren Oberarmseite nach distal,
- innerviert zum großen Teil die Muskeln des Thenars und Muskeln, die am Epicondylus medialis ihren Ursprung haben, außer M. flexor carpi ulnaris.

Pathologie Eine Druckläsion durch den Kopf des schlafenden Partners auf dem Oberarm („paralysie des amants", kann zu distalen motorischen und sensiblen Ausfällen führen. Beim Faustschluß kommt es zur charakteristischen Schwurhand.

N. ulnais (C8 – Th 1)

- Er kommt vom Fasciculus medialis und verläuft medial der A. axillaris. In der Mitte des Oberarms zieht er auf die Extensorenseite Richtung Ellenbogen,
- innerviert die Muskeln des Hypothenar, Mm. interossei und lumbricales sowie M. flexor carpi ulnaris und teilweise Mm. flexor digitorum profundus, flexor pollicis brevis und adductor pollicis.

Pathologie Durch eine Schädigung des N. ulnaris entsteht die *Krallenhand* = Extension in den Fingergrundgelenken und Flexion in den Interphalangealgelenken.

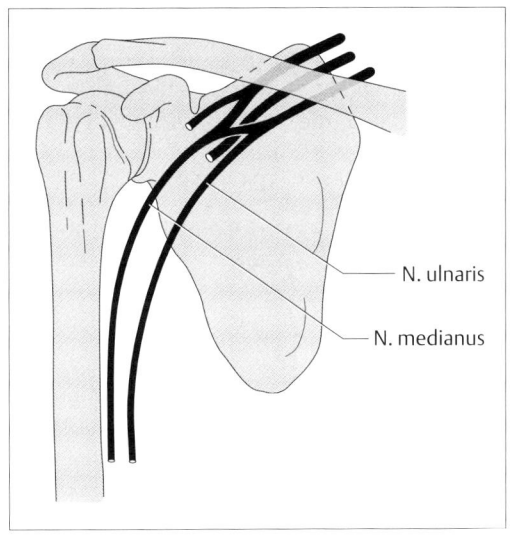

Abb. 4.99 N. medianus, N. ulnaris.

Pathologie **Kompressionssyndrome im Schulterbereich.** Der Plexus brachialis verläuft auf seinem Weg von den Foramina intervertebralia zu den Armnerven durch einige Engpässe, in denen er komprimiert werden kann.

▷ s. Kapitel HWS

Im Schulterbereich sind es zwei Engpässe, die unter dem Namen *Thoracic-outlet-Syndrom* bekannt sind:
- **Im Bereich der Klavikula** wird die kostoklavikuläre Lücke durch die 1. Rippe und die Klavikula begrenzt. Der Armplexus verläuft hier zusammen mit der A. und der V. subclavia Richtung Axilla. Der Raum wird beim Senken und Zurücknehmen des Schultergürtels verengt. Die Ursache einer Einengung sind: hängende Schultern, Erweiterung der Thoraxapertur bei chronischem Emphysem und Deformität der Klavikula nach Frakturen.

Praxistip Die Beschwerden des Patienten können durch einen Provokationstest von anderen Erkrankungen unterschieden werden. Der Schultergürtel wird nach kaudal gedrückt und in dieser Stellung gehalten, gleichzeitig wird der Radialispuls geprüft. Wenn der Raum deutlich enger wird, ist der Puls noch schwach zu fühlen oder verschwindet ganz, und die Patienten beschreiben eine Zunahme ihrer Beschwerden.

- **Im Bereich des M. pectoralis minor** gelangt der distale Armplexus zusammen mit der A. und der V. subclavia unter dem M. pectoralis minor und seinem Ansatz am Processus coracoideus hindurch in die Axilla. Bei maximaler Abduktion können sie hier nicht nach oben ausweichen und werden um die Ansatzsehne geschlungen, also gedehnt. Deshalb werden Beschwerden, die durch einen Engpaß in diesem Bereich bedingt sind, als *Hyperabduktionssyndrom* bezeichnet. Die Strukturen sind in der Regel gut dehnbar, deshalb treten Beschwerden erst bei längerem Halten in maximaler Abduktionsstellung auf, z.B. im Schlaf.

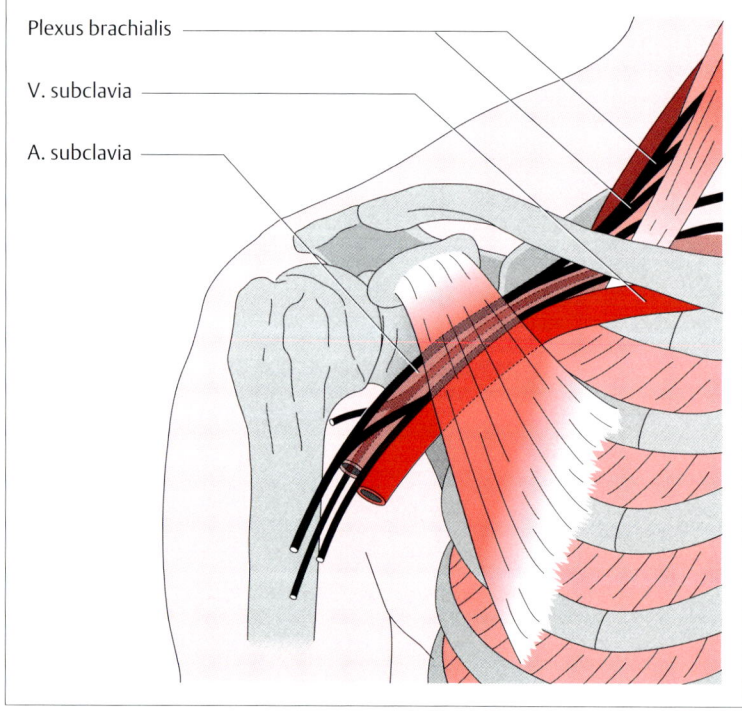

Abb. 4.**100** Kompressionssyndrome im Schulterbereich.

Plexus brachialis

V. subclavia

A. subclavia

5 Ellenbogen

5.1 Palpation im Ellenbogenbereich ··· *134*

5.2 Funktionelle Anatomie des Ellenbogens ··· *141*

5.2.1 Röntgenbild Ellenbogen ··· *141*

5.2.2 Articulatio cubiti ··· *142*

5.2.3 Bänder ··· *149*

5.2.4 Achsen und Bewegungen ··· *151*

5.2.5 Muskulatur: Flexoren ··· *154*

5.2.6 Muskulatur: Extensoren ··· *156*

5.2.7 Muskulatur: Pronatoren ··· *156*

5.2.8 Muskulatur: Supinatoren ··· *157*

5.3 Verlauf der Nerven im Ellenbogenbereich ··· *158*

5.1 Palpation im Ellenbogenbereich

Epicondylus lateralis humeri

Es ist als leicht palpierbarer, vorspringender Teil am distalen, lateralen Humerus zu finden. Die Spitze ist frei von jeglichen Ursprüngen.

Minimal distal der Epikondylenspitze und ca. ein Querfinger Richtung Ellenbeuge befindet sich eine kleine flache Stelle. Von hier entspringen mehrere Hand- und Fingerextensoren, die palpatorisch nur schwer voneinander abgrenzbar sind, da sie sehr dicht zusammenliegen. Von proximal nach distal sind es:

M. extensor carpi radialis brevis

Zieht zur Basis ossis metacarpalis III. Die Anspannung Richtung Dorsalextension mit gebeugten Fingern macht die Palpation leichter.

M. extensor digitorum

Zieht in die Dorsalaponeurose der Finger II–IV und an die Basen der Mittel- und Endphalangen. Wenn die Hand in Dorsalextension stabilisiert wird und die Finger gebeugt und wieder gestreckt werden, kann der genauere Ursprungsbereich lokalisiert werden.

M. extensor digiti minimi

Verläuft unmittelbar radial des M. extensor digitorium und zieht in die Dorsalaponeurose des 5. Fingers. Extension des kleinen Fingers macht die Lokalisation deutlicher.

M. extensor carpi ulnaris

Zieht an die Basis ossis metacarpalis V. In Dorsalextension und ulnare Abduktion spannen lassen.

> **Praxistip** Bei einer Epikondylitis lateralis, auch unter dem Namen *Tennisellenbogen* bekannt, ist meist der Ursprungsbereich des M. extensor carpi radialis brevis betroffen. Durch die Palpation und Provokation mittels Dehnung oder Kontraktion kann die exakte Lokalisation festgestellt werden. ■

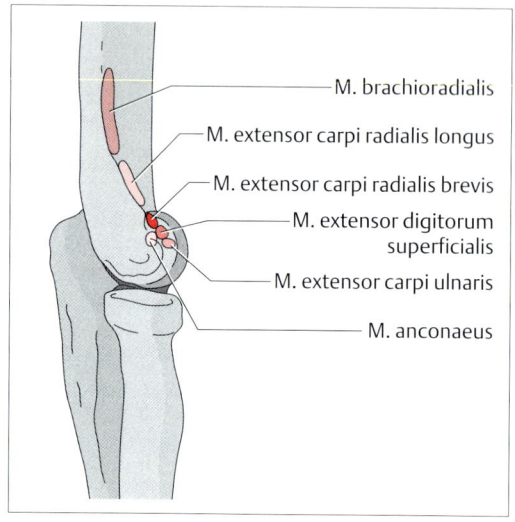

Abb. 5.**1** Palpation: Die Muskelursprünge am Epicondylus lateralis.

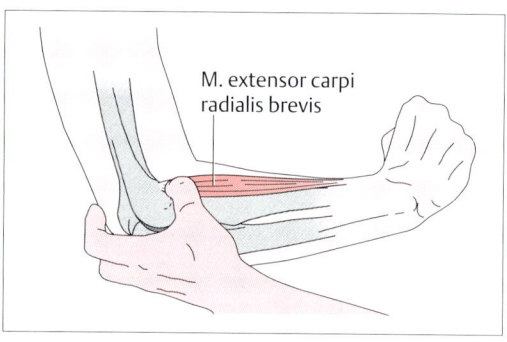

Abb. 5.**2** Palpation: M. extensor carpi radialis brevis.

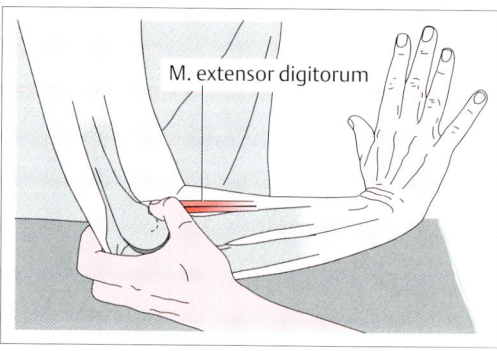

Abb. 5.**3** Palpation: M. extensor digitorum.

M. anconaeus

Zwischen dem Epikondylus lateralis und dem Olekranon ist er als kleines, dreieckiges Muskelpolster zu palpieren.

Margo lateralis humeri

Diese Knochenleiste verläuft vom Epikondylus lateralis nach proximal und ist der Ursprungsbereich von zwei Muskeln:

M. brachioradialis

Zieht von der palmaren Kante etwa Handbreit oberhalb der Epikondylenspitze zum Processus styloideus radii. Sein Ursprungsbereich ist ca. 3 Querfinger breit.

Die Anspannung Richtung Ellbogenflexion in Supination/Pronation-Mittelstellung erleichtert die Palpation.

M. extensor carpi radialis longus

Entspringt direkt kaudal des M. brachioradialis mit einer Breite von 1–2 Querfingern und zieht zur Basis ossis metacarpalis II.

Die Anspannung Richtung Dorsalextension und radiale Abduktion macht die Palpation leichter.

Lig. collaterale radiale

Das Band ist eine fächerartig ausgebreitete Struktur, die vom Epikondylus Richtung Radiusköpfchen zieht, in das Lig. anulare radii, sowie zur dorsalen Ulna. Sehr gut palpierbar ist es zwischen Epikondylus und Olekranon, weiter distal wird es wegen der Überlagerung der Extensoren schwerer.

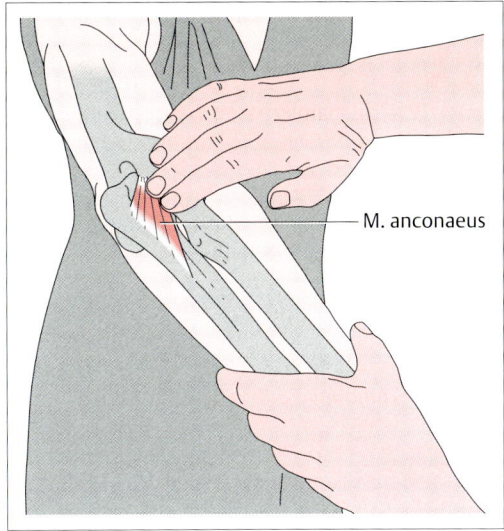

Abb. 5.4 Palpation: M. anconaeus.

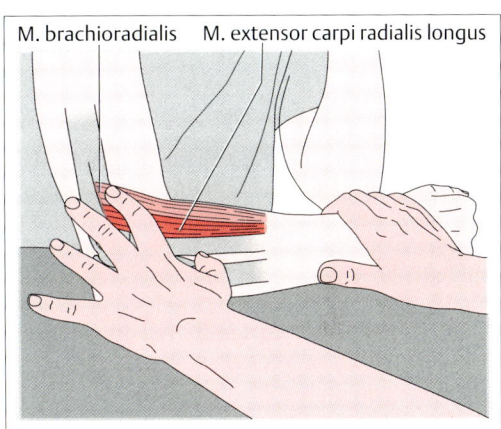

Abb. 5.5 Palpation: M. brachioradialis, M. extensor carpi radialis longus.

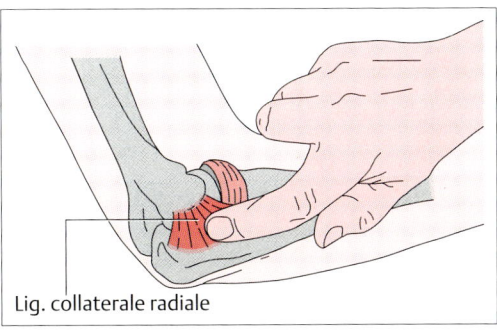

Abb. 5.6 Palpation: Ligamentum collaterale radiale.

Capitulum radii

Vom lateralen Epikondylus ca. 2,5 cm weiter nach distal liegt das Capitulum radii. Wird der Unterarm in Pro- und Supination bewegt, dreht es sich unter dem palpierenden Finger hin und her.

Das **Lig. anulare radii** zieht um das Capitulum und kann zwischen Ulna und Radiusköpfchen als fester Strang palpiert werden.

Die Stellung des Radiusköpfchens im Verhältnis zum Humerus wird im direkten Seitenvergleich untersucht, indem beidseitig der **Gelenkspalt** des Humeroradialgelenks abpalpiert wird.

Praxistip Die Beurteilung der Stellung des Radiusköpfchens im Verhältnis zum Humerus wird sowohl in Ruhe als auch in der Bewegung gemacht. Es werden unter der Palpation durch den Zeigefinger auf dem Gelenkspalt gleichzeitig beide Gelenke gebeugt und gestreckt, so daß ein direkter Vergleich möglich ist.

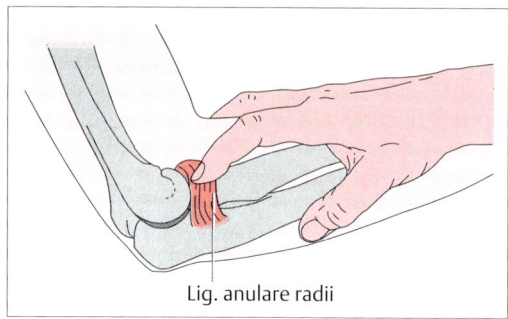

Abb. 5.**7** Palpation: Ligamentum anulare radii Capitulum radii.

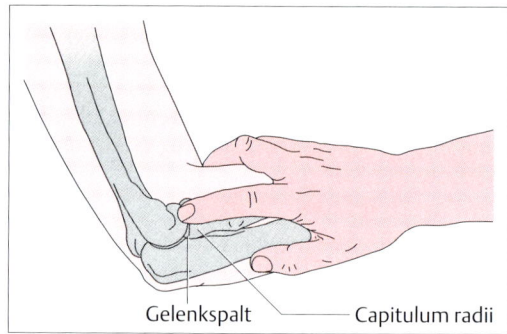

Abb. 5.**8** Palpation: Gelenkspalt des Humeroradialgelenks.

Epicondylus medialis humeri

Da die Spitze des Epicondylus medialis frei von Insertionen ist, kann er als deutlich vorspringender Knochenteil am distalen, medialen Humerus palpiert werden. Etwas distal und palmar der Epikondylenspitze ist der Ursprungsbereich der Handflexoren. Es handelt sich um eine gemeinsame Sehnenplatte, deshalb sind die Muskeln erst im weiteren Verlauf voneinander abzugrenzen.

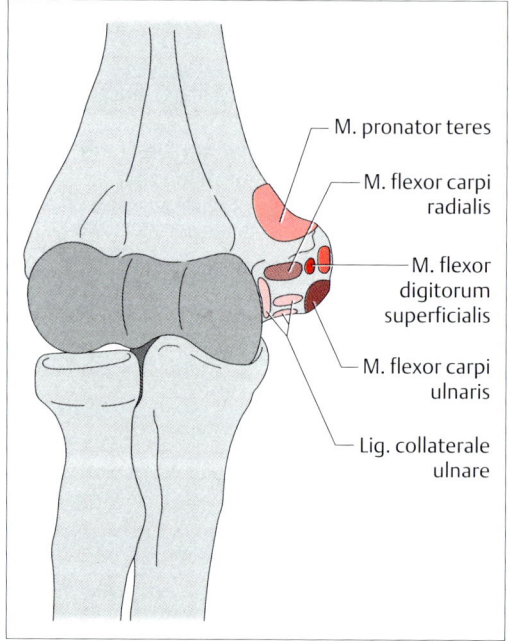

Abb. 5.**9** Palpation: Die Muskelursprünge am Epicondylus medialis.

Die folgenden Muskeln sind im Epikondylenbereich nur schwer identifizierbar, da sie einen gemeinsamen Ursprung haben. Eine Orientierungshilfe zum Verlauf der Muskulatur ist es, wenn die andere Hand mit dem Tuberculum trapezii auf den Epikondylus medialis und die ausgestreckten Finger und der leicht abgespreizte Daumen auf den palmaren Unterarm gelegt werden.
- Der Verlauf des Daumens entspricht dem Verlauf des M. pronator teres,
- der des Zeigefingers dem des M. flexor carpi radialis,
- der des Mittelfingers dem des M. palmaris longus,
- der des Ringfingers dem des M. flexor digitorum superficialis,
- der des Kleinfingers dem des M. flexor carpi radialis.

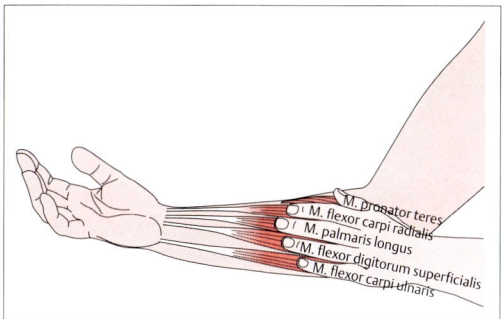

Abb. 5.**10** Palpation: Verlauf der Muskeln vom Epicondylus medialis.

M. flexor carpi radialis

Zieht zur Basis ossis metacarpalis II. Anspannung Richtung Palmarflexion und radiale Abduktion macht die Palpation leichter. Im weiteren Verlauf am Unterarm liegt der Muskel am weitesten lateral.

M. flexor digitorum superficialis

Zieht zu den mittleren Phalangen. Richtung Palmarflexion und in Fingerflexion spannen lassen.

M. palmaris longus

Zieht zur Palmaraponeurose, ist aber nicht immer vorhanden. Handgelenk in Palmarflexion spannen Daumen und Kleinfinger zusammenbringen erleichtert das Auffinden des Ursprungsbereichs.

M. flexor carpi ulnaris

Zieht zum Os pisiforme. Hand in Palmarflexion und ulnare Abduktion spannen lassen.

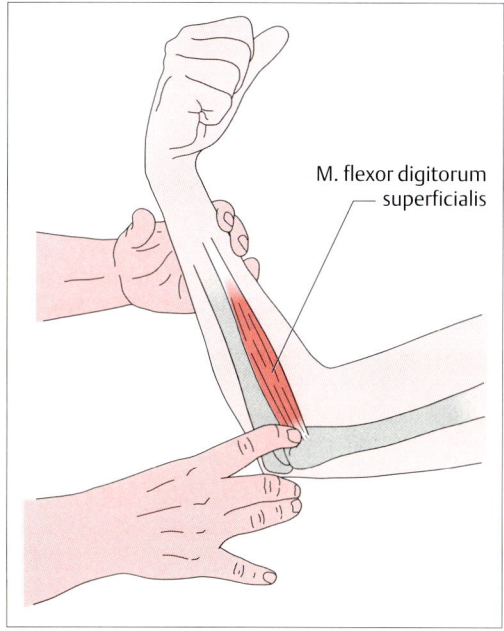

Abb. 5.**11** Palpation: M. flexor digitorum superficialis.

Praxistip Eine Tendopathie im Bereich des medialen Epikondylus wird als *Golferellenbogen* bezeichnet und erfaßt den gemeinsamen Ursprungsbereich der Flexoren. Die Palpation bei gleichzeitiger Dehnung zeigt die genaue Lokalisation der Irritation, ebenso der Widerstandstest für die Handflexoren.

Margo medialis humeri

Der Margo medialis ist als knöcherne Kante vom Epikondylus geradlinig nach kranial verlaufend zu palpieren.

M. pronator teres

Hat seinen Ursprung am weitesten proximal und ist die mediale Begrenzung der Fossa cubiti. Bei Anspannung Richtung Flexion und Pronation ist er gut zu tasten.

Sulcus olecrani medialis

Der Sulcus liegt zwischen Epicondylus medialis und dem Olekranon. In dieser Rinne verläuft der **N. ulnaris**. Er ist als sehr fester, runder Strang etwas proximal des Sulcus zu palpieren. Im Sulcus ist er durch darüberziehende Bandstrukturen geschützt und deshalb nur mit sehr viel Druck palpierbar. Durch diesen Druck kann ein elektrisierender Schmerz, der bis in die Kleinfingerseite zieht, ausgelöst werden.

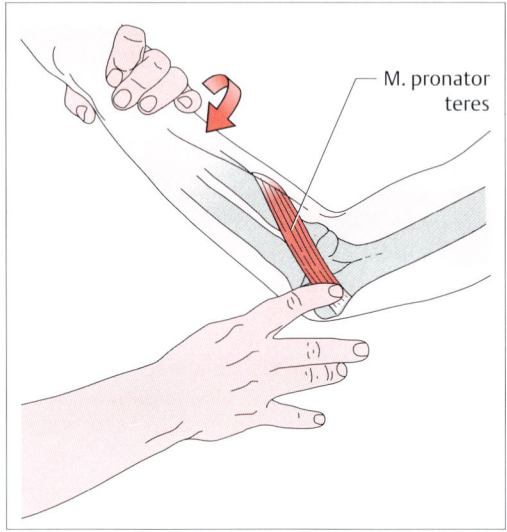

Abb. 5.**12** Palpation: M. pronator teres.

Pathologie Eine Luxation des N. ulnaris kann aufgrund einer angeborenen Sulkusveränderung vorkommen. Bei der Bewegungsuntersuchung gibt der Patient einen stechenden Schmerz mit Ausstrahlungen nach distal an, da bei der Flexion der mediale Rand des M. triceps den Nerv aus dem Sulkus herausdrängen und über den Epicondylus medialis schieben kann. Diese Luxation ist auch bei den Kontaktsportarten wie Judo und Ringen zu finden.

Lig. collaterale ulnare

Das ulnare Seitenband zieht fächerförmig vom Epikondylus zur Ulna und in das Lig. anulare radii. Ebenso wie lateral überdecken Muskeln einen großen Teil des Bandes. Der Anteil, der Richtung Olekranon zieht, ist besser zu finden.

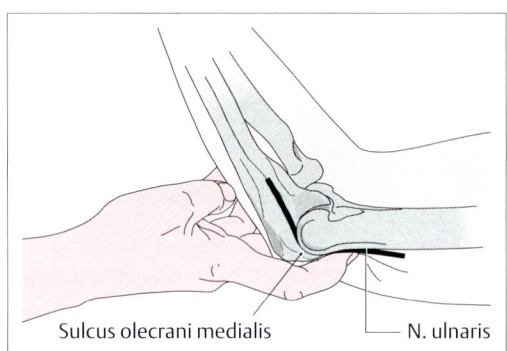

Abb. 5.**13** Palpation: N. ulnaris, Sulcus olecrani medialis.

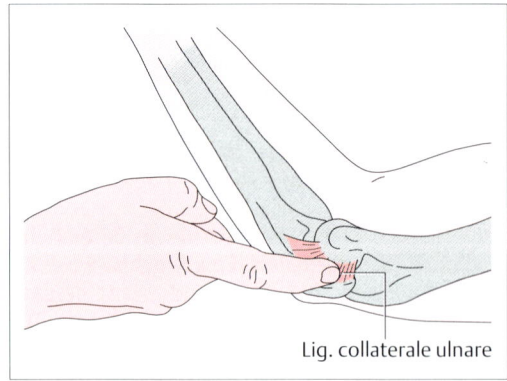

Abb. 5.**14** Palpation: Ligamentum collaterale ulnare.

Olekranon

Das Olekranon kommt bei Flexion aus der Fossa olecrani heraus und wird dadurch der Palpation zugänglich. An der Olekranonspitze setzt die Sehne des M. triceps an.

Die Bursa olecrani liegt direkt auf dem Olekranon und kann nur bei Verdickung eindeutig getastet werden.

Fossa olecrani

Die Fossa olecrani ist nur in leichter Flexion mit etwas Druck möglich, da durch die gedehnte Trizepssehne palpiert werden muß. In Extension ist sie mit dem Olekranon ausgefüllt.

Ellenbeugeseite

Die Ellenbeuge ist lateral durch den M. brachioradialis und medial durch den M. pronator teres begrenzt. Von lateral nach medial gesehen ziehen folgende Strukturen durch die Ellenbeuge:

Bizepssehne

Ist die am deutlichsten vorspringende Sehne in der Ellenbeuge, sie zieht Richtung innerer Radiusrand.

Nach medial ist die Fortsetzung der Sehne, der **Lacertus fibrosus** als eine flächige Struktur mit festem proximalem Rand in Richtung Ulna und Unterarmfaszie verlaufend zu palpieren.

> **Praxistip** Eine Veränderung des Muskelreliefs des M. biceps kurz vor der Ellenbeuge, z.B. in Form eines kleinen Balls, deutet auf eine Ruptur der Sehne, meist der langen Bizepssehne im Bereich des Sulkus hin.

▷ s. Kapitel Schulter

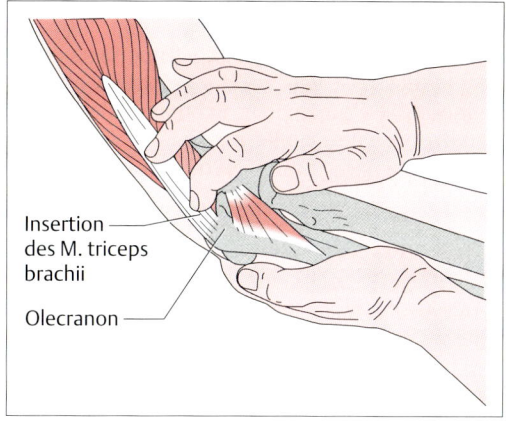

Abb. 5.**15** Palpation: Olecranon, Insertion des M. triceps brachii.

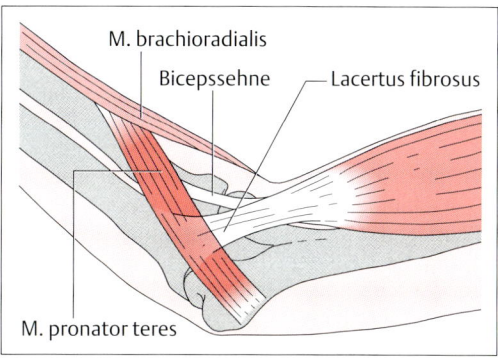

Abb. 5.**16** Palpation: Die Ellenbeugeseite.

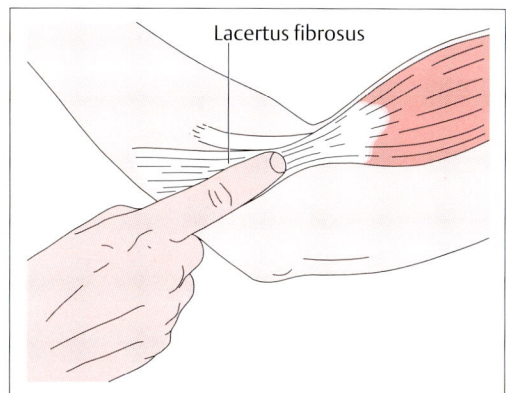

Abb. 5.**17** Palpation: Lacertus fibrosus.

Tuberositas radii

Die Insertion des Bizeps an der Tuberositas radii liegt in der Tiefe und ist der Palpation nur folgendermaßen zugänglich: Bei maximaler Pronation in Ellbogenflexion dreht sich die Tuberositas nach dorsal und ist ca. 2–3 cm distal des Radiusköpfchens als Erhebung zu palpieren.

Praxistip Bei einer Insertionstendopathie kann am Sehnenansatz des M. biceps eine deutliche Schwellung palpiert werden. Unter Umständen kann diese so groß sein, daß sich die Tuberositas bei der Pronation durch den Raum zwischen Radius und Ulna durchzwängen muß, was sehr schmerzhaft ist.

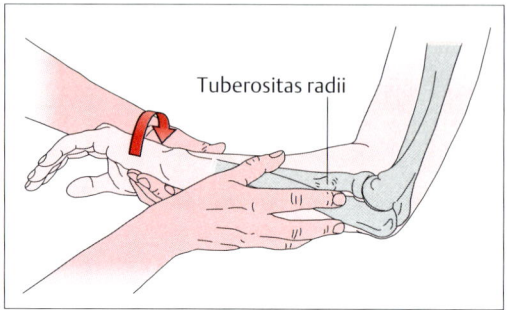

Abb. 5.**18** Palpation: Tuberositas radii.

Gefäße und Nerven

Zwischen ulnarem Bizepsrand und M. pronator teres ist eine Rinne palpierbar, der Boden wird vom M. brachialis gebildet. In ihr befindet sich ein Gefäß – Nervensystem: N. medianus und Vasa brachialia.

Der laterale Rand des M. biceps bildet mit dem M. brachioradialis ebenfalls eine Rinne und wiederum ist der M. brachialis der Boden. In ihr verläuft in der Tiefe der N. radialis und die Vasa collateralia radii und oberflächlich der N. cutaneus antebrachii radialis.

A. brachialis

Der Puls kann unmittelbar medial der Bizepssehne gefühlt werden.

N. medianus

Ist eine röhrenartige Struktur direkt medial der Arterie. Im weiteren Verlauf tritt er distal der Ellenbeuge durch den M. pronator teres.

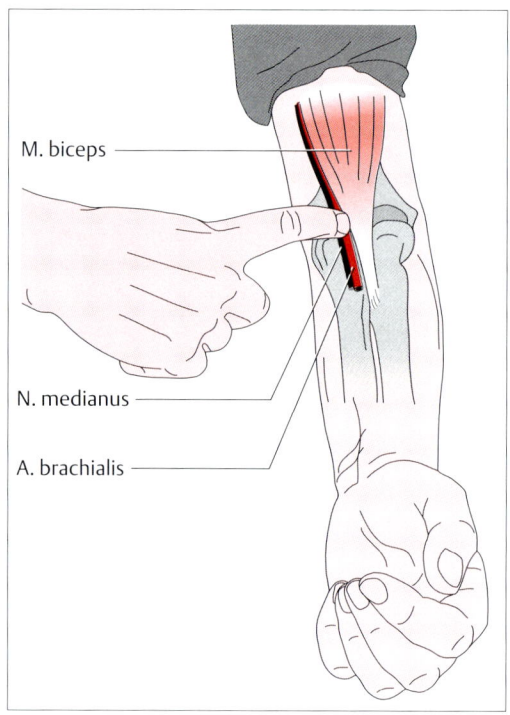

Abb. 5.**19** Palpation: A. brachialis, N. medianus.

5.2 Funktionelle Anatomie des Ellenbogens

5.2.1 Röntgenbild Ellenbogen

Anterior-posteriore Aufnahme

Stellung: Extension/Supination
- Abstand Capitulum humeri – Radius: ca. 3 mm.
- Der Winkel, der von Oberarmschaftachse und Ulnaschaftachse gebildet wird, ist der Ellenbogenaxialwinkel. Norm: 162°.

Laterale Aufnahme

Stellung: **90° Ellenbogenflexion**
- Projektion der beiden Epikondylen übereinander.
- Gelenkspalt des Humeroulnargelenkes:
  - gleichmäßiger Abstand zwischen Trochlea und Ulna,
  - glatte kongruente Gelenkflächen.

Pathologie Bei den pathologischen Befunden kann sich aufgrund von Entzündungen oder arthrotischen Veränderungen der Gelenkspalt verschmälert haben.

Eine arthrotische Deformierung des Radiusköpfchen bei chronischer Polyarthritis ist ebenso gut erkennbar wie die Röntgendiagnostik in der Traumatologie. Sie zeigt eindeutige Befunde, z. B. bei einer Luxation des Radiusköpfchens, Abrißfraktur eines Epikondylus oder des Olekranons.

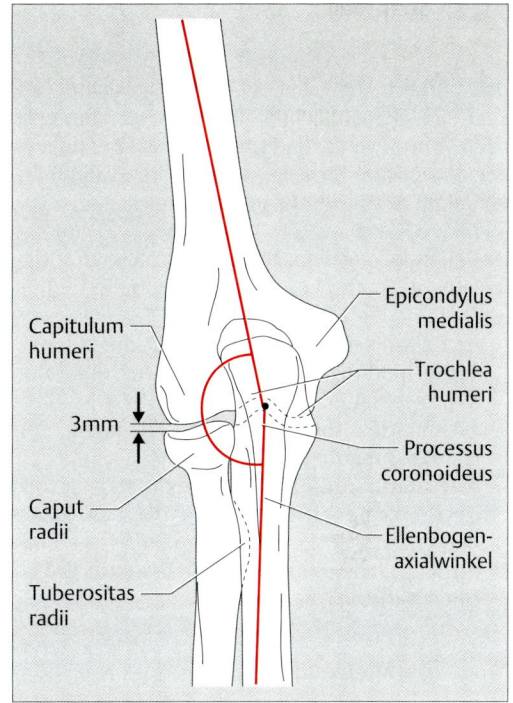

Abb. 5.20   Röntgenbild: a.p.-Aufnahme.

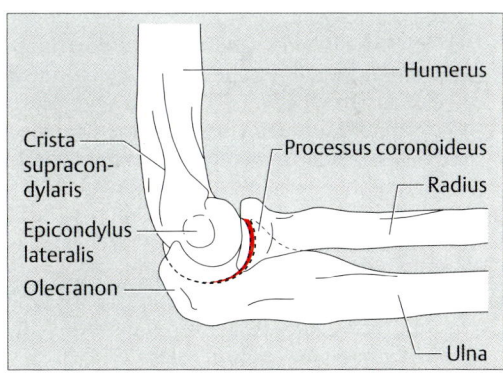

Abb. 5.21   Röntgenbild: laterale Aufnahme.

5.2.2 Articulatio cubiti

Gegenüber der proximalen Gelenkfläche am Caput humeri, die nach medial ausgerichtet ist, sind die Gelenkflächen des distalen Humerus nach ventral verdreht. Damit ist das Ellenbogengelenk optimal für den funktionellen Gebrauch, vor allem nach ventral, ausgerichtet.

Das Ellenbogengelenk setzt sich aus aus drei Gelenken zusammen, die eine funktionelle Einheit bilden:
- **Articulatio humeroulnaris** stellt die gelenkige Verbindung zwischen Humerus und Ulna dar. Es ist funktionell ein Sattelgelenk.
- **Articulatio humeroradialis** verbindet den Humerus mit dem Radius.
- **Articulatio radioulnaris proximalis** ist das Gelenk zwischen Radius und Ulna im proximalen Bereich. Es ist zwangsläufig mit dem distalen Radioulnargelenk, **Articulatio radioulnaris distalis,** gekoppelt.

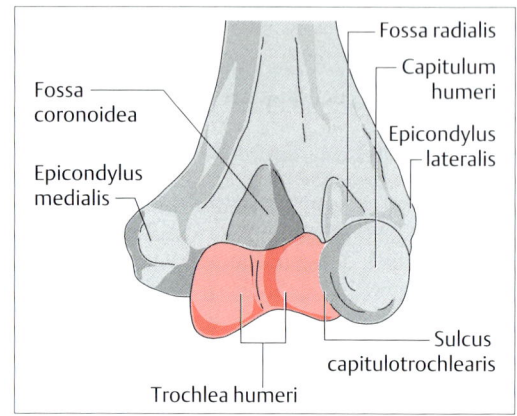

Abb. 5.**22** Trochlea humeri.

Articulatio humeroulnaris

Humerus

- *Trochlea humeri* hat die Form eines liegenden Sektkorkens, der ulnare Teil ist etwas breiter als der radiale, eine sanduhrartige Einschnürung trennt beide Anteile und ist leicht nach medial ausgerichtet.
- Das distale Ende des Humerus, die Trochlea und das Capitulum sind gegenüber der Schaftachse um ca. 45° nach ventral abgewinkelt.
- Oberhalb der Trochlea befindet sich ventral die *Fossa coronoidea*, sie nimmt in Flexionsstellung den Processus coronoideus auf.
- Dorsal gibt es die *Fossa olecrani*, sie ist sehr tief und mit etwas Fettgewebe ausgefüllt, in Extensionsstellung nimmt diesen Platz das Olekranon ein.

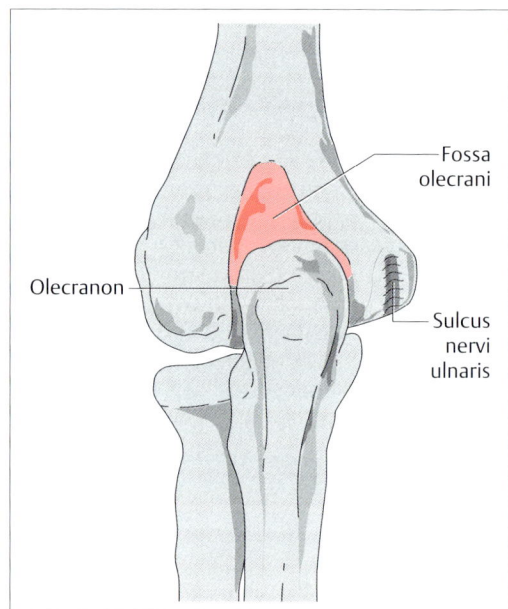

Abb. 5.**23** Fossa olecrani.

Ulna

- *Incisura trochlearis* umfaßt zangenartig die Trochlea. Sie hat eine Leiste, die in die Rinne der Trochlea paßt. Im mittleren Bereich ist die Incisura nicht überknorpelt.
- Dorsal befindet sich am Ende der Incisura das *Olekranon*. Es dient dem M. triceps brachii als Ansatz und dem Caput ulnare des M. flexor carpi ulnaris als Ursprung.
- Am ventralen Ende befindet sich der *Processus coronoideus*. Unmittelbar distal des Processus befindet sich die Tuberositas ulnae. Hier ist die Insertion des M. brachialis und der Ursprungsbereich des M. flexor digitorum superficialis.
- Eine Verbindungslinie, die vom Olekranon zum Processus coronoideus verläuft, bildet mit der Schaftachse einen Winkel von 45°. Bedingt durch diese Ausrichtung und die Winkelstellung des distalen Humerus ist die große Flexionsbewegung möglich.

Praxistip Eine isolierte **Olekranonfraktur** wird mit einer Zuggurtungsosteosynthese versorgt, da der M. triceps brachii das proximale Frakturende nach kranial ziehen würde. Deshalb muß in der anschließenden Behandlung die passive Dehnung des Muskels und konzentrisch resistives Arbeiten aus maximaler Flexionsstellung vermieden werden.

Bei der **Traktionsbehandlung** des Humeroulnargelenks muß der von Olekranonspitze und Processus coronoideus gebildete Winkel von 45° beachtet werden. Die Incisura ist der konkave Gelenkpartner, und damit entspricht die Behandlungsebene diesem Winkel, was bei Stellungsänderungen der Ulna zu berücksichtigen ist. Eine Nichtbeachtung der Traktion in 90° Stellung zu diesem Winkel würde in bestimmten Gelenkabschnitten eine Kompression bewirken. ■

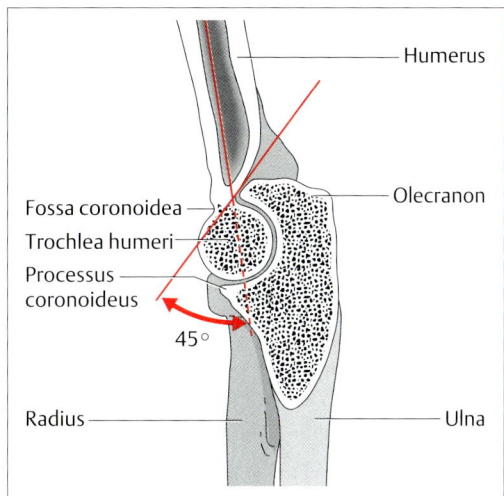

Abb. 5.**24** Stellung der Trochlea humeri.

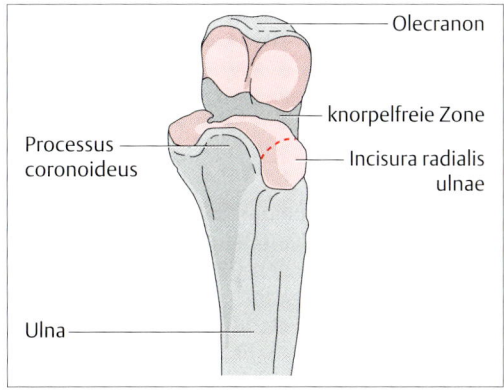

Abb. 5.**25** Incisura trochlearis ulnae.

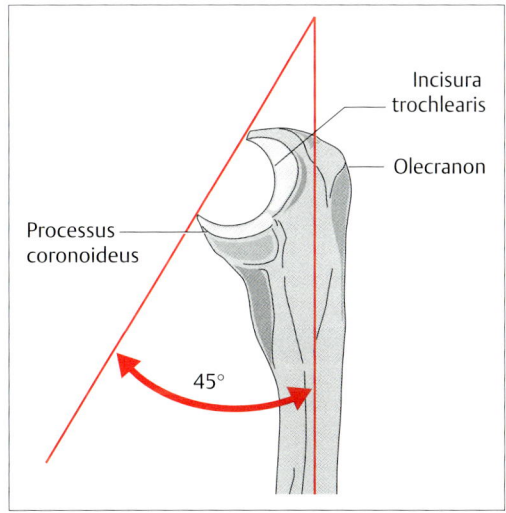

Abb. 5.**26** Stellung der Incisura trochlearis.

Articulatio humeroradialis

Humerus

- *Capitulum humeri* wird durch den *Sulcus capitulotrochlearis* von der Trochlea abgegrenzt,
- oberhalb des ventralen Capitulums befindet sich die *Fossa radialis,* sie nimmt bei maximaler Flexion das Radiusköpfchen auf.

Radius

- *Fovea articularis radii* ist die konkave Gelenkfläche am Radiusköpfchen,
- außen an der Fovea gibt es einen kleinen zirkulären Randwulst = *Lunula obliqua.* Er artikuliert mit dem Sulcus capitulotrochlearis humeri.

Durch das Lig. anulare radii ist der Radius eng an die Bewegungen der Ulna gekoppelt, so daß sowohl Humeroulnar- als auch Humeroradialgelenk nicht separat bewegt werden können, sondern immer nur gemeinsam.

Praxistip Die **Radiusköpfchenfraktur** wird in der Regel verschraubt und sollte sehr dosiert funktionell behandelt werden, unter Berücksichtigung der verbotenen Pro- und Supinationsbewegungen. Zu hohe Dosierung hinsichtlich Kraftaufwand und Dauer der physiotherapeutischen Anwendung kann zu Kalzifizierung und anderen Komplikationen führen.

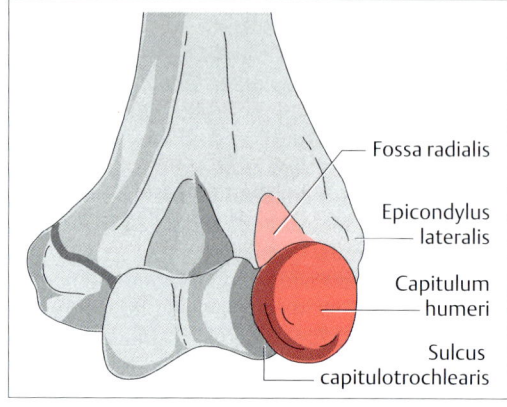

Abb. 5.**27** Capitulum humeri.

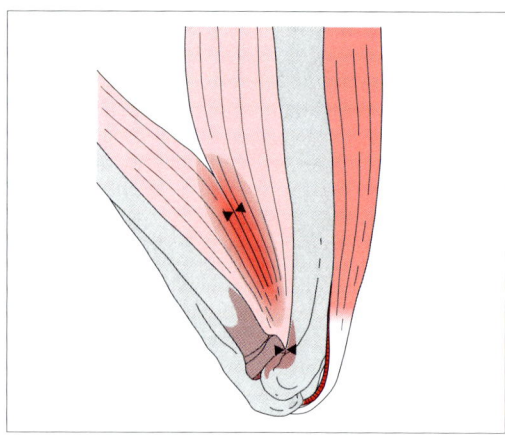

Abb. 5.**28** Stellung des Capitulum radii in maximaler Flexion.

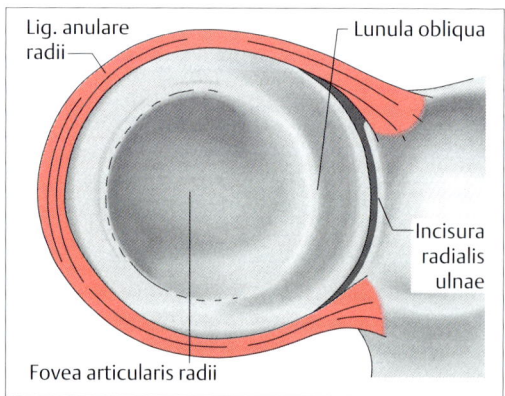

Abb. 5.**29** Fovea articularis radii.

Articulatio radioulnaris proximalis

Ulna

- Die *Incisura radialis ulnae* ist konkav und sagittal ausgerichtet.
- *Lig. anulare radii* ist ca. 1 cm breit und am posterioren und anterioren Rand der Incisura fixiert. Es umgibt den größten Teil des Caput radii, nur die Lunula obliqua bleibt frei.
  Das Band besteht in der Umgebung der Incisura ulnae aus Faserknorpel, der in straffes kollagenfaseriges Bindegewebe übergeht. Diese Einlagerung von Knorpelzellen läßt auf eine örtlich begrenzte Druckübertragung schließen und übernimmt die wichtige Aufgabe der Zentrierung des Radiusköpfchens in die Incisura, während die anderen Bandanteile mehr Zugbeanspruchung erfahren.
  Das radiale und ulnare Kollateralband ziehen in das Lig. anulare, deshalb gibt es eine Wechselbeziehung zwischen dem Humeroulnar-, dem Humeroradial und dem Radioulnargelenk.
  Der M. supinator strahlt mit einigen Fasern in das Band ein.
- *Lig. quadratum* ist kaudal an der Incisura befestigt, es zieht an die Basis der Circumferencia und ist ventral und dorsal am unteren Teil des Lig. anulare radii befestigt.

Radius

Die *Circumferencia articularis radii* ist konvex und artikuliert mit dem Lig. anulare radii und mit der Incisura radialis ulnae.

Praxistip Die engen Verbindungen der Ellenbogengelenke zeigt, daß eine Störung in einem der Gelenke immer auch die anderen erfaßt und deshalb alle untersucht und behandelt werden müssen.

Pathologie Bei der chronischen Polyarthritis erfaßt die arthrotische Deformierung im Ellenbogenbereich meist das Radiusköpfchen. Nach einer therapeutischen Resektion des Köpfchens ist die Folge eine Instabilität des Ellenbogens, da die humerale Abstützung fehlt und durch die Durchtrennung des Lig. anulare radii die stabilisierende Verbindung zu den Kollateralbändern entfällt. Das hat auch eine Belastungsveränderung des distalen Radioulnargelenks zur Folge.

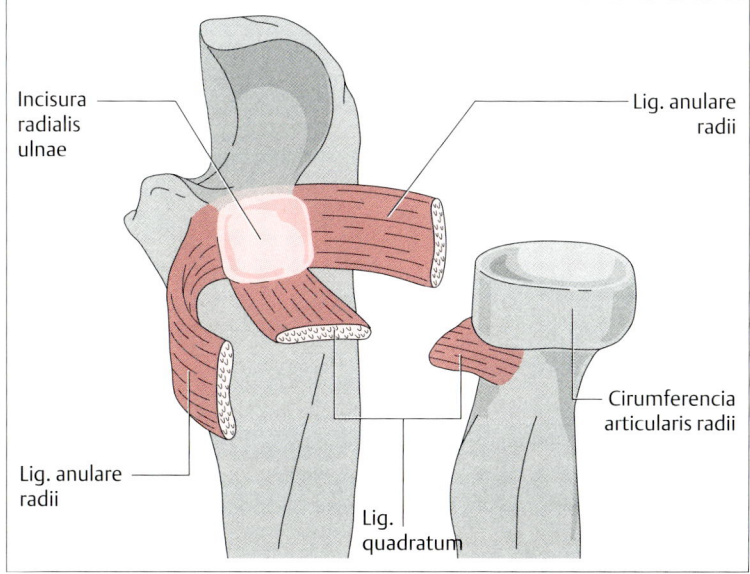

Abb. 5.30 Articulatio radio-ulnaris proximalis.

Gelenkkapsel

Die drei Gelenke werden von einer dünnen Kapsel umhüllt. Die **Insertionen am Humerus** umschließen die Fossae radialis, coronoidea und olecrani und sparen die Epikondylen und den Sulcus nervi ulnaris aus.

Die Kapsel bildet dorsal und ventral kleine Recessi, die sich bei maximalen Bewegungen entfalten. Einige Muskelfasern des M. brachialis und des M. anconaeus ziehen dorsal an die Kapsel und verhindern, daß die Recessifalten eingeklemmt werden. Seitlich wird die Kapsel durch die Kollateralbänder und Muskelfaserzüge verstärkt, z.B. M. supinator und M. extensor carpi radialis brevis.

An der **Ulna** befindet sich die Insertion an der Knochen-Knorpelgrenze der Incisura trochlearis und schließt im medialen Bereich die Incisura radialis ulnae mit ein.

Am **Radius** liegt die Insertion etwas unterhalb der Knochen-Knorpelgrenze der Circumferentia.

Pathologie Aussackungen der Kapsel, die sich fibrös verändern und dadurch sehr fest werden können, führen zu immer wiederkehrenden Einklemmungserscheinungen bei der Bewegung. Sie müssen operativ entfernt werden.

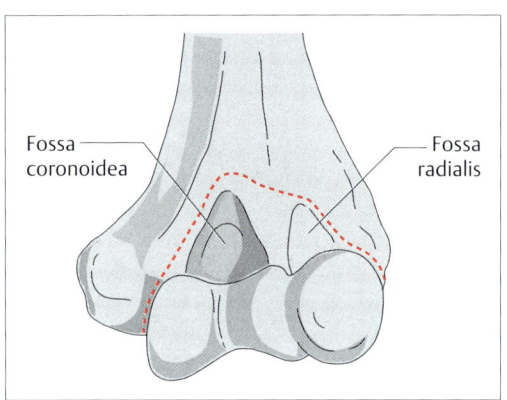

Abb. 5.**31** Kapselinsertion am ventralen Humerus.

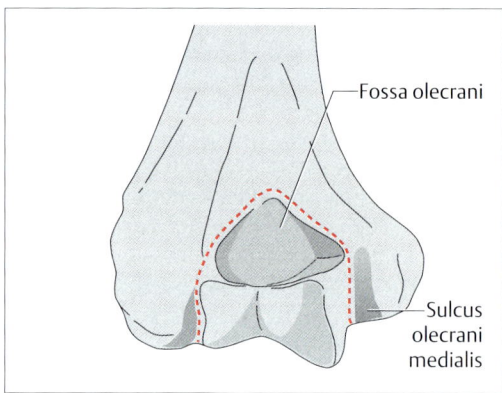

Abb. 5.**32** Kapselinsertion am dorsalen Humerus.

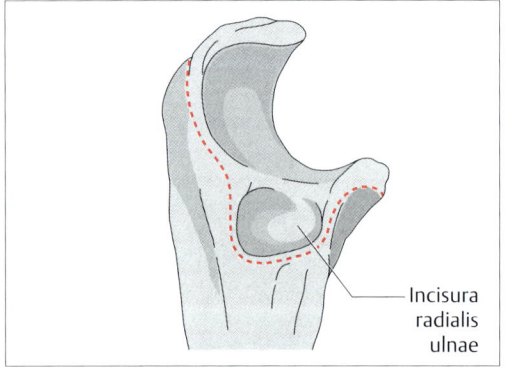

Abb. 5.**33** Kapselinsertion an der Ulna, radialer Bereich.

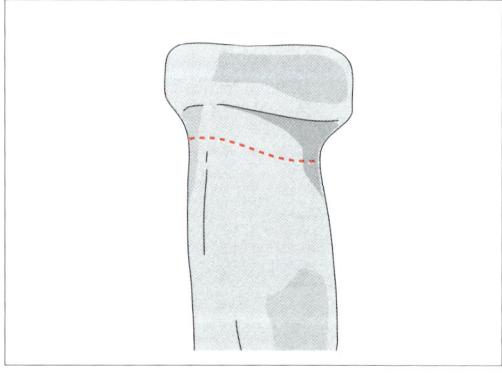

Abb. 5.**34** Kapselinsertion am Radius.

Durchblutung

Um das Olekranon bilden die Endarterien ein Anastomosennetz. Die A. collateralis media aus der A. profunda brachii und der R. dorsalis der A. collateralis ulnaris, die aus der A. brachialis kommt, sowie der R. dorsalis der A. recurrens ulnaris aus der A. ulnaris versorgen den Kapsel-Band-Apparat im lateralen, medialen und dorsalen Abschnitt.

Der ventrale Ellenbogenbereich wird von den Rr. ventrales der A. brachialis versorgt.

Auch die umgebende Muskulatur wird von diesen Gefäßen versorgt.

Innervation

Der Bereich des Epicondylus lateralis wird ausschließlich von Ästen des N. radialis versorgt.

Die dorsale Umgebung des Epicondylus medialis wird von Ästen des N. ulnaris, die volare Umgebung von Rami des N. medianus innerviert.

Der dorsale Kapsel-Band-Apparat bekommt seine Versorgung aus den Nn. radialis und ulnaris. Der ventrale Bereich aus den Nn. radialis, musculocutaneus und medianus.

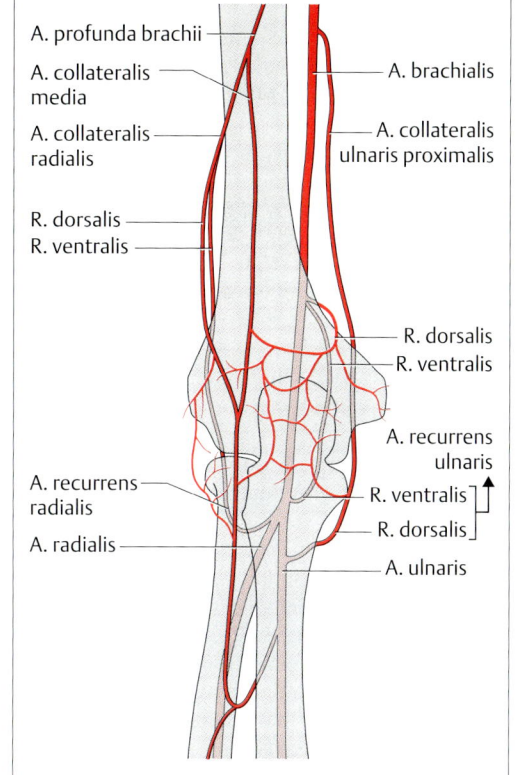

Abb. 5.**35** Die arterielle Versorgung des Ellenbogengelenks.

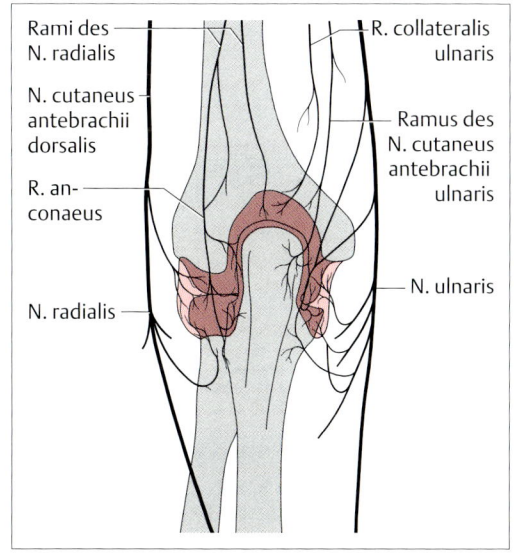

Abb. 5.**36** Innervation des dorsalen Ellenbogens.

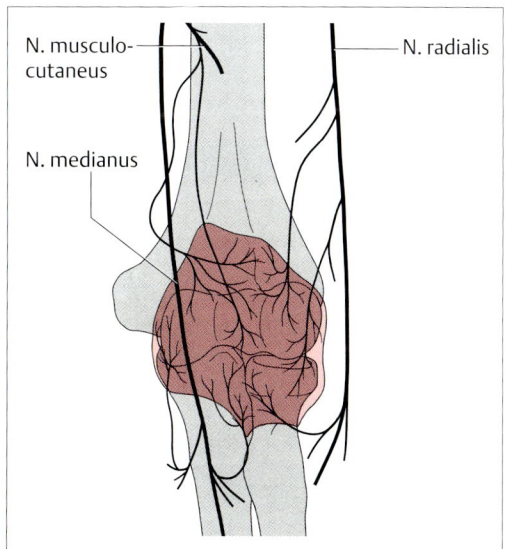

Abb. 5.**37** Innervation des ventralen Ellenbogens.

Articulatio radioulnaris distalis

Ulna

- Die *Circumferentia articularis ulnae* am Caput ulnae ist konvex,
- distal der Ulna liegt der Discus articularis ulnocarpalis, der durch seine Fixation am Radius bei den Pro- und Supinationsbewegungen mitgenommen wird.

▷ s. Kapitel Hand

Radius

Die *Incisura ulnaris radii* ist konkav.

Pathologie Die distale Radiusfraktur entsteht durch das Fallen auf die dorsalextendierte Hand und ist die häufigste aller Frakturen. Dabei verschiebt sich das distale Fragment nach dorsal und radial und es entsteht die sog. *Bajonettstellung*. Eine korrekte Reposition mit anschließender Ruhigstellung im Gips ist erforderlich, um eine Einengung des Karpaltunnels und eine Inkongruenz der Gelenkflächen von distalem Radioulnargelenk und proximalem Handgelenk vorzubeugen.

Gelenkkapsel

- Inseriert an der Knochen-Knorpelgrenze,
- hat eine Ausstülpung = Recessus sacciformis, die ca. 1 cm lang ist und zwischen Radius und Ulna nach proximal reicht,
- wird durch das Lig. radioulnaris und durch einige dorsale Züge der Membrana interossea verstärkt,
- geht an den Rändern des Diskus in die Handgelenkkapsel über.

Praxistip Bei den Pro- und Supinationsbewegungen bildet das proximale Radioulnargelenk mit dem distalen eine Funktionseinheit und muß grundsätzlich bei der Untersuchung und Behandlung berücksichtigt werden.

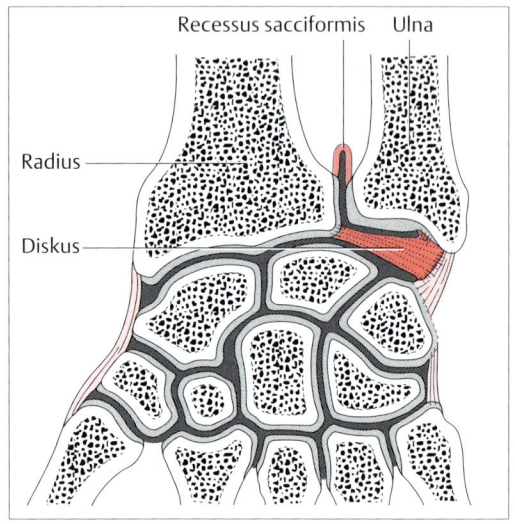

Abb. 5.**38** Articulatio radioulnaris distalis.

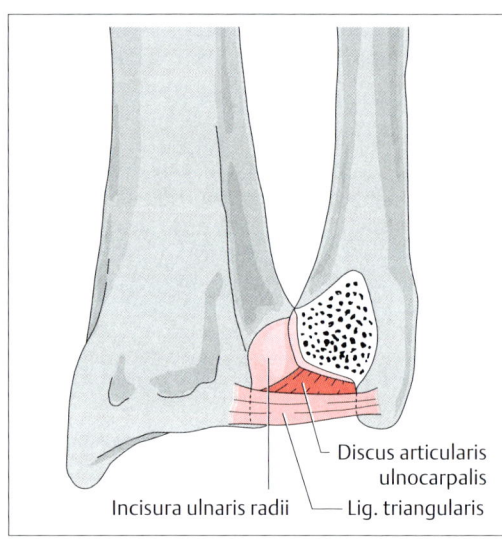

Abb. 5.**39** Discus articularis ulnocapitalis.

5.2.3 Bänder

Lig. collaterale ulnare

Das ulnare Kollateralband besteht aus drei Faserzügen:
- **Pars anterior:** zieht von der Ventralseite des medialen Epikondylus zur medialen Kante des Processus coronoideus, sie strahlt in das Lig. anulare radii ein.
- **Pars posterior:** zieht von der Rückseite des Epikondylus zur medialen Kante des Olekranons.
- **Pars medialis:** ist relativ dünn und füllt den Raum zwischen den obengenannten Anteilen aus. Eine kleine transversal verlaufende Abspaltung, der Cooper-Streifen, verbindet die Basis von Pars posterior und anterior.

Eine feste Faserstruktur, das Lig. epicondyloolecranicum, zieht vom medialen Epikondylus zum Olekranon und verbindet die beiden Ursprünge des M. flexor carpi ulnaris. Dieses Band hält den N. ulnaris im Sulkus.

Pathologie Bandverletzungen des ulnaren Kollateralbandes werden im Zusammenhang mit akuten oder chronischen Valgustraumen, z. B. bei Wurfsportarten, beobachtet. Die Beschwerden treten erst bei deutlicher Provokation, z. B. sportlicher Belastung, auf.

Lig. collaterale radiale

Das radiale Kollateralband teilt sich in zwei auseinandergehende Abschnitte, die vom anterioren und posterioren Teil des Epicondylus lateralis zum vorderen und hinteren Rand der Incisura radialis ulnae ziehen. Sie geben Fasern in das Lig. anulare radii und in die Sehnen der Mm. supinator und extensor carpi radialis brevis ab.

Funktion: Die Kollateralbänder sind aufgrund ihrer deltaförmigen Anordnung bei allen Gelenkstellungen anteilmäßig gespannt.

Praxistip Die Stabilität der Bänder wird in Ellenbogenextension getestet, da dann die meisten Anteile gespannt sind, indem ein Klaffen auf der medialen und lateralen Seite provoziert wird.

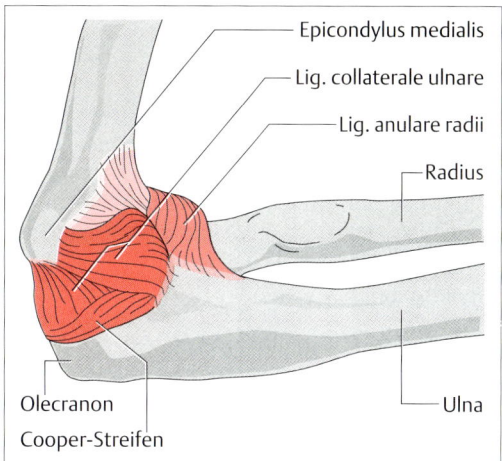

Abb. 5.**40** Ligamentum collaterale ulnare.

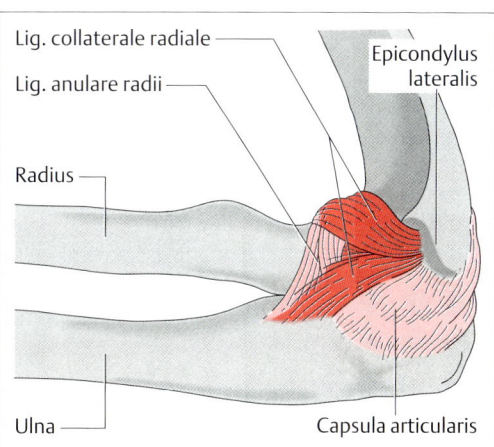

Abb. 5.**41** Ligamentum collaterale radiale.

Dorsale Bänder gibt es als längs- und querverlaufende Faserzüge, die die Kapsel verstärken, sie ziehen nach medial und lateral in die Kollateralbänder.

Ventrale Bänder verstärken als diagonale, längs und quer verlaufende Faserzüge die Kapsel. Auch sie strahlen in die Kollateralbänder und in das Lig. anulare radii ein.

Membrana interossea

- Beginn ca. 2 Querfinger unterhalb der Tuberositas radii, Ende kurz vor dem distalen Radioulnargelenk mit Ausnahme einiger Fasern, die dort in die Gelenkkapsel ziehen,
- Faserzüge verlaufen schräg, überkreuzen sich und sind besonders im mittleren Teil stark ausgeprägt,
- zwischen den verschiedenen Anteilen befinden sich Lücken zum Durchtritt von Gefäßen,
- dient als Ursprung der tiefen Fingerflexoren und -extensoren,
- verhindert die Verschiebung des Radius gegenüber der Ulna nach distal,
- die meisten Anteile werden in Supinationsstellung gespannt,
- durch die Anordnung der Faserstruktur kann die Membrana unterschiedlich gerichtete Zugbelastungen kompensieren.

Chorda obliqua

- kleine bandartige Struktur,
- inseriert kurz unterhalb der Incisura radii ulnae und direkt unterhalb der Tuberositas radii.

Pathologie Bei Rheumapatienten, die das Caput radii ulnae reseziert bekamen, hat die Membrana interossea eine große Bedeutung, da sie beide Unterarmknochen bei den Pro- und Supinationsbewegungen aneinanderhält.

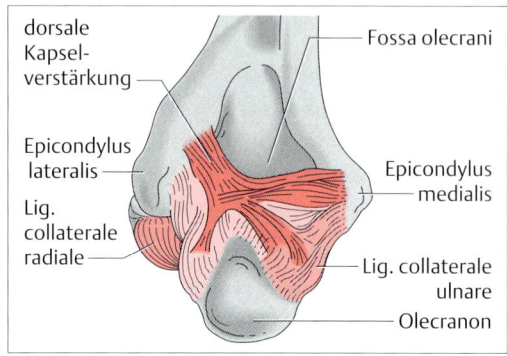

Abb. 5.**42** Dorsaler Kapsel-Bandapparat.

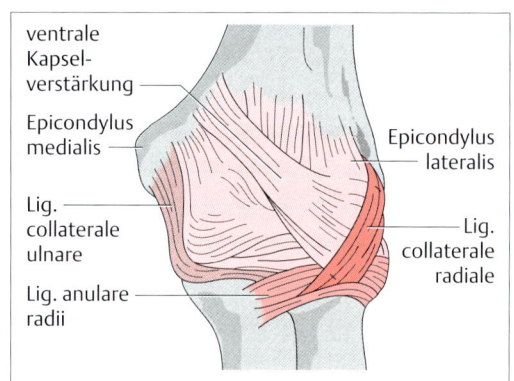

Abb. 5.**43** Ventraler Kapsel-Bandapparat.

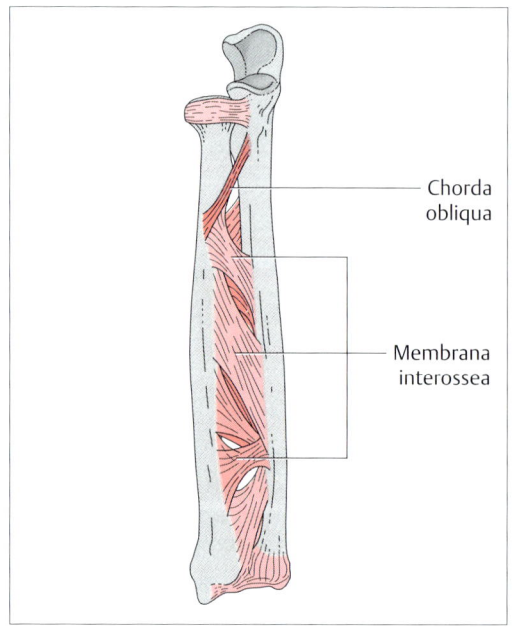

Abb. 5.**44** Membrana interossea.

5.2.4 Achsen und Bewegungen

Flexion/Extension

Die **Achse** verläuft unterhalb der Epikondylen durch das Capitulum humeri und die Trochlea humeri.

Bewegungsausmaß

Flexion ist bis maximal 130–150° möglich. Die Hemmung der Bewegung erfolgt entweder durch Weichteile, die sich zwischen Ober- und Unterarm legen, oder durch den dorsalen Kapsel-Band-Apparat.

> **Praxistip** Bei wenig ausgeprägten Weichteilen und instabilem Kapsel-Band-Apparat kann das Endgefühl bei der passiven Flexion hart sein, da dann der Processus coronoideus in die Fossa coronoidea am Humerus gepreßt wird.

Extension ca. 10°. Das Ende der Bewegung ist hart. Durch die Straffung des ventralen Kapsel-Band-Apparates und die Kollateralbänder werden die Incisura und Trochlea gegeneinandergepreßt und so entsteht das hart-elastische Endgefühl.

Kubitalwinkel

Bedingt durch die Form der Trochlea und durch eine kleine Kippung der Ulna im medialen Bereich kommt es bei maximaler Extension zu einer Valgusstellung von ca. 10° = Cubitus valgus (Kubitalwinkel).

Der Kubitalwinkel wird v. a. in Extension mit Supination deutlich und verschwindet bei Flexion.

> **Praxistip** Die Kippung der Ulna wird als mediales Gapping in minimaler Flexionsstellung getestet, da in dieser Stellung die Kapsel und Bänder nachgeben, um das seitliche Klaffen zuzulassen.
>
> Eine Adhäsion im medialen Kapsel-Band-Apparat kann die Extension behindern, da er für diese Kippbewegung nicht genug nachgibt.

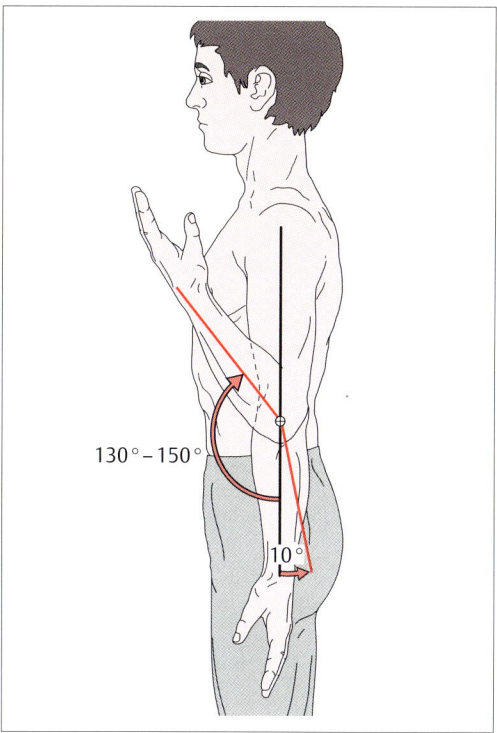

Abb. 5.**45** Bewegungsausmaß Richtung Flexion und Extension.

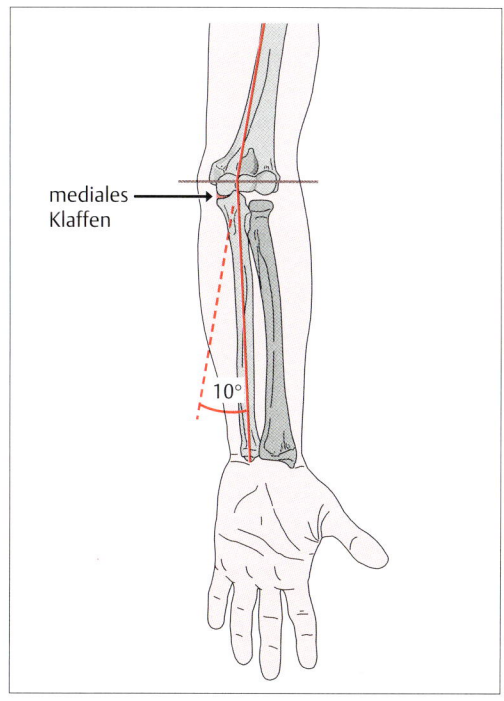

Abb. 5.**46** Die Bewegungsachse für Flexion/Extension und der Kubitalwinkel.

Supination/Pronation

Die **Supinations-Pronationsachse** geht durch das Capitulum humeri, die Mitte des Caput radii und durch den Processus styloideus ulnae.

Bewegungsausmaß

Supination/Pronation 80–0–90. Der größte Gelenkflächenkontakt in beiden Radioulnargelenken besteht in der Mittelstellung von Pro- und Supination, ein Bereich, der bei den Bewegungen des täglichen Lebens sehr häufig benutzt wird.

Folgende Gelenkflächen bewegen sich gegeneinander:
- Articulatio radioulnaris proximalis: Circumferentia articularis radii gegen die Incisura radialis ulnae und Lig. anulare radii.
- Articulatio humeroradialis: Fovea articularis radii rotiert gegen das Capitulum humeri, und die Lunula obliqua gleitet im Sulcus capitulotrochlearis.
- Articulatio radioulnaris distalis: Incisura ulnaris radii gleitet gegenüber der Circumferentia articularis ulnae.
- Der Discus articularis ulnocarpalis, der distal vor der Ulna liegt, wird durch seine Fixation am Radius bei den Pro- und Supinationsbewegungen verlagert.

Praxistip Bei einer eingeschränkten Bewegung müssen die oben beschriebenen Gelenke untersucht werden, um eine exakte Therapie festzulegen. Z.B. wird bei einer eingeschränkten Pronation das Gleiten des Radiusköpfchen gegenüber der Ulna nach dorsal getestet, da die Circumferentia am proximalen Radius gegenüber der Ulna konvex ist. Die Traktion im Humeroradialgelenk gibt Auskunft über eine mögliche Störung in diesem Gelenk. Da die Gelenkfläche des distalen Radius konkav ist, wird das Gleiten des Radius nach palmar getestet. Außerdem sollte die Flexibilität des Diskus gegenüber der Ulna untersucht werden.

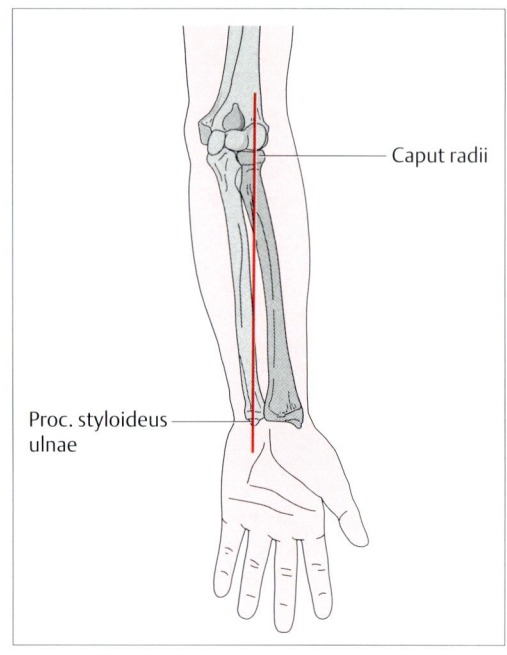

Abb. 5.**47** Pro- und Supinationsachse.

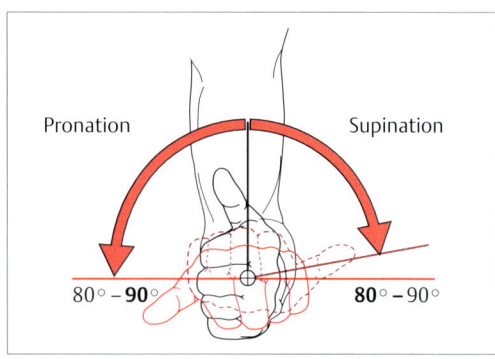

Abb. 5.**48** Bewegungsausmaß Richtung Pronation und Supination.

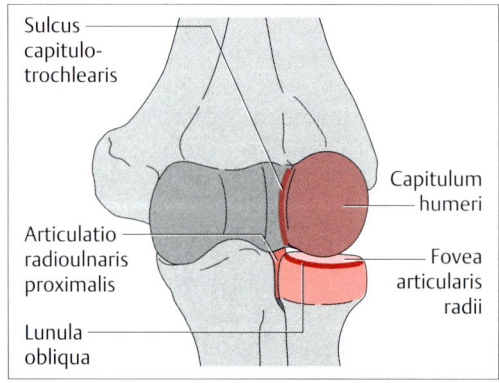

Abb. 5.**49** Gelenkflächenkontakt bei Pro- und Supination.

Pronationsstellung

In Pronationsstellung legt sich der *Radius* quer über die Ulna. Bedingt durch diese Bewegung kippt die Fovea articularis radii um ca. 5° nach distal.

Auch die *Ulna* macht eine Kippbewegung. Der distale Teil verlagert sich nach lateral, dadurch gibt es eine Klaffung im medialen Gelenkspalt des Humeroulnargelenks. Es ist vergleichbar mit der Kippung bei Ellenbogenextension.

Die Pronation wird durch den Kapsel-Band-Apparat gebremst, außerdem werden Weichteile, v. a. Mm. flexor digitorum profundus und flexor pollicis longus, zwischen den kreuzenden Knochen eingeklemmt.

Bei der Pronationsbewegung legt sich der größere längsovale Durchmesser des Radiusköpfchens quer, so daß mehr Platz für die Tuberositas radii entsteht. Sie dreht sich bei zunehmender Pronation Richtung Ulna. In maximaler Pronation hat sie sich so weit gedreht, daß sie von dorsal ca. 2–3 Querfinger distal des Caput radii palpiert werden kann.

Praxistip Zusätzlich zu den beschriebenen translatorischen Gelenktests muß bei einer Pronationseinschränkung das mediale Gapping untersucht werden, da durch die Verlagerung der distalen Ulna nach lateral der Kapsel-Band-Apparat auf der medialen Seite nachgeben muß. ∎

Supinationsstellung

In Supinationsstellung stehen Radius und Ulna parallel. Die Bewegung wird durch die Spannung des Kapsel-Band-Apparates und das Lig. quadratum gebremst, teilweise auch durch die Membrana interossea.

Bei der Supinationsbewegung verschiebt sich die distale Ulna gleichzeitig minimal nach medial.

Der längsovale Durchmesser des Caput radii liegt parallel zur Incisura radialis ulnae und die Tuberositas radii zeigt nach medio-volar.

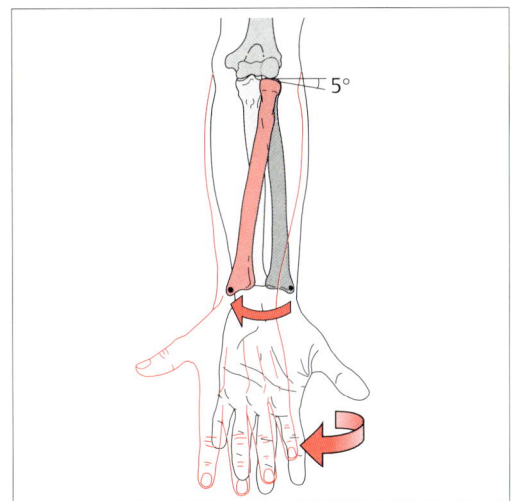

Abb. 5.**50** Kippung und Drehung des Radius bei Pronation.

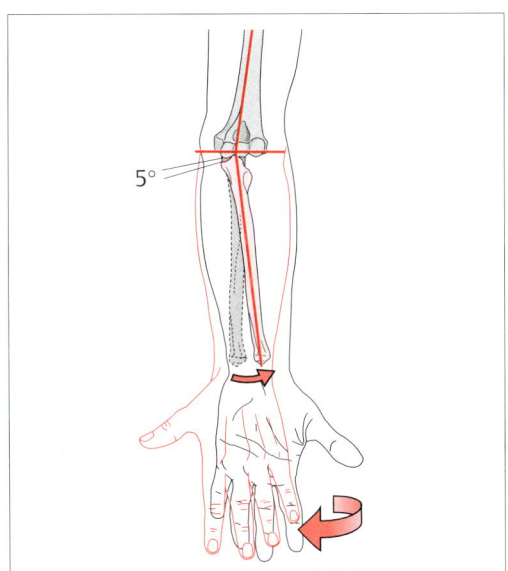

Abb. 5.**51** Kippung und Verlagerung der Ulna bei Pronation.

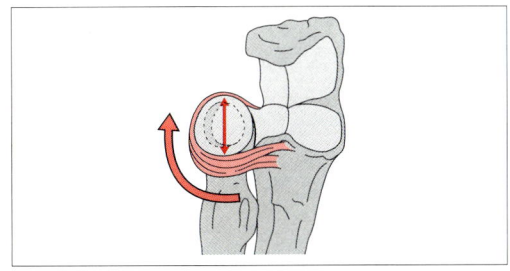

Abb. 5.**52** Supination.

5.2.5 Muskulatur: Flexoren

Die Flexoren sind doppelt so kräftig wie die Extensoren, und die Kraftentfaltung ist besser bei Pronation als bei Supination. Auch die Stellung des Schultergelenks hat Einfluß darauf, z.B. sind die Flexoren bei erhobenem Arm kräftiger als bei herabhängendem Arm.

M. biceps brachii

- Seine runde Sehne zieht an die Tuberositas radii,
- ein flächiger Sehnenanteil, **Lacertus fibrosus**, zieht nach medial Richtung Ulna in die Unterarmfaszie.

Funktion: Ellenbogenflexion/Supination
Sein maximaler Wirkungsgrad Richtung Flexion liegt bei 90° Flexion und in Supinationsstellung.

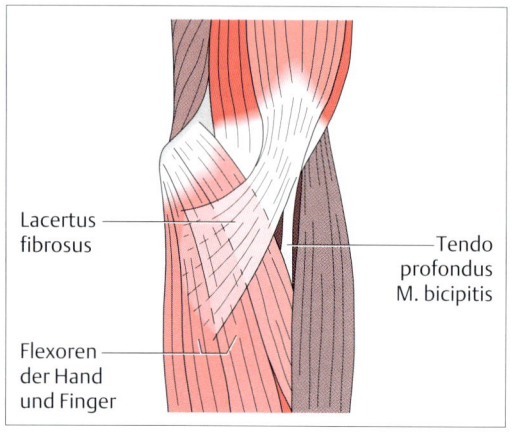

Abb. 5.**53** Bicepssehne und Lacertus fibrosus.

Hebel III. Ordnung

Drehpunkt: Ellenbogengelenk
Kraft: M. biceps
Kraftarm: Entfernung Drehpunkt zur Insertion ca. 5 cm
Last: Unterarm + Gewicht = 20 N
Lastarm: Entfernung Drehpunkt zur Einwirkung der Last ca. 35 cm

Die Kraft greift zwischen Drehpunkt und Last an = Hebelsystem III. Ordnung.

Um ein Momentengleichgewicht herzustellen, muß nach dem Hebelgesetz die Kraft des M. biceps 140 N betragen, um den Lastarm zu stabilisieren.

Kräfteparallelogramm

Die Wirkungslinie des M. biceps (M) läuft in einer Flexionsstellung von ca. 150° in einem spitzen Winkel auf den zu bewegenden Unterarm zu. Beim Zerlegen der Kräfte nach dem Kräfteparallelogramm kann ein längerer Vektor, der die Sehnenkraft (Ks) darstellt, und ein kürzerer, querer Vektor (Kq), der in Richtung Bewegung verläuft, unterschieden werden.

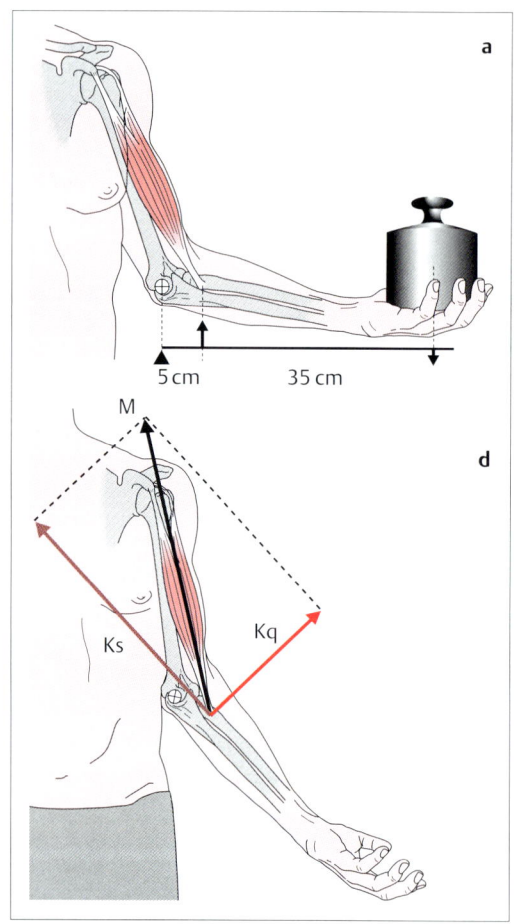

Abb. 5.**54**
a M. biceps brachii als Hebelsystem III. Ordnung.
b Parallelogramm der Kräfte des M. biceps brachii

M. brachialis

- Er bildet mit dem M. brachioradialis einen Tunnel, in dem der N. radialis verläuft,
- der M. biceps liegt direkt auf dem M. brachialis.

Funktion
- Er ist ein wichtiger Flexor, da er seine Funktion wohl in Supination als auch in Pronation erfüllen kann.
- Die Überprüfung seiner Flexionskraft erfolgt in Pronation, da die anderen Flexoren in dieser Stellung keine große Kraftentfaltung haben.

M. brachioradialis

Funktionen
- Flexion: seine beste flexorische Wirkung hat er in Pro-/Supinations-Mittelstellung,
- aus maximaler Supination macht er Pronation bis zur Mittelstellung, aus maximaler Pronation die Supination,

Mit zunehmender Flexion verliert er die supinatorische Wirkung, in maximaler Flexion proniert er ausschließlich.

Bei der Flexion helfen folgende Muskeln:
- M. pronator teres,
- M. extensor carpi radialis longus,
- Mm. flexor carpi ulnaris und radialis nur gering.

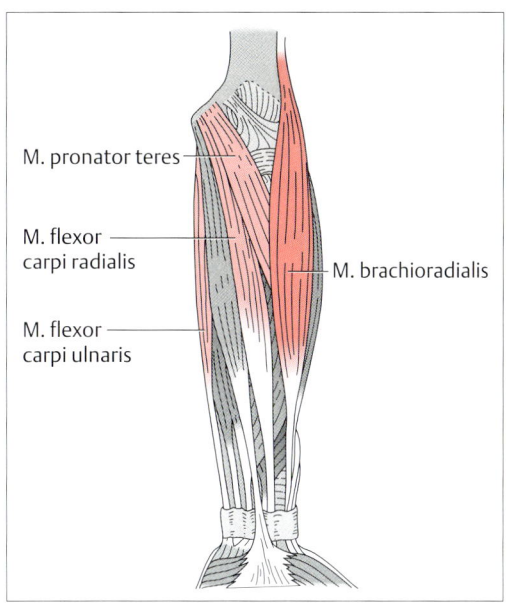

Abb. 5.**56** Die Flexoren des Ellenbogens:
– M. brachioradialis, – M. pronator teres,
– Mm. flexor carpi ulnaris et radialis.

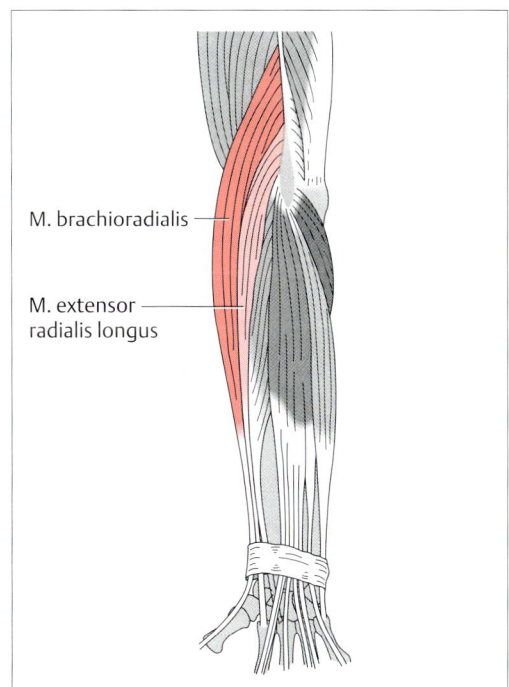

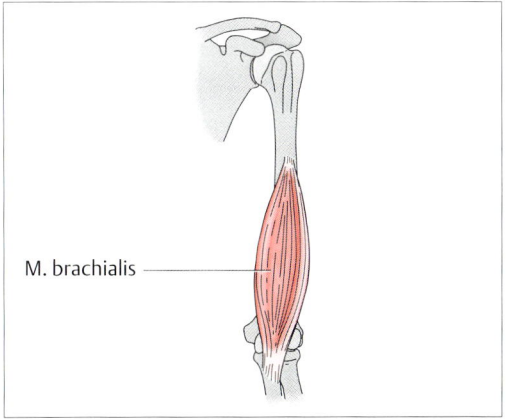

Abb. 5.**55** M. brachialis.

Abb. 5.**57** Die Flexoren des Ellenbogens:
– M. extensor carpi radialis longus.

5.2.6 Muskulatur: Extensoren

M. triceps brachii

- Caput mediale und laterale bilden mit dem Sulcus nervi radialis den Canalis radialis, in dem der N. radialis und begleitende Gefäße verlaufen,
- geht mit vielen Fasern in die Unterarmfaszie und damit direkt in den M. extensor carpi radialis brevis über und kann diese durch sein Training stärken.

Funktion: Extension im Ellbogen, das Caput mediale ist der kräftigste Teil.

M. anconaeus

Verläuft unmittelbar distal des Caput mediale des M. triceps.

Funktion: Durch seinen Ursprung an der Kapsel beeinflußt er den Spannungszustand der Gelenkkapsel und verhindert, daß sich dorsale Kapselanteile bei Extension in das Gelenk verlagern.

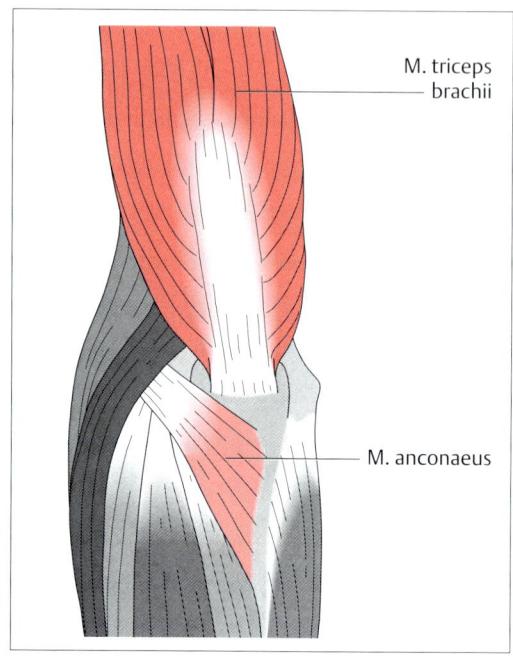

Abb. 5.**58** Die Extensoren des Ellenbogens:
– M. triceps brachii – M. anconaeus.

5.2.7 Muskulatur: Pronatoren

M. pronator teres

Caput humerale und ulnare bilden den Pronatorkanal, in dem der N. medianus verläuft.

Funktion: Pronation, v. a. in Ellenbogenflexion, in Extension läßt er nach; Flexion im Ellbogengelenk

M. pronator quadratus

- Volar gelegener und quer verlaufender platter Muskel, distal zwischen Radius und Ulna,
- verläuft in der Tiefe direkt über der Membrana interossea, tiefer gelegene Teile ziehen in die Membrana und an die Gelenkkapsel des distalen Radioulnargelenkes.

Funktion: Pronation, unabhängig von der Flexions- oder Extensionsstellung des Ellenbogens. Kapselspanner des distalen Radioulnargelenks.

Synergisten: M. brachioradialis, v. a. in Ellenbogenflexion und aus maximaler Supination, Mm. extensor carpi radialis longus und flexor carpi radialis.

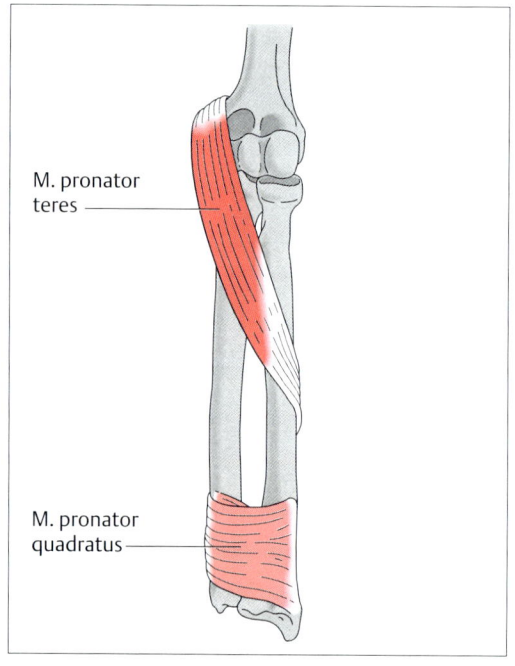

Abb. 5.**59** Die Pronatoren des Ellenbogens:
– M. pronator teres – M. pronator quadratus.

5.2.8 Muskulatur: Supinatoren

M. supinator

- Hat eine Verbindung zum Lig. anulare radii und zur Gelenkkapsel und von dort auch zum Lig. collaterale laterale,
- besteht aus Pars superficialis und Pars profunda,
- der obere Rand des Pars superficialis ist sehnig verstärkt und bildet einen Bogen = *Frohse-Arkade*. Hier zieht der N. radialis zwischen die beiden Muskelanteile, die den Supinatorkanal bilden.

Funktion: Supination in Ellenbogenflexion und -extension. Er leitet die Supination ein und wird erst dann vom M. biceps unterstützt. Außerdem stabilisiert er durch seine Verbindung zur Kapsel und dem Kollateralband den lateralen Ellenbogenbereich.

Weitere Supinatoren
- M. biceps brachii, ist mit der 2–4fachen Kraftentfaltung der stärkste Supinator,
- M. brachioradialis, nur aus maximaler Pronation bis zur Mittelstellung,
- Die auf der Dorsalseite liegenden schräg von ulnar nach radial verlaufenden Fingermuskeln helfen ebenfalls:
    - Mm. extensores pollicis,
    - M. abductor pollicis longus
    - M. extensor indicis proprius.

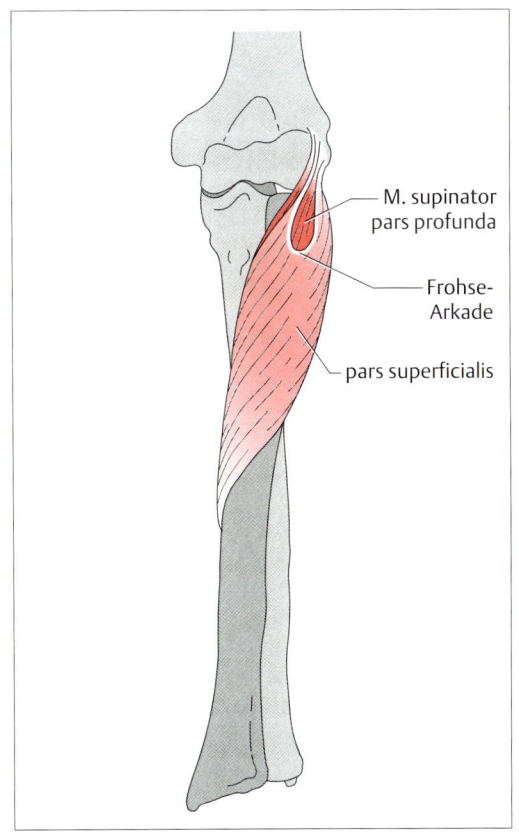

Abb. 5.**60**   M. supinator.

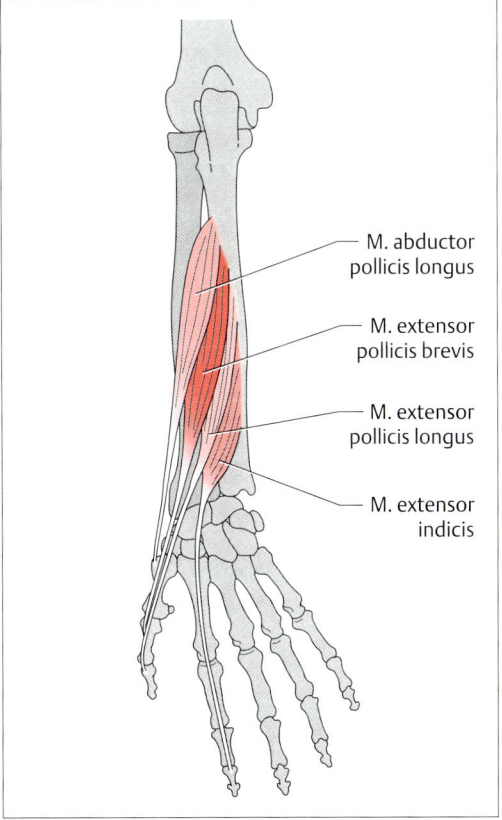

Abb. 5.**61**   Fingermuskeln, die supinatorisch wirken.

5.3 Verlauf der Nerven im Ellenbogenbereich

N. radialis

An der distalen Beugeseite des Oberarms liegt er zwischen M. brachialis und M. biceps an der lateralen Seite des M. brachioradialis, sie bilden einen Tunnel für den Nerv.

In Höhe des Ellenbogens teilt er sich in den R. superficialis und R. profundus.

R. superficialis

Ist ein sensibler Ast und verläuft lateral der A. radialis unter dem volaren Rand des M. brachioradialis. Im Bereich des distalen Unterarms zieht er auf die Extensorenseite und zweigt sich in die Nn. digitales dorsales für die Hautversorgung von Daumen, Zeige- und halbem Mittelfinger auf.

R. profundus

Dieser motorische Ast verläuft unter dem M. extensor carpi radialis, zieht durch den fibrösen Bogen = *Frohse-Arkade des M. supinator* und liegt im weiteren Verlauf zwischen den beiden Anteilen dieses Muskels wie in einem Kanal = *Supinatorkanal*. Er durchbricht den Muskel im distalen Bereich und verläuft auf der radialen Dorsalseite des Unterarms und versorgt die Extensoren der Hand und Finger.

Pathologie Radialisläsion: im Bereich der Arkarde oder im Supinatorkanal befindet sich die typische Lokalisation der Druckläsion des N. radialis. Da der sensible Ast in diesem Fall nicht betroffen ist, er hat kurz vorher den Radialisstamm verlassen, ist mit einer motorischen Irritation, der Fallhand, zu rechnen.

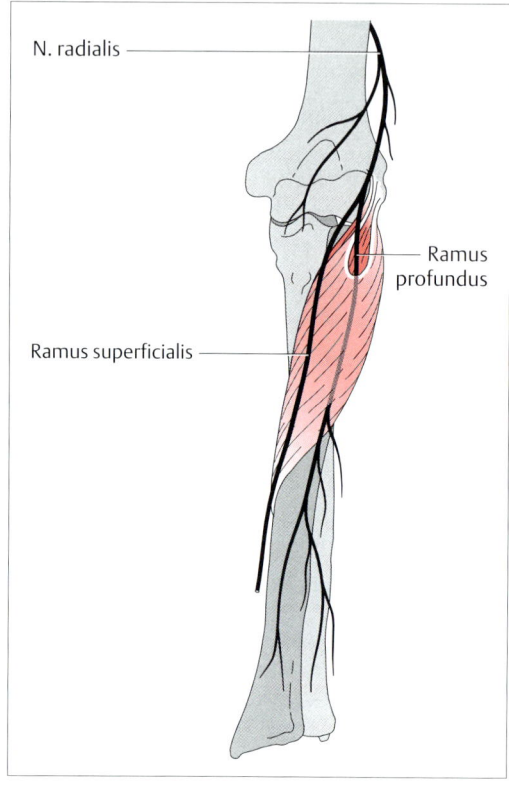

Abb. 5.**62** Verlauf des Nervus radialis im Ellenbogenbereich.

N. medianus

Er verläuft auf der medialen Seite der A. brachialis Richtung Ellenbeuge unter dem Lacertus fibrosus. Weiter distal liegt er zwischen den beiden Köpfen des M. pronator teres, durchbricht ihn und verläuft ab da zwischen den tiefen und oberflächlichen Fingerbeugern Richtung Hand.

Abzweigungen
- Unter dem Lacertus fibrosus gibt er Äste zu den Mm. pronator teres, flexor carpi radialis, palmaris longus und flexor digitorum superficialis ab.
- Distal des M. pronator teres geht der N. interosseus anterior ab, er zieht bis zum M. pronator quadratus und innerviert ihn und die Daumen- und Fingerflexoren II und III.

Pathologie Ein hypertoner M. pronator teres, durch häufig wiederholte Pronationsbewegungen entstanden, kann den N. medianus komprimieren. Ebenso ein verspannter Lacertus fibrosus.

Praxistip Provokation des geschädigten N. medianus im Pronatorenengpaß: durch maximale Supination und Extension oder durch Pronation gegen Widerstand.

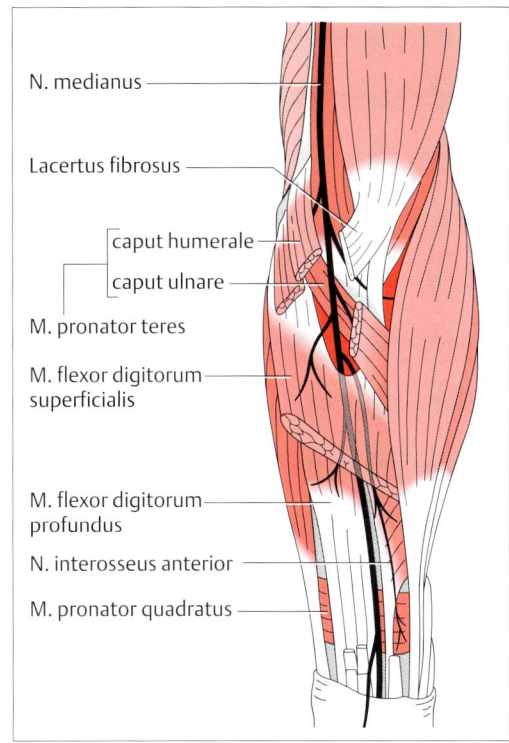

Abb. 5.**63** Verlauf des Nervus medianus im Ellenbogenbereich.

N. ulnaris

Er verläuft auf der Extensorenseite des distalen Humerus und weiter nach distal durch den Sulcus nervi ulnaris. Zwischen den beiden Köpfen des M. flexor carpi ulnaris gelangt er auf die Flexorenseite des Unterarmes und zieht zwischen Mm. flexor carpi ulnaris und flexor digitorum profundus zum Handgelenk.

Abzweigungen
- Unmittelbar distal des Articulatio cubiti gehen Rami zu den Mm. flexor carpi ulnaris und flexor digitorum profundus (ulnarer Anteil) ab.
- Im letzten Drittel des Unterarms teilt er sich in seine beiden Endäste: den R. dorsalis manus und den R. volaris manus. Der R. dorsalis zieht zur Extensorenseite, der R. volaris zieht weiter auf der Flexorenseite Richtung Hypothenar.

Pathologie Ulnarisläsionen sind durch Druck im Sulcus bei Traumen oder längerem Stützen auf den Ellbogen möglich.

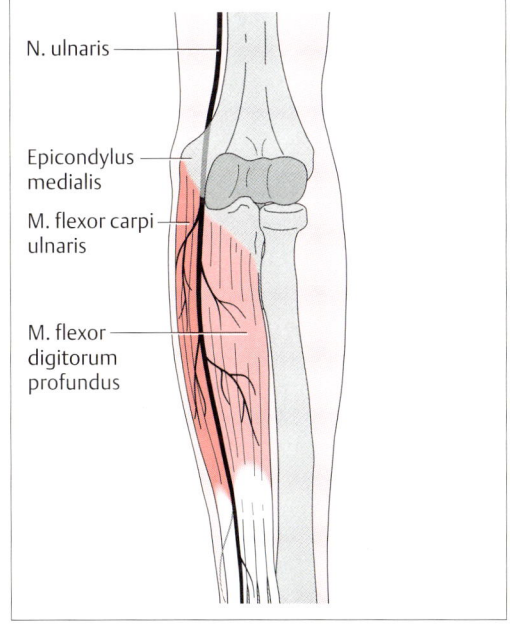

Abb. 5.**64** Verlauf des Nervus ulnaris im Ellenbogenbereich.

6 Hand

6.1 Palpation im Bereich der Hand ··· *162*
6.1.1 Radiale Handkante ··· *162*
6.1.2 Handrücken ··· *163*
6.1.3 Ulnare Handkante ··· *165*
6.1.4 Hohlhandbereich ··· *166*
6.1.5 Phalangen ··· *169*
6.2 Funktionelle Anatomie der Hand ··· *170*
6.2.1 Röntgenbild Hand ··· *170*
6.2.2 Handgelenk ··· *171*
6.2.3 Gelenkkapseln ··· *174*
6.2.4 Durchblutung ··· *175*
6.2.5 Innervation ··· *176*
6.2.6 Bänder ··· *177*
6.2.7 Karpaltunnel ··· *182*
6.2.8 Loge de Guyon ··· *182*
6.2.9 Achsen und Bewegungen ··· *183*
6.2.10 Muskeln des Handgelenks: Extensoren ··· *187*
6.2.11 Muskeln des Handgelenks: Flexoren ··· *188*
6.2.12 Muskeln des Handgelenks: radiale Abduktoren ··· *189*
6.2.13 Muskeln des Handgelenks: ulnare Abduktoren ··· *190*
6.2.14 Mittelhandgelenke ··· *191*
6.2.15 Fingergelenke ··· *196*
6.2.16 Muskeln der Finger: Extensoren ··· *202*
6.2.17 Muskeln der Finger: Flexoren ··· *207*
6.2.18 Muskeln des Daumens ··· *209*
6.2.19 Muskeln des Kleinfingers ··· *210*
6.3 Verlauf der Nerven im Handbereich ··· *211*

6.1 Palpation im Bereich der Hand

6.1.1 Radiale Handkante

Processus styloideus radii

Ist als runder Fortsatz am distalen lateralen Ende des Radius zu palpieren.

A. radialis

Auf der palmaren Seite des Processus styloideus und etwas nach proximal kann die Pulsation der Arterie gefühlt werden.

Lig. collaterale radiale

Zieht vom Processus styloideus radii zum Os scaphoideum und ist besser palpierbar, wenn es durch ulnare Abduktion gespannt wird.

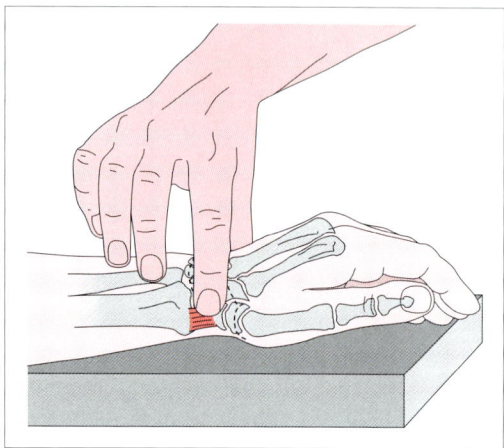

Abb. 6.1   Palpation: Processus styloideus radii mit Lig. collaterale radiale.

Os scaphoideum

Liegt direkt distal des Processus styloideus radii, bei ulnarer Abduktion drückt es sich auf der radialen Seite gegen den palpierenden Finger.

Auf der palmaren Seite ist eine Erhebung, das **Tuberculum ossis scaphoidea,** zu fühlen. Es ist in Höhe der distalen Handgelenksfalte unter der Sehne des M. flexor carpi radialis zu finden.

Os trapezium

Liegt distal vom Os scaphoideum und ist durch seinen Vorsprung, **Tuberculum ossis trapezii,** an der palmaren Seite direkt proximal der Basis ossis metacarpalis I zu palpieren.

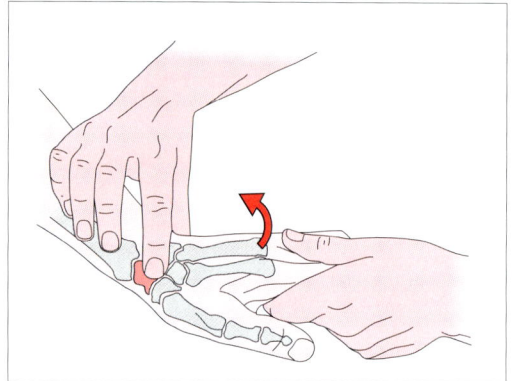

Abb. 6.2   Palpation: Os scaphoideum.

Basis ossis metacarpalis I

Ist als deutlicher runder proximaler Teil der Metacarpale I von radial und palmar zu palpieren. Als Hilfe kann der Daumen passiv in Zirkumduktion bewegt werden.

Tabatière

Deutliche Kuhle, erkennbar bei maximaler Extension des Daumens.

Das Os scaphoideum und Os trapezium liegen in der Tiefe. Proximale Begrenzung: Processus styloideus radii, distal: Basis ossis metacarpalis I, radial: M. abductor pollicis longus und M. extensor pollicis brevis, dorsal: M. extensor pollicis longus.

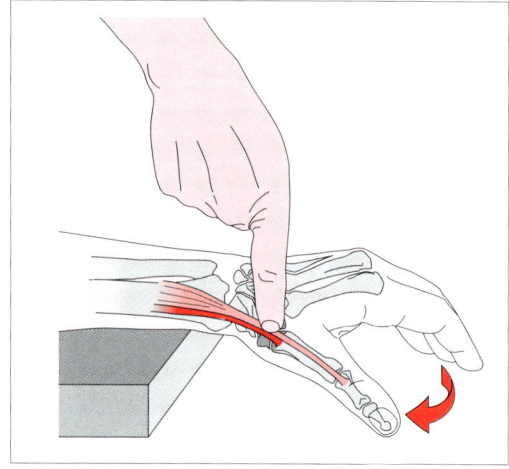

Abb. 6.3   Palpation: Die Tabatière.

6.1.2 Handrücken

Os capitatum: Liegt proximal der Basis ossis metacarpalis III in einer bei passiver Dorsalextension deutlich zu palpierenden Vertiefung.

Os trapezoideum: Liegt radial und auf Höhe des Capitatums und proximal der Basis ossis metacarpalis II.

Os lunatum: Liegt ulnar und proximal des Os capitatum. Die gelenkige Verbindung zum Skaphoid befindet sich unter der Sehne des M. extensor carpi radialis brevis.

Os triquetrum: Ist die erste knöcherne Struktur, die distal des Processus styloideus ulnae palpiert werden kann. Bei radialer Abduktion verschiebt es sich nach ulnar.
Als Orientierungshilfe dient das Os pisiforme, das palmar dem Triquetrum aufliegt.

Os hamatum: Liegt proximal der Basen von Metacarpale IV und V.

Pathologie Häufig sind im Bereich der Handwurzelknochen vorspringende harte Strukturen, Ganglien, zu palpieren. Sie können vom Periost, der Kapsel, den Sehnenscheiden ausgehen. Ein Ganglion deutet auf eine Dysfunktion einer dieser Strukturen hin. Es wird nur weggehen, wenn diese Störung beseitigt ist. Das ist der Grund warum sie immer wiederkommen und verschwinden.

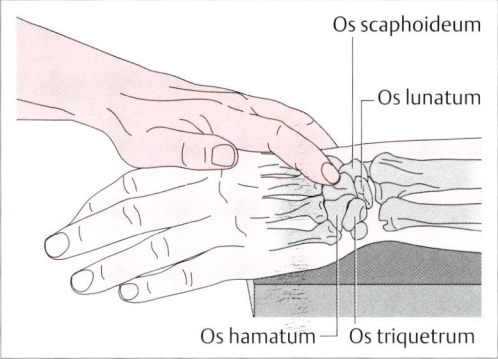

Abb. 6.**4** Palpation: Handwurzelknochen, hier: Os capitatum.

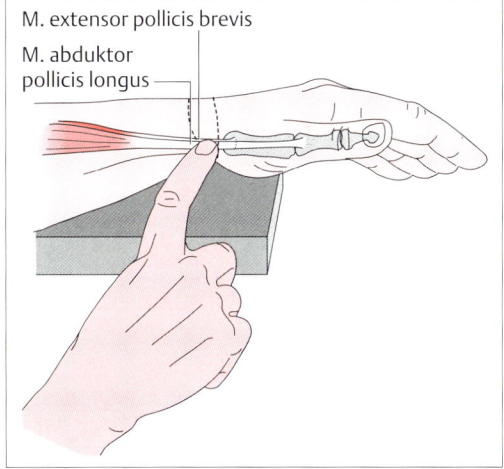

Abb. 6.**5** Palpation: 1. Sehnenfach.

Dorsale Sehnenfächer

1. Sehnenfach

- M. abductor pollicis longus
- M. extensor pollicis brevis

Beide Muskeln begrenzen die Tabatière radialwärts. Sie liegen dicht zusammen. Bei Anspannung des Daumens Richtung Extension im Wechsel mit Abduktion wird der Sehnenverlauf deutlich: Die Extensorensehne verläuft dorsal und zieht zur Basis der Grundphalanx, die des Abduktors liegt palmar und zieht zur Basis des Metakarpale I.

Pathologie Bei Verdacht auf eine Tendovaginitis de Quervain können die beiden Sehnen durch Druck sowie durch Widerstands- und Dehntests provoziert werden.

2. Sehnenfach

- M. extensor carpi radialis longus
- M. extensor carpi radialis brevis,

Proximal der Basen der Metakarpalen II und III können die Sehnen als dicke runde Stränge palpiert werden. Die Sehne des *M. extensor carpi radialis brevis* zieht zur Basis ossis metacarpalis III, und durch Anspannung der zur leichten Faust geballten Hand Richtung Dorsalextension ist sie sehr gut zu finden und nach proximal zu verfolgen.

Die Anspannung der Hand Richtung Dorsalextension und radiale Abduktion erleichtert das Auffinden der Sehne des *M. extensor carpi radialis longus* proximal der Basis ossis metacarpalis II. Über dem Os scaphoideum ist das v-förmige Auseinandergehen der Sehnen zu palpieren.

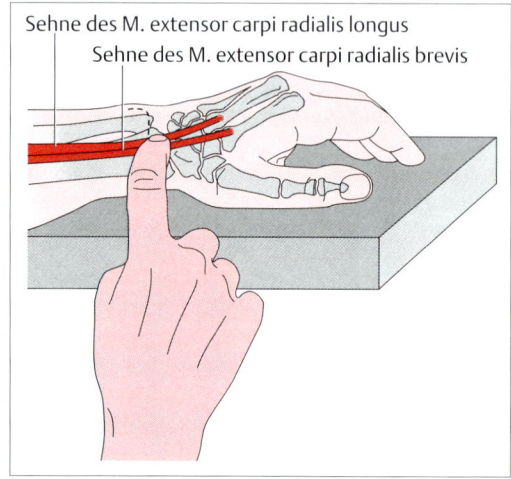

Abb. 6.**6**   Palpation: 2. Sehnenfach.

3. Sehnenfach

- M. extensor pollicis longus

Da die Sehne das Tuberculum Lister als Hypomochlion benutzt, kann von dort aus der weitere Verlauf verfolgt werden. Das Tuberculum befindet sich als vorspringender Punkt auf dem ulnaren Drittel des Radius in Verlängerung der Metakarpalen III. Von hier verläuft die Sehne schräg nach radial zur Basis der Daumenendphalanx. Sie begrenzt die Tabatière nach dorsal und tritt bei Daumenextension deutlich hervor.

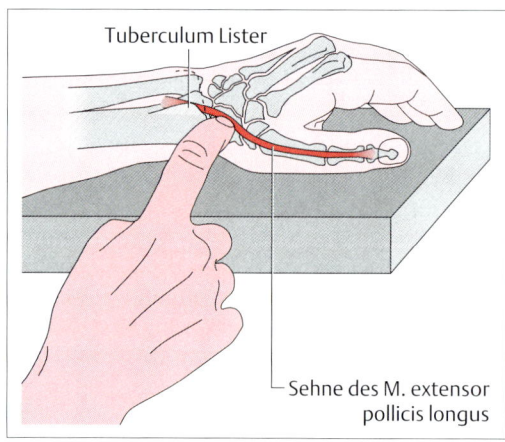

Abb. 6.**7**   Palpation: 3. Sehnenfach.

4. Sehnenfach

- M. extensor digitorum
- M. extensor indicis

Die Sehne des *M. extensor digitorum* verläuft in der Mitte der Hand und zweigt sich in Höhe der proximalen Handwurzelreihe in die 4 Sehnen zu den Basen der Endphalangen auf. Bei wechselnden Flexions- und Extensionsbewegungen der Finger kommen die Sehnen deutlich hervor.

Die Sehne des *M. extensor indicis* verläuft ulnar der des M. extensor digitorum.

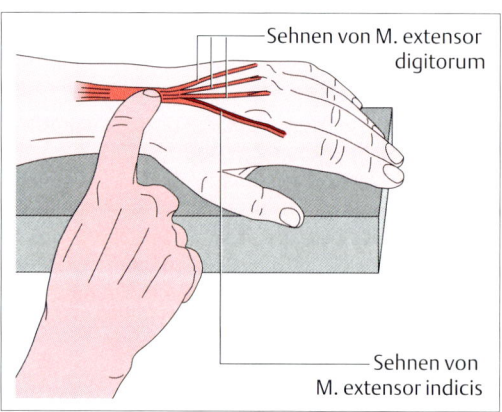

Abb. 6.**8**   Palpation: 4. Sehnenfach.

5. Sehnenfach

– M. extensor digiti minimi

Verläuft ulnar der Sehne des M. extensor digitorum. Sie liegt über dem distalen Radioulnargelenk, das in Verlängerung der 4. Metakarpale zu finden ist. Erleichterung der Palpation, indem die Hand flach aufgelegt und der kleine Finger extendiert wird.

6. Sehnenfach

– M. extensor carpi ulnaris

Die Sehne zieht zwischen Caput ulnae und dem Processus styloideus ulnae zur Basis ossis metacarpalis V. Bei Anspannung Richtung Dorsalextension und ulnare Abduktion ist der Sehnenverlauf gut palpierbar.

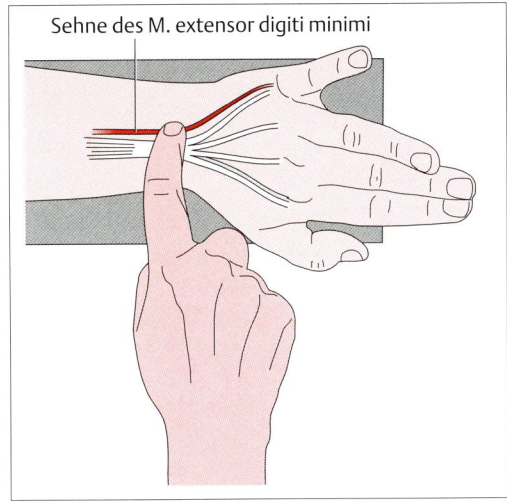

Abb. 6.9   Palpation: 5. Sehnenfach.

6.1.3   Ulnare Handkante

Processus styloideus ulnae

Ist als deutlich vorspringender Fortsatz ulnar und distal des Caput ulnae zu palpieren. Er liegt weiter proximal als der des Radius.

Lig. collaterale ulnare

Zieht vom Processus styloideus ulnae zum Os triquetrum. Bei der radialen Abduktion gerät es unter Spannung und ist dann deutlicher palpierbar.

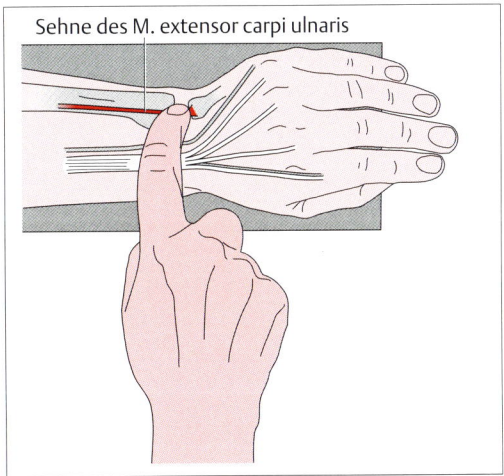

Abb. 6.10   Palpation: 6. Sehnenfach.

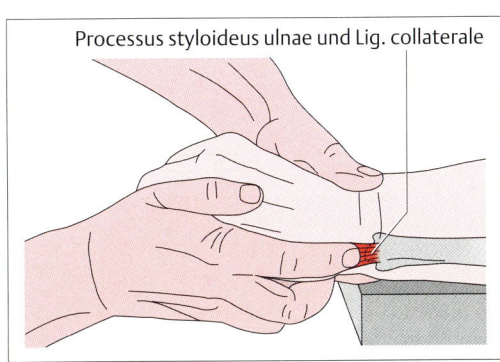

Abb. 6.11   Palpation: Processus styloideus ulnae und Lig. collaterale ulnare.

6.1.4 Hohlhandbereich

Os pisiforme

In Höhe der palmaren distalen Handgelenkfalte ist am ulnaren Ende das Os pisiforme als deutlich vorspringender Punkt zu finden. In entspannter Palmarflexion läßt es sich auf dem Os triquetrum nach radioulnar bewegen.

Durch Anspannung Richtung Palmarflexion und Kleinfingerabduktion wird es durch den M. flexor carpi ulnaris und den M. abductor digiti minimi fixiert.

A. ulnaris

Unmittelbar proximal des Os pisiforme kann die Arterie palpiert werden.

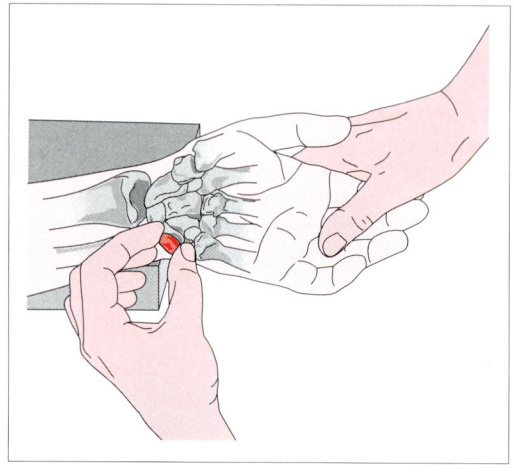

Abb. 6.**12** Palpation: Os pisiforme.

Hamulus ossis hamati

Auf der palmaren Seite des Os hamatum befindet sich dieser gut abgepolsterte vorspringende Knochenpunkt. Ihn findet man, indem das Interphalangealgelenk des Palpierdaumens auf das Os pisiforme gelegt wird und die Daumenspitze schräg Richtung Handinnenfläche zeigt. Unter der Daumenspitze liegt der Hamulus, der bei fester Palpation durch die Muskeln des Hypothenars als runder Vorsprung palpiert werden kann.

Loge de Guyon

Befindet sich zwischen Os pisiforme und Hamulus ossis hamati. Das Lig. pisohamatum zieht über die Loge und schützt den N. ulnaris, der in der Tiefe verläuft, vor Kompression.

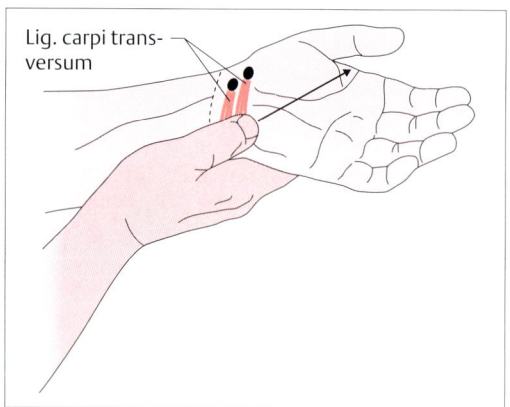

Abb. 6.**13** Palpation: Hamulus ossis hamati.

Pathologie Bei Druck auf diese Loge kann ein typischer Nervenschmerz, z. B. unangenehmes Kribbeln im Kleinfingerbereich, ausgelöst werden. Ein gesunder Nerv wird diese unangenehmen Empfindungen leicht spüren, bei einer Nervenreizung ist die Schmerzreaktion bedeutend größer. ■

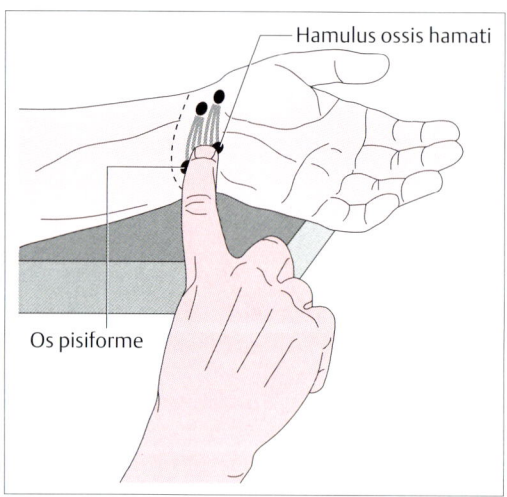

Abb. 6.**14** Palpation: Loge de Guyon.

Lig. carpi transversum (Retinaculum flexorum)

Ist eine quer über die Karpalknochen ziehende Bandstruktur, bei der 2 Hauptzüge zu unterscheiden sind:
- proximaler Teil vom Os pisiforme zum Tuberculum ossis scaphoidei,
- distaler Bandzug geht vom Hamulus ossis hamati zum Tuberculum ossis trapezii.

Durch die Fixierung des Lig. carpi transversum an der Haut entsteht eine deutliche Handgelenkfalte. Der proximale Beginn des Bandes ist dort. Ungefähr eine Daumenbreite nach distal befindet sich die distale Begrenzung der queren Verbindung.

Der Palpierfinger wird zwischen die oben beschriebenen Knochenstrukturen gelegt und quer und längs zum Faserverlauf verschoben.

Praxistip Das Ligamentum begrenzt den Karpalkanal nach palmar. Die darunter liegenden Sehnen und der N. medianus können durch festen Druck auf das Band komprimiert werden, ein Test, der beim Karpaltunnelsyndrom sehr schmerzhaft ist.

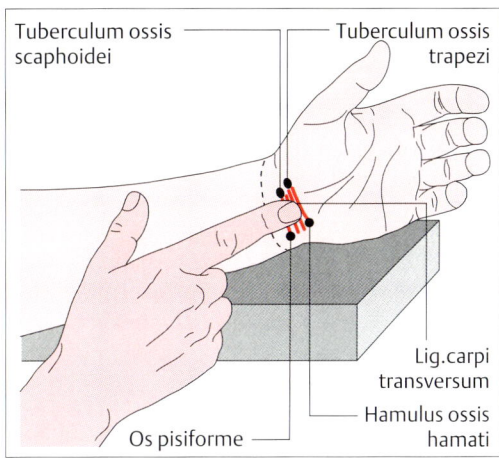

Abb. 6.15 Palpation: Ligamentum carpi transversum.

Palmare Sehnen

M. flexor pollicis longus

Im Bereich des Radialispuls zwischen den Sehnen von M. brachioradialis und M. flexor carpi radialis ist diese Sehne bei Anspannung des Daumens Richtung Flexion zu palpieren.

M. flexor carpi radialis

Zieht zur Basis der 2. Metakarpalen und überkreuzt auf diesem Weg das Os scaphoideum. Die Sehne ist als deutlich abzugrenzender runder Strang, der Richtung Daumenballen verläuft, zu palpieren.
Die Hand mit gestreckten Fingern Richtung Palmarflexion und radiale Abduktion anspannen lassen.

M. flexor digitorum superficialis

Seine Sehnen verlaufen unmittelbar ulnar des M. flexor carpi radialis. Das Auffinden ist leichter, wenn die Hand mit der Dorsalseite auf der Unterlage liegt und die Finger flexorisch bewegt werden.

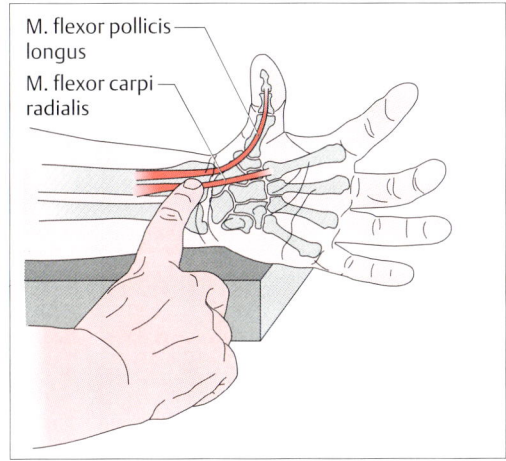

Abb. 6.16 Palpation: Sehnen von M. flexor pollicis longus, M. flexor carpi radialis.

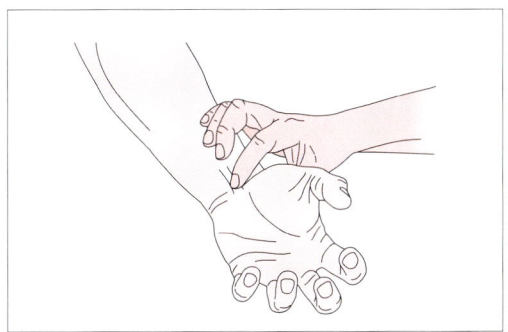

Abb. 6.17 Palpation: Sehne des M. flexor digitorum superficialis.

M. flexor digitorum profundus

Die Sehnen des M. flexor digitorum profundus liegen in der Tiefe unter denen des M. flexor digitorum superficialis und sind deshalb nur sehr schwer von ihnen zu unterscheiden. Da der Profundus die distalen Interphalangealgelenke beugt, der Superficialis die Metakarpophalangeal- und proximalen Interphalangealgelenke ist eine Differenzierung über die Anspannung Richtung Flexion in den distalen Gelenken möglich.

M. palmaris longus

Am oberflächlichsten und in der Mitte des Handgelenks ist bei der Anspannung Richtung Palmarflexion mit opponiertem Daumen und Kleinfinger die Sehne des M. palmaris longus zu palpieren.

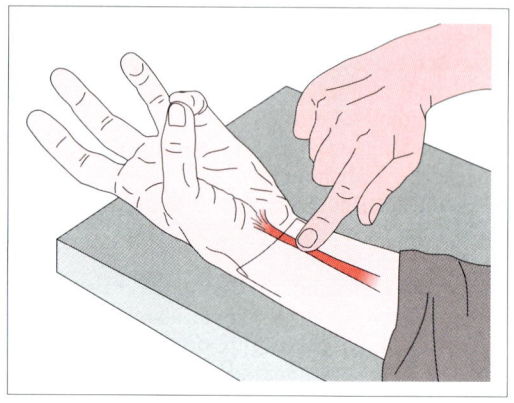

Abb. 6.**18** Palpation: Sehne des M. palmaris longus.

N. medianus

Direkt unter der Sehne des M. palmaris longus und minimal radial davon ist der Nerv als sehr fester runder Strang zu fühlen.

M. flexor carpi ulnaris

Die Sehne läuft als dicker runder Strang auf der ulnaren Seite auf das Os pisiforme zu und setzt dort an. Außerdem ziehen Abzweigungen Richtung Os hamatum und Metakarpale V. Die Anspannung Richtung Palmarflexion und ulnare Abduktion bei gestreckten Fingern erleichtert die Palpation.

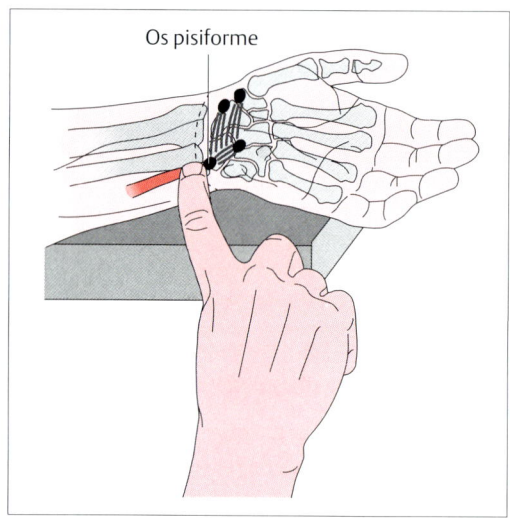

Abb. 6.**19** Palpation: Sehne des M. flexor carpi ulnaris.

Aponeurosis palmaris

In Verlängerung des M. palmaris longus befindet sich die Aponeurose. Die genauen Grenzen sind wegen der Dicke des Unterhautgewebes schwer zu finden.

Pathologie Bei der **Dupuytren-Kontraktur** schrumpft die Aponeurose v. a. im Ringfingerbereich und zieht den Finger in eine Flexionsstellung.

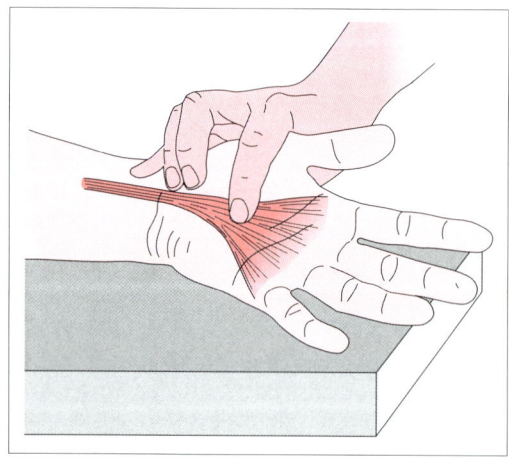

Abb. 6.**20** Palpation: Palmaraponeurose.

Muskeln des Thenar

Von distal nach proximal, angefangen im Bereich der palmaren Hautfalte zwischen Zeigefinger bis hin zur radialen Daumenkante, sind bei entsprechender Anspannung die Muskeln in folgender Reihenfolge zu palpieren:
- M. adductor pollicis,
- M. flexor pollicis brevis,
- M. abductor pollicis brevis,
- M. opponens pollicis.

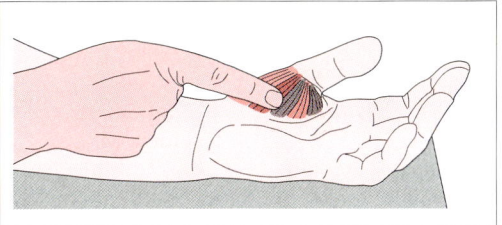

Abb. 6.**21** Palpation: Thenarmuskulatur.

Muskeln des Hypothenar

Beim Abspreizen des kleinen Fingers ist der M. abductor digiti minimi am Kleinfingerballen am weitesten ulnar parallel zum Verlauf der Metakarpalen I zu palpieren. Dann folgen nach palmar hin:
- M. flexor digiti minimi brevis,
- M. opponens digiti minimi.

Die entsprechende Anspannung hilft bei der Palpation.

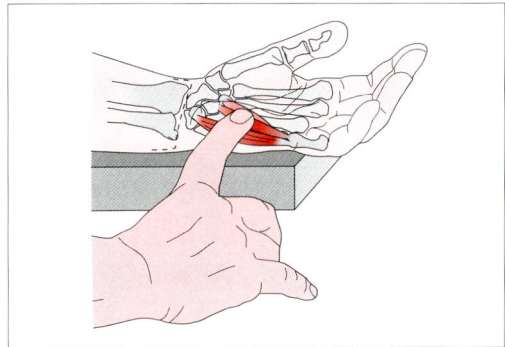

Abb. 6.**22** Palpation: Hypothenarmuskulatur.

6.1.5 Phalangen

Articulationes metacarpophalangeae

Bei passiver Bewegung und in Flexionsstellung ist der jeweilige Gelenkspalt seitlich der Extensorensehne und ca. 1 cm distal der Caputspitze zu palpieren.

Articulationes phalangeae

Auf der Dorsalseite sind sowohl proximale als auch distale Interphalangealgelenke dicht neben den Extensorensehnen bei passiver Bewegung Richtung Flexion und Extension zu palpieren.

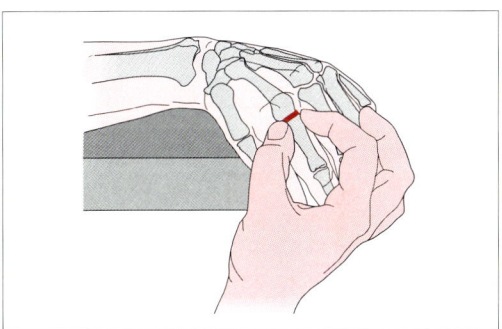

Abb. 6.**23** Palpation: Articulatio metacarpophalangea II.

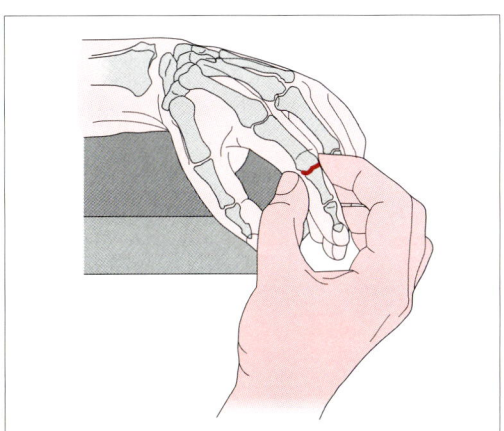

Abb. 6.**24** Palpation: Articulatio interphalangea proximalis II.

6.2 Funktionelle Anatomie der Hand

6.2.1 Röntgenbild Hand

Hand in d.p.-Projektion (d.p. = dorso-palmar)

in Neutral-0-Stellung:
- Neigungswinkel des Radius im Verhältnis zur Ulna nach distal = Basiswinkel, Norm: 20°,
- distales und proximales Handgelenk bilden harmonische, parallel verlaufende Bögen.
- Kontrolle der Stellung der Karpalknochen:
  - zueinander, gegenüber Radius und Ulna, gegenüber den Basen der Metakarpalen.

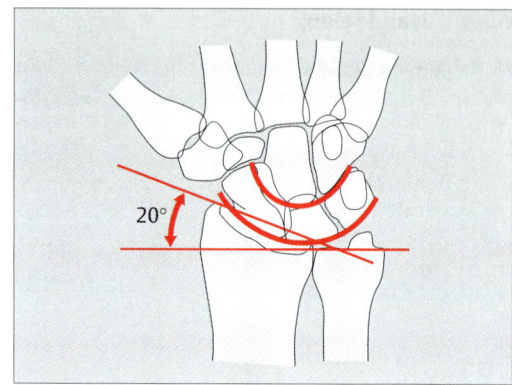

Abb. 6.25 Röntgenbild Hand in d. p.-Projektion.

Hand in r.u.-Projektion (r.u. = radio-ulnar)

- typische Form Os lunatum,
- Neigung des Radius nach volar von 10°,
- Capito-Lunatum-Winkel von 10–20°,
- Scapho-Capitatum-Winkel von 40–50°.

Daumen in d.p.-Projektion

- Karpometakarpalgelenk I zeigt sich mit sattelförmiger Darstellung,
- Sesambein am Caput metacarpale I erkennbar,
- Gelenkspaltbereite des Metakarpophalangeal- und Interphalangealgelenks, Norm: 2 mm.

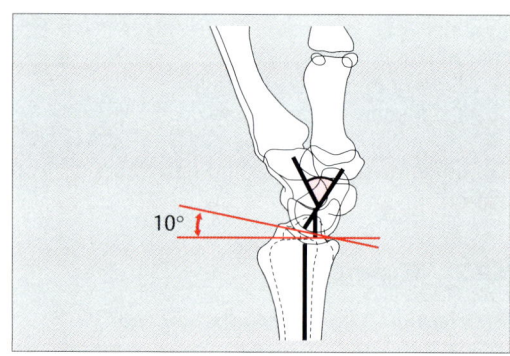

Abb. 6.26 Röntgenbild Hand in r. u.-Projektion.

Finger in d.p.-Projektion

- Form der Gelenkflächen: leicht wellenförmig.
- Norm der Gelenkspaltbreite von:
  - Metakarpophalangealgelenke: 2 mm,
  - proximale Interphalangealgelenke: 1,5 mm,
  - distale Interphalangealgelenke: 1 mm.

Gehaltene Aufnahmen zeigen das Ausmaß der Instabilität bei einer Bandverletzung.

Pathologie Eine Fraktur im Karpusbereich ist häufig erst nach Schichtaufnahme nachweisbar oder durch eine feine Ossifikationslinie nach 2–3 Wochen.

Hinweise auf Polyarthrose: Usuren in den Gelenkkonturen, Gelenkspaltverschmälerung, subchondrose Spongiosaverdichtungen, kleine Geröllzysten, verkalkte Stellen in der Gelenkkapsel

Tendinosen und Ligamentosen stellen sich als Sehnen- oder Bandansatzverknöcherungen in buckel- oder stiftartiger Form dar oder als Kalkeinlagerung einige Millimeter von der Ansatzstelle entfernt.

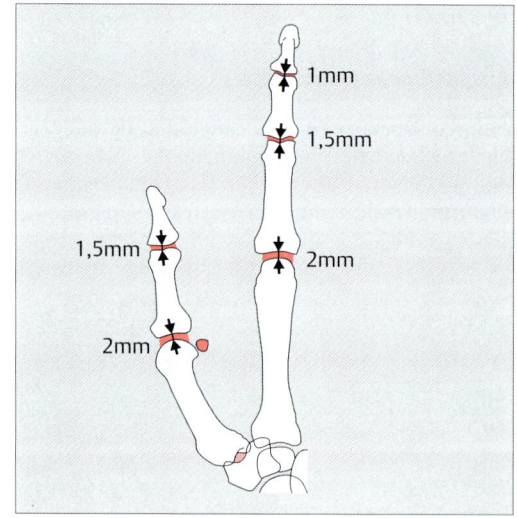

Abb. 6.27 Röntgenbild Finger und Daumen in d. p.-Projektion in Neutralstellung.

6.2.2 Handgelenk

Das Handgelenk setzt sich aus **Articulatio radiocarpea** und **Articulatio mediocarpea** zusammen.

Die Gelenklinien verlaufen sehr unterschiedlich: die des Articulatio radiocarpea verläuft in einem harmonischen Bogen, die des Articulatio mediocarpea in S-Form.

Articulatio radiocarpea

Gelenkflächen

Proximale Handwurzelreihe
Der distale Gelenkpartner besteht aus Os scaphoideum, Os lunatum und Os triquetrum.

Radius
Distales Ende des Radius mit konkaven Facetten: eine dreieckige für das Os scaphoideum und eine ovale für das Os lunatum. Durch eine kleine Erhebung sind die beiden Gelenkflächen voneinander getrennt.

Von dorsal betrachtet verläuft die Gelenklinie schräg, da der Radius weiter nach distal reicht als die Ulna. Dieser Neigungswinkel beträgt ca. 20°.

Von radial betrachtet ist die Gelenkpfanne nach palmar um ca. 10° geneigt, da der dorsale Anteil des Radius weiter vorsteht als der palmare.

Praxistip Bedingt durch die schräge Ausrichtung sind die Handwurzelknochen von dorsal weiter distal zu palpieren als von palmar. ■

Die Gelenkflächen stehen in einem Mißverhältnis zueinander: in radio-ulnare Richtung ist der konvexe Carpus $1^{1}/_{2} \times$ größer als die konkave Gelenkpfanne, in dorso-palmare Richtung $2 \times$ soviel.

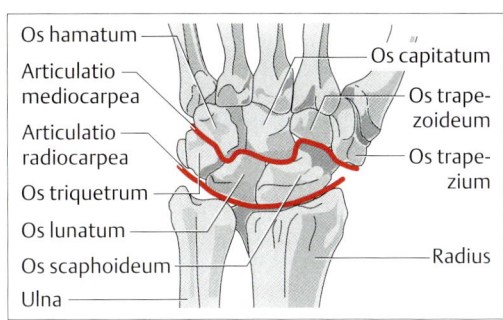

Abb. 6.**28** Das Handgelenk.

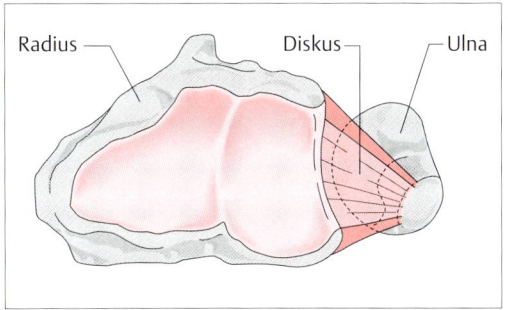

Abb. 6.**29** Die proximalen Gelenkflächen des Articulatio radiocarpea.

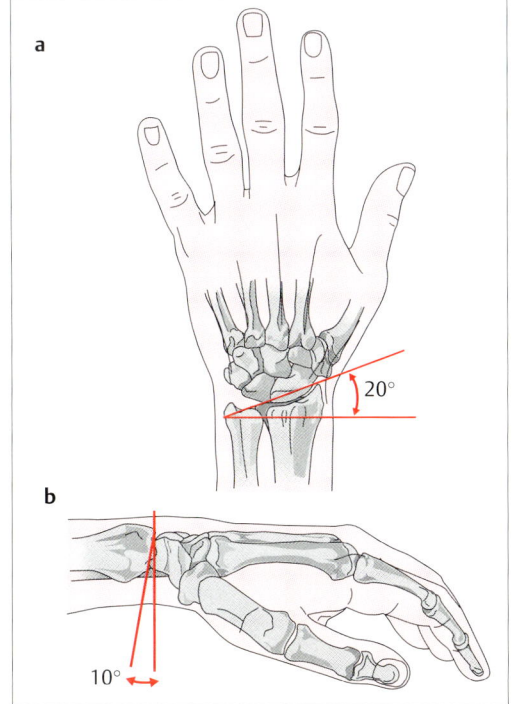

Abb. 6.**30** Die Neigung des Radius,
a von dorsal betrachtet,
b von radial betrachtet.

Discus articularis ulnocarpalis
Der Discus articularis ulnocarpalis liegt vor der Ulna und bildet die konkave Gelenkfläche zum Os lunatum und minimal zum Os triquetrum. Entsprechend der auf ihn übertragenden Zugkräfte besteht er aus Faserknorpel mit durch Druckbeanspruchung gebildeten hyalinen Anteilen. Er hat eine dreieckige Form, ist in der Mitte dünn und wird zu den Rändern hin dicker. Die Basis ist am Radius distal der Incisura fixiert und zieht in das Lig. radioulnaris. Die Spitze ist an der Innenseite des Processus styloideus ulnae und am Lig. collaterale ulnae fixiert. Die palmaren und dorsalen Ränder sind mit der Kapselwand verwachsen. Im palmaren Bereich wird die Kapsel durch einige Faserzüge verstärkt, die als Lig. triangularis bezeichnet werden.

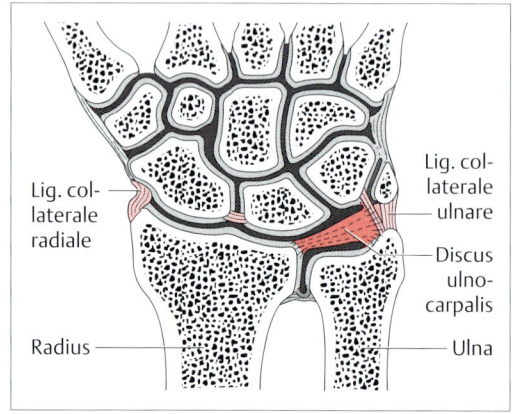

Abb. 6.31 Discus articularis ulnocarpalis.

Außerdem geht der Discus eine Verbindung mit den dorsalen und palmaren Bändern zwischen Os triquetrum und Os lunatum sowie mit der Sehnenscheide des M. extensor carpi ulnaris ein. Der Radius nimmt den Diskus bei Pro- und Supinationsbewegungen mit.

▷ s. Kapitel Ellenbogen

Pathologie Die im Alter recht häufig auftretende Perforation bedeutet eine Inkongruenz von Lunatum und Caput ulnae, der Gelenkknorpel wird unphysiologisch belastet und zeigt einen Defekt.

Bei Rheuma ist der Discus häufig sehr früh zerstört, zusammen mit synovialen Schwellungen im distalen Radioulnargelenk und mit den kommunizierenden Sehnen des IV. Sehnenfachs entsteht das sog. *Ulnaköpfchensyndrom*. Es ist die langsame Destruktion des Caput ulnae. Die Therapie besteht in der Resektion des Caput, dies bewirkt in der Folge einen Stabilitätsverlust des ulnokarpalen Bereichs und eine Veränderung in der Kraftfortleitung.

Articulatio mediocarpea

Proximale Handwurzelreihe

- *Os scaphoideum* mit gering ausgeprägter Konvexität zu den Trapezii und eine kleine konkave mehr ulnar gelegene Facette zum Os capitatum, auf der palmaren Seite befindet sich ein Tuberculum.
- *Os lunatum* mit einer konkaven Facette zum Os capitatum.
- *Os triquetrum* mit einer konkaven Gelenkfläche zum Os capitatum, auf der palmaren Seite liegt als deutlich vorspringende Struktur das Os pisiforme.

Distale Handwurzelreihe

- *Os trapezium* mit kleiner konkaven Gelenkfläche zum Os scaphoideum, besitzt auf der palmaren Seite ein Tuberculum.
- *Os trapezoideum* mit konkaver Facette zum Os scaphoideum.
- *Os capitatum,* sein konvexer Kopf artikuliert mit dem Os scaphoideum und dem Os lunatum.
- *Os hamatum* mit konvexen Facetten zum Os triquetrum und Os lunatum, auf der palmaren Seite befindet sich ein deutlich vorspringender Höcker, der Hamulus ossis hamati.

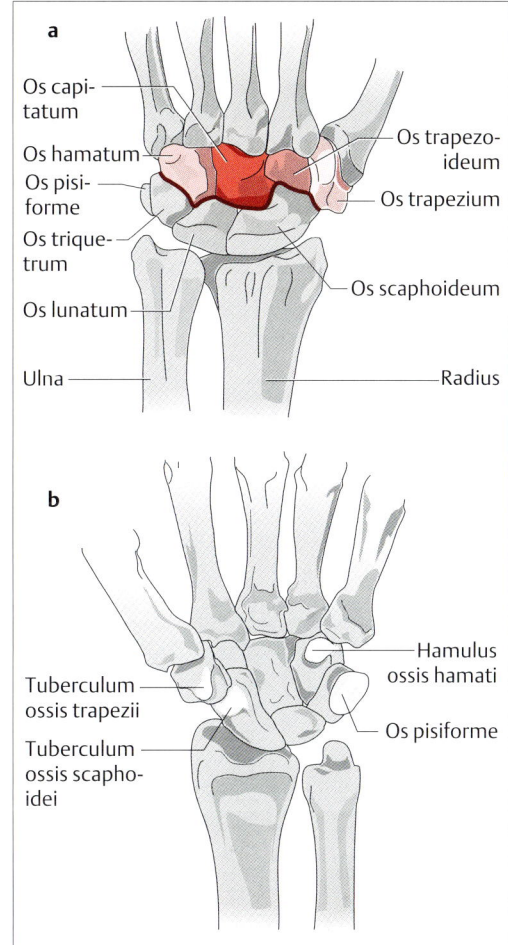

Abb. 6.**32** Articulatio mediocarpea,
a Ansicht von dorsal,
b Ansicht von volar.

6.2.3 Gelenkkapseln

Proximales Handgelenk

Die Gelenkkapsel des proximalen Handgelenks hat ihre Insertion an der Knochen-Knorpel-Grenze von Radius und Ulna sowie am Diskus und zieht zur proximalen Handwurzelreihe.

Der Recessus ulnaris stülpt sich vom Processus styloideus ulnae aus nach dorso-lateral vor. Direkt darüber verläuft die Sehnenscheide des M. extensor carpi ulnaris, so daß eine Verbindung entsteht.

Weitere Recessi gibt es auf der Radialseite und sowohl palmar als auch dorsal. In der Regel ist eine Verbindung zum distalen Radioulnargelenk zu finden, seltener zum distalen Handgelenk.

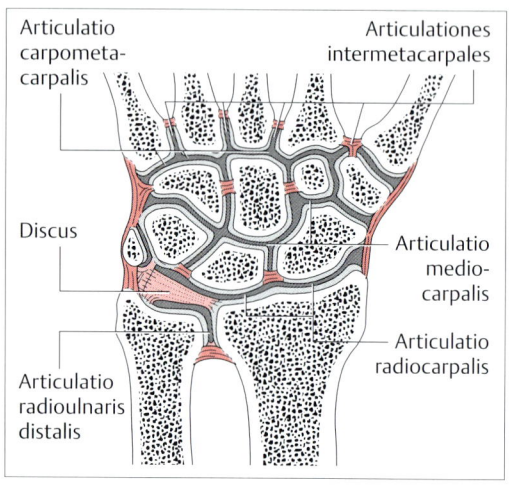

Abb. 6.**33** Gelenkkapseln der Hand.

Distales Handgelenk

Die Gelenkkapsel des distalen Handgelenks setzt dicht an der Knochen-Knorpel-Grenze der beiden Handwurzelreihen an und bildet dorsal kleine Recessi, während sie volar straff ist.

Häufig kommunizieren die Gelenkhöhlen mit denen der Karpometakarpalgelenke und der proximalen Interphalangealgelenke.

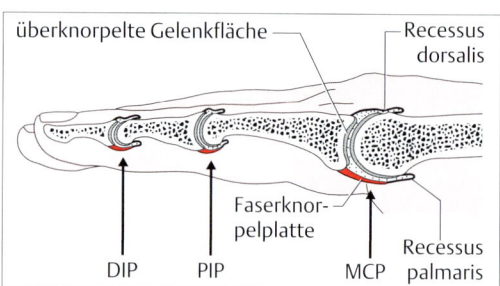

Abb. 6.**34** Gelenkkapseln der Fingergelenke.

Finger

Sowohl in den Metakarpal- als auch in den Phalangealgelenken bilden die Gelenkkapseln dorsal weite Recessi, während sie palmar durch eine kleine Faserknorpelplatte verstärkt sind. Die Insertionen sind jeweils an der Knochen-Knorpel-Grenze; bzw. an der Spitze der Faserknorpelplatte.

6.2.4 Durchblutung

Die arterielle Versorgung des Handgelenks und der Handwurzelknochen erfolgt über die Rr. carpei dorsales und palmares aus den Aa. ulnaris und radialis. Diese beiden Arterien bilden zur Versorgung der Mittelhand und der Finger einen Arcus palmaris profundus und superficialis, von denen die Aa. digitales palmares für die Finger abgehen. Auch die Dorsalseite der Hand wird von diesen Arterien durch einzelne Äste versorgt.

Pathologie Bei einem Drittel aller Menschen ist die Blutversorgung des Os scaphoideum auf ein Knochenende konzentriert, so daß die Heilungschancen nach einer Fraktur, die durch den dünneren mittleren Bereich geht, denkbar schlecht sind und eine Pseudarthrose entstehen kann.

Die sympathische Reflexdystrophie kann aufgrund eines zu engen Gipses entstehen, da die Arci palmaris profundus und superficialis komprimiert werden.

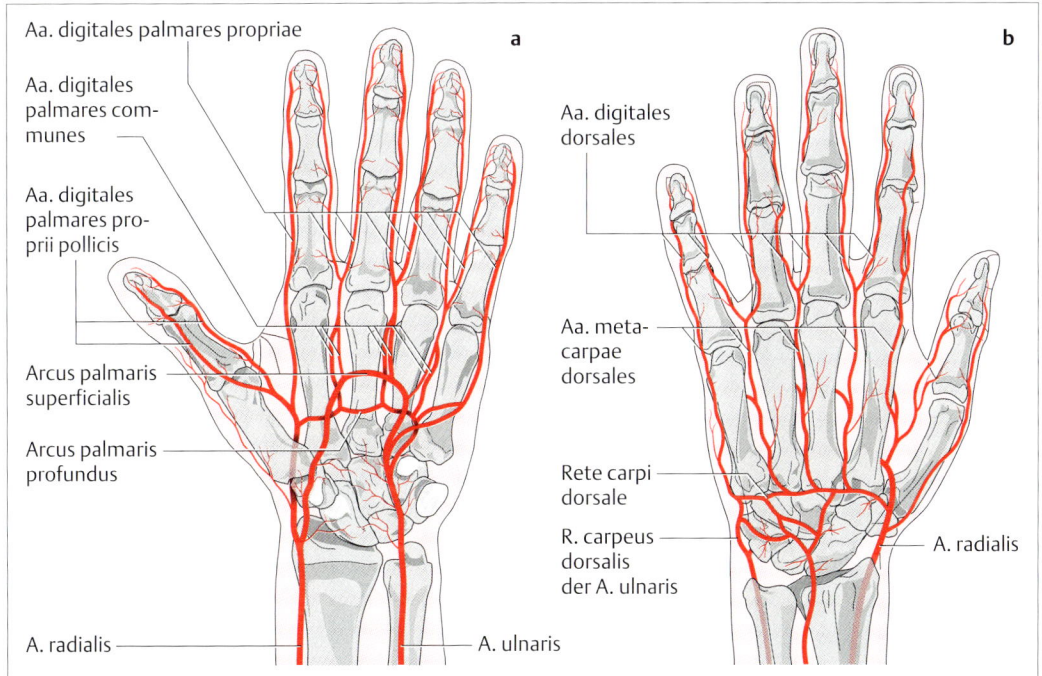

Abb. 6.35 Die Gefäßversorgung der Hand, **a** von volar, **b** von dorsal.

6.2.5 Innervation

Hand

Der Kapsel-Band-Apparat des Handgelenks wird palmar durch die Nn. ulnaris, interosseus volaris und medianus versorgt.

Die Radialseite innervieren N. cutaneus antebrachii radialis und der R. superficialis des N. radialis. An der Ulnarseite macht dies der R. dorsalis manus des N. ulnaris.

Dorsal geschieht die Versorgung durch die Nn. interosseus dorsalis und cutaneus antebrachii dorsalis.

Finger

Die volaren Anteile des Kapsel-Band-Apparates der Finger werden durch die Rr. articulares, die aus dem R. profundus des N. ulnaris entstehen, und die Nn. digitales volares proprii innerviert.

Dorsal machen das die Rr. articulares der Nn. digitales dorsales proprii und im Bereich der Metakarpophalangealgelenke helfen die Rr. intermetacarpales.

Die distalen Bereiche der Finger werden durch Rr. articulares der Nn. digitales volares versorgt.

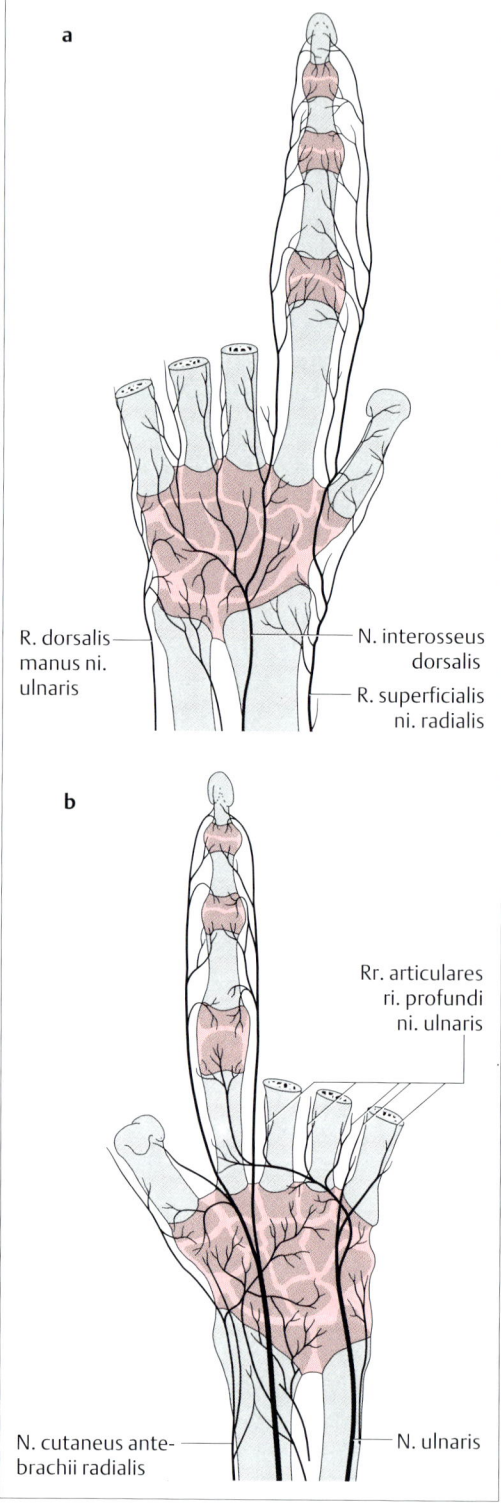

Abb. 6.36 Die Innervation der Gelenkkapseln,
a von dorsal,
b von volar.

6.2.6 Bänder

Kollateralbänder

Lig. collaterale carpi radiale

Ein dorsaler Teil zieht vom Processus styloideus radii zur radialen Seite des Skaphoids, der palmare Teil zum Tuberculum ossis scaphoidei. Es bremst die Ulnarabduktion.

Lig. collaterale carpi ulnare

Das Band ist in einen dorsalen und einen palmaren Zug unterteilt. Der dorsale Teil zieht vom Processus styloideus ulnae und vom Diskus zum Triquetrum, der palmare zum Os pisiforme. Es bremst die Radialabduktion.

Dorsale Bänder

Das proximale Handgelenk wird von Bandzügen, dem Lig. radiocarpeum dorsale, zwischen Radius-Lunatum und Radius-Triquetrum stabilisiert.

Die proximalen Anteile des Lig. carpi arcuatum bestehen aus quer verlaufenden Faserzügen vom Triquetrum zum Skaphoid, die auch zum ulnaren Kollateralband und zum Band zwischen Radius und Triquetrum ziehen. Sie stabilisieren das Articulatio mediocarpea.

Auch die distale Handwurzelreihe wird von quer verlaufenden Bandzügen, den distalen Zügen des Lig. carpi arcuatum, die vom Triquetrum zu den Trapezii ziehen, stabilisiert.

Die Ligg. intercarpea dorsalia verbinden die distalen Handwurzelknochen untereinander und mit der proximalen Reihe.

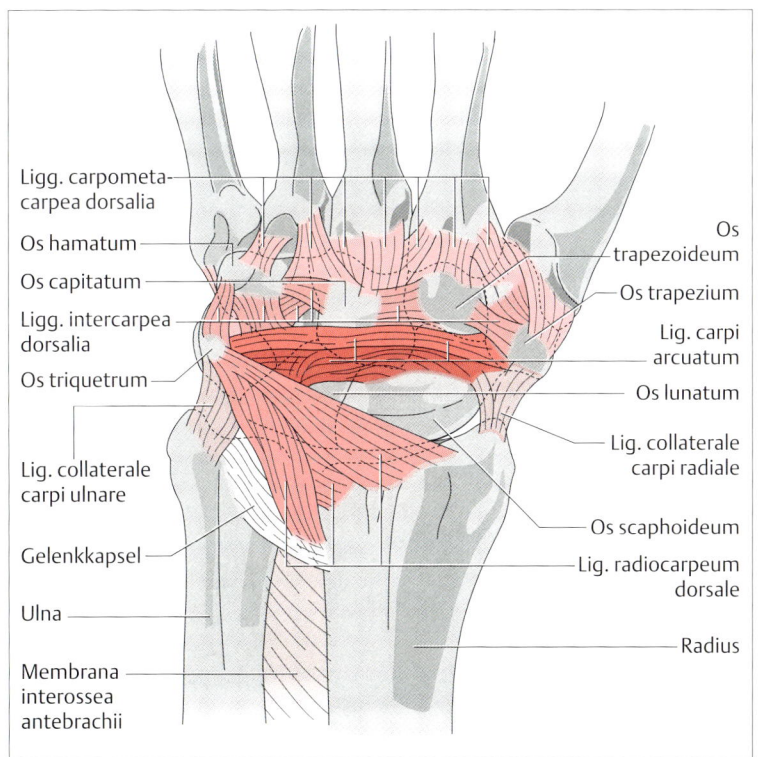

Abb. 6.**37** Die dorsalen Bänder.

Palmare Bänder

Das proximale Handgelenk wird von Bandzügen stabilisiert, die vom Radius zum Lunatum, Triquetrum und Capitatum ziehen, sie werden als **Lig. radiocarpeum palmare** bezeichnet.

Vom Processus styloideus ulnae und Diskus ziehen Bandzüge zum Lunatum und Triquetrum. Das **Lig. carpi radiatum** verbindet das Os capitatum mit dem Os hamatum, dem Os scaphoideum, dem Os triquetrum und den Ossa trapezii.

Eine weitere Verbindung von distalen und proximalen Handwurzelknochen sind die Ligg. intercarpea palmaria und das **Lig. pisohamatum,** das eine tiefe Rinne, durch den der N. ulnaris zieht, nach palmar hin abschließt und das Os pisiforme mit dem Hamulus ossis hamati verbindet.

Das **Lig. carpi transversum** (Retinaculum flexorum) besteht aus zwei Anteilen: der proximale Teil zieht vom Tuberculum scaphoidei zum Os pisiforme, der distale Teil vom Tuberculum trapezii zum Hamulus ossi hamati. Es bildet die palmare Begrenzung des Karpaltunnels und verspannt das Handgewölbe. Über die Palmaraponeurose hat das Band eine Verbindung zum M. palmaris longus.

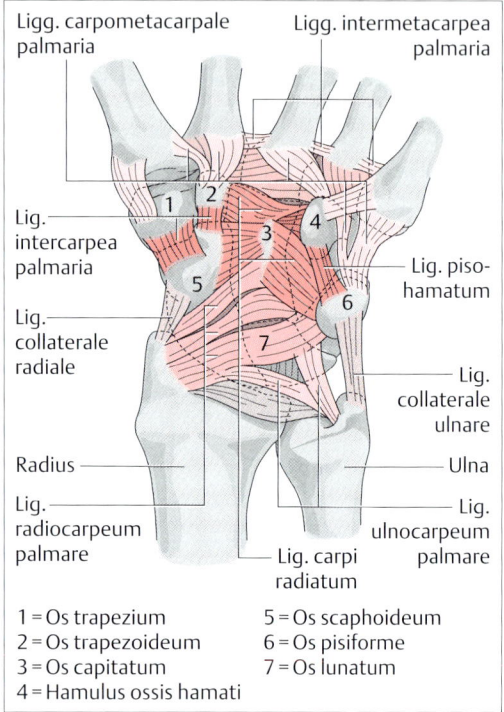

Abb. 6.**38** Die palmaren Bänder.

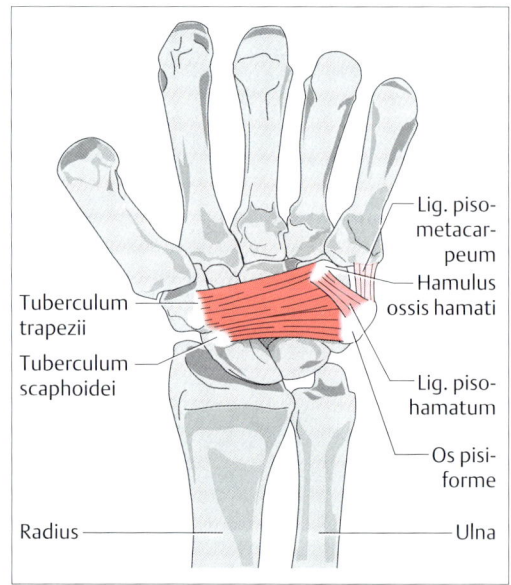

Abb. 6.**39** Ligamentum transversum carpi.

Funktion der Bänder

Das ligamentäre System kontrolliert die Bewegungen der Handgelenke, außerdem sichert es das Gewölbe des Carpus.

Durch die Aufteilung der Kollateralbänder in palmare und dorsale Bandzüge stabilisieren sie außer den Abduktionsbewegungen auch Extension und Flexion.

Säulensystem der Hand

Die Gelenke der Hand funktionieren in einem System von drei longitudinalen Bewegungssäulen.

Lunatumsäule

Die zentrale Säule besteht aus Radius–Lunatum–Capitatum und setzt sich nach distal in Metakarpale III und den Mittelfinger fort. Es ist die stabilste der drei Säulen.

Die Bandverbindungen Radius–Lunatum und Radius–Capitatum auf der palmaren Seite werden bei der Dorsalextension gespannt, und es ist eine zentrierende Kraft Richtung Radius erkennbar.

Die dorsale Bandverbindung Radius–Lunatum sorgt für Stabilität durch die Spannung bei Palmarflexion, da es das Lunatum Richtung Radius drückt.

Pathologie Die Lunatummalazie entsteht, wenn sich das Lunatum bei Dorsalextension und Palmarflexion nicht genügend bewegt und eingeklemmt wird. Es entstehen wiederholte kleine Traumen über einen längeren Zeitraum und allmählich eine Malazie. Dann fehlt ein wichtiger Bestandteil dieser Säule.

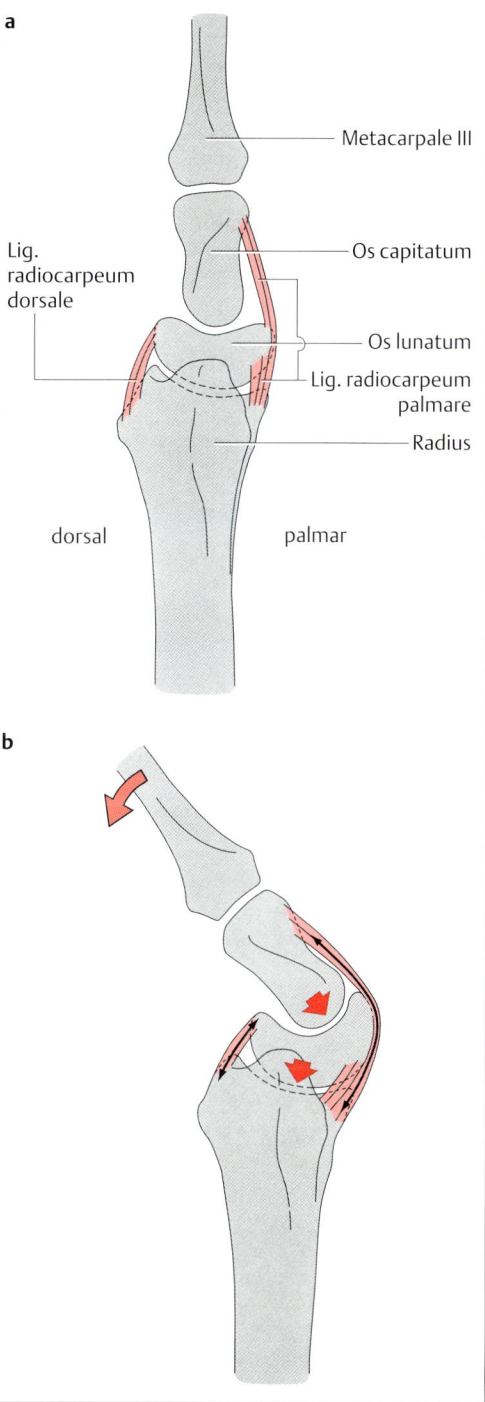

Abb. 6.**40 a** Die Lunatumsäule *(li. Hand in der Ansicht von radial).*
Abb. 6.**40 b** Verhalten der Bänder der Lunatumsäule bei Dorsalextension.

Skaphoidsäule
Die radiale Säule setzt sich aus Radius-Skaphoid–Trapezii zusammen. Die distale Fortsetzung sind Metacarpale I und II mit Daumen und Zeigefinger.

Bei Dorsalextension wird durch die Spannung der palmaren Bänder zwischen Radius-Skaphoid und Skaphoid–Trapezii das Os scaphoideum zwischen den Trapezii und Radius eingeklemmt, während die dorsale Bandverbindung zwischen Radius und Skaphoid entspannt ist.

Durch Verdichtung des subchondralen Knochens im Bereich der Skaphoidfacette am Radius lassen sich Rückschlüsse über hohe Belastungen in diesem Areal ziehen: die besondere Beanspruchung durch viele Tätigkeiten mit Daumen und Zeigefinger, aber auch durch Muskelkräfte, die die Skaphoidsäule belasten.

Pathologie Skaphoid und Capitatum sind die längsten Karpalknochen. Beim Fallen auf die dorsalextendierte Hand wird das Capitatum axial belastet und bricht nicht. Dagegen wird das Os scaphoideum durch die Handstellung an seinen Enden fixiert, also eingeklemmt, und bricht an seiner dünnsten Stelle.

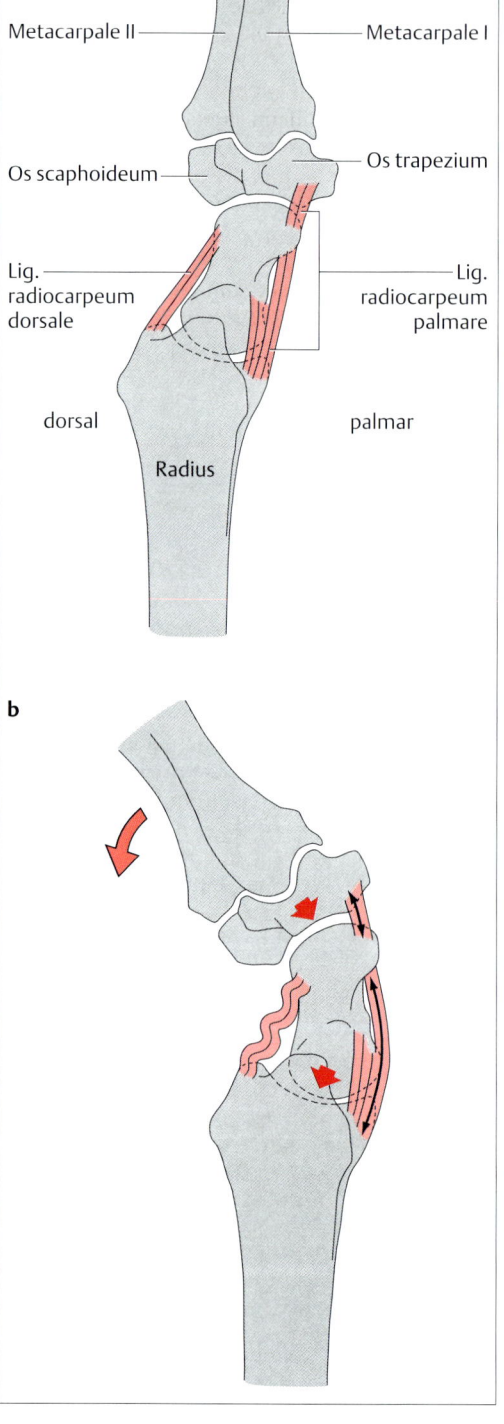

Abb. 6.**41 a** Die Skaphoidsäule *(li. Hand in der Ansicht von radial).*
Abb. 6.**41 b** Verhalten der Bänder der Skaphoidsäule bei Dorsalextension.

Triquetrumsäule

Die ulnare Säule besteht aus Ulna mit Diskus-, Triquetrum – Hamatum – Metakarpale IV und V mit Ring- und Kleinfinger.

Bei Dorsalextension geraten die palmaren Bandzüge zwischen Radius und Os triquetrum, Os pisiforme und Os hamatum und die dorsalen Bandzüge zwischen Os hamatum und Os triquetrum unter Spannung, während sich die dorsalen Verbindungen zwischen Radius/Ulna und Os triquetrum entspannen.

Bei der Ansicht von dorsal fällt auf, daß das Triquetrum durch seine kräftige Bandverbindung mit dem Radius wie an Zügeln gehalten wird. Sie verhindern die durch die ulnare Neigung bedingte Ulnarverschiebung der proximalen Handwurzelreihe und bremsen unter anderem die Radialabduktion.

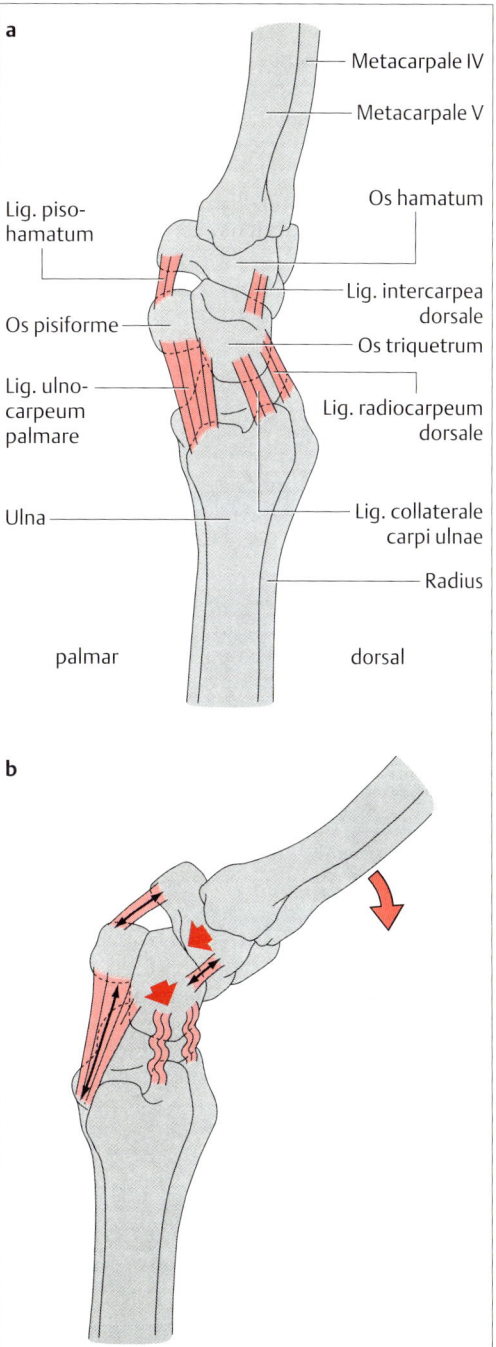

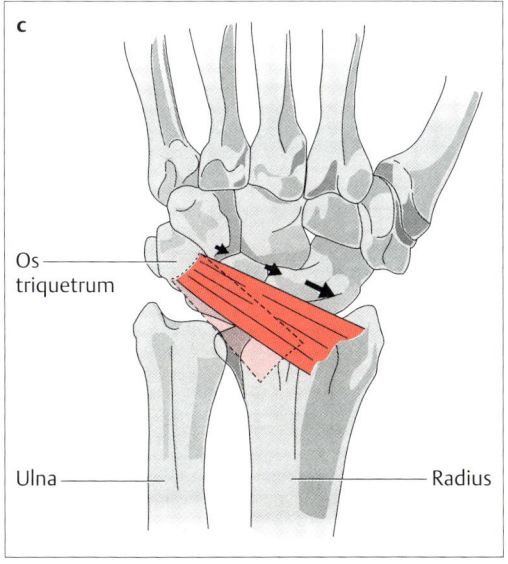

Abb. 6.**42 a** Die Triquetrumsäule *(li. Hand in der Ansicht von ulnar)*.
Abb. 6.**42 b** Das Verhalten der Bänder der Triquetrumsäule bei Dorsalextension.
Abb. 6.**42 c** Die Zügelung des Os triquetrums *(Ansicht von dorsal)*.

6.2.7 Karpaltunnel

- Osteofibröser Kanal.
- dorsale Begrenzung: Os capitatum, Os lunatum, Os scaphoideum,
- dorso-laterale Begrenzung: Os hamatum, Os triquetrum und Ossa trapezii,
- palmare Begrenzung: Lig. carpi transversum,
- die Sehnen folgender Muskeln ziehen durch den Tunnel: Mm. flexor digitorum superficialis und profundus mit jeweils 4 Sehnen, M. flexor pollicis longus und N. medianus,
- radial verläuft in einer kleinen Loge der M. flexor carpi radialis.

Pathologie Das Karpaltunnelsyndrom ist ein Beschwerdebild, das aufgrund von Überbeanspruchung der Flexorensehnen mit Tenosynovitis und Schwellung entsteht. Die Folge ist eine Kompression des N. medianus. Die Patienten klagen über Taubheitsgefühl im Versorgungsgebiet, eingeschlafene Hand, morgendliche Steifigkeit der Finger, und als motorische Symptomatik kann durch die Unfähigkeit der Opposition eine Behinderung beim Greifen auftreten.

Eine andere Ursache des Kompressionssyndroms ist eine Ödembildung aufgrund von hormoneller Umstellung, z.B. bei Schwangeren und in den Wechseljahren.

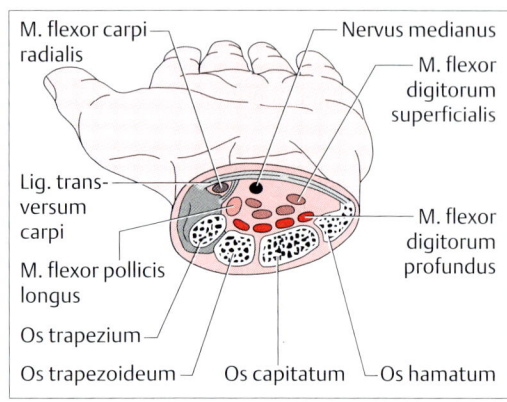

Abb. 6.**43** Der Karpaltunnel *(transversaler Schnitt in Höhe der distalen Karpalreihe)*.

6.2.8 Loge de Guyon

- Ist eine Vertiefung zwischen Os pisiforme und Hamulus ossis hamati,
- wird palmar durch das Lig. pisohamatum und das Lig. carpi transversum begrenzt,
- N. und A. ulnaris ziehen durch die Loge.

Pathologie Eine *Neuritis ulnaris* wird bei Radfahrern beobachtet, die die Loge durch den Druck der dorsalextendierten Hand auf den Lenker einengen und damit den Nerv komprimieren. Sie klagen über Taubheitsgefühl im Kleinfingerbereich und das Fingerspreizen kann abgeschwächt sein.

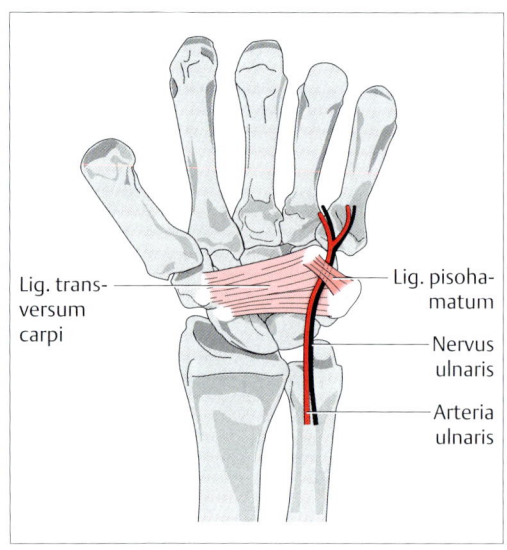

Abb. 6.**44** Die Loge de Guyon.

6.2.9 Achsen und Bewegungen

Das proximale und das distale Handgelenk sind selbständige Gelenke, sie bilden jedoch funktionell gesehen eine Einheit.

Wegen der komplexen Bewegungsabläufe ist die Bestimmung der **Achse** nicht leicht. Jeder Bewegungsabschnitt hat seine eigene Achse. Die größte Annäherung der unterschiedlichen Achsen ist im proximalen Capitatum lokalisiert, nahe der Verbindung Capitatum – Lunatum.

Bewegungen

Dorsalextension/Palmarflexion

Dorsal/Palmar: 70/0/80

Für die Bewegungen des täglichen Lebens wird ein Spielraum von 40° Dorsalextension und 30° Palmarflexion genutzt. Diese Bewegung verteilt sich gleichmäßig auf das proximale und das distale Handgelenk.

Nur bei maximalen Bewegungen findet bei Dorsalextension das größere Ausmaß, ca. das $1^1/_2$fache der Bewegung im distalen Handgelenk statt, bei Palmarflexion im proximalen Handgelenk.

In der ersten Streckphase bewegt sich die Skaphoidsäule etwas schneller als die Lunatumsäule, sie kommt jedoch durch das Einklemmen des Skaphoids früher zum Stillstand. Die Lunatumsäule bewegt sich noch weiter, bis die volaren Bandverbindungen zwischen Radius und Lunatum die Bewegung stoppen.

| Praxistip | Da die Säulen sich gegeneinander im unterschiedlichen Ausmaß bewegen, sollte bei Störungen der Maximalbewegungen auch die Beweglichkeit der Skaphoidsäule gegenüber der Lunatumsäule untersucht werden. ■

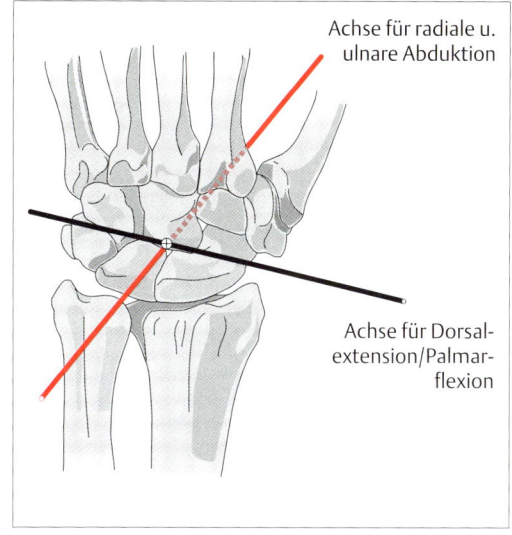

Abb. 6.**45** Die Achsen des Handgelenks *(Ansicht von dorsal).*

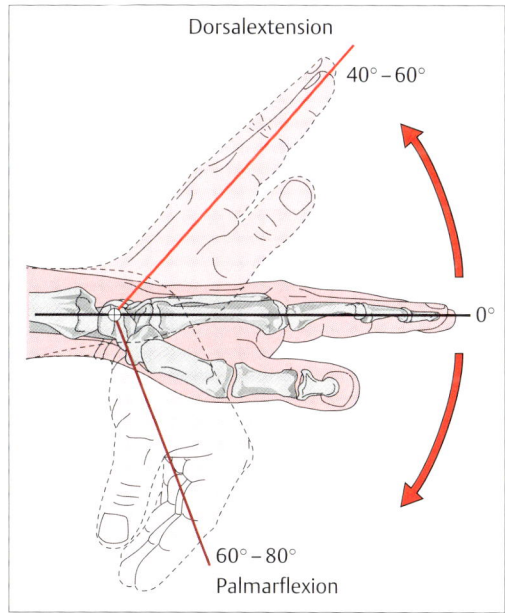

Abb. 6.**46** Dorsalextension und Palmarflexion der Hand.

Bewegungen der Handwurzelknochen

Bei Dorsalextension richtet sich das Skaphoid auf, es gleitet nach volar, und die Trapezii schieben sich auf das Skaphoid, sie gleiten nach dorsal.

Das Lunatum gleitet nach volar, ebenso das Capitatum gegenüber dem Lunatum.

Das Os triquetrum gleitet nach volar, ebenso das Os hamatum gegenüber dem Triquetrum.

Die meisten Muskeln der Hand enden an den distalen Karpalknochen. Deshalb fängt die Bewegung in der distalen Handwurzelreihe an. Z. B. wird durch die Kontraktion des M. extensor carpi radialis longus die Basis der Metakarpalen II nach dorsal gezogen. Da die Beweglichkeit im Karpometakarpalgelenk nur gering ist, wird direkt weiterlaufend das Os trapezoideum nach dorsal gezogen und schiebt sich auf das Os scaphoideum, dann gleitet das Skaphoid aufgrund seiner Konvexität gegenüber dem Radius nach volar.

Bei *Palmarflexion* legt sich das Skaphoid quer, es gleitet nach dorsal, und die Trapezii gleiten nach volar; das Lunatum gleitet nach dorsal, damit liegt die dickste Stelle des Lunatums zwischen Capitatum und Radius. Auch das Capitatum gleitet gegenüber dem Lunatum nach dorsal; das Triquetrum gleitet nach dorsal, ebenfalls das Os hamatum.

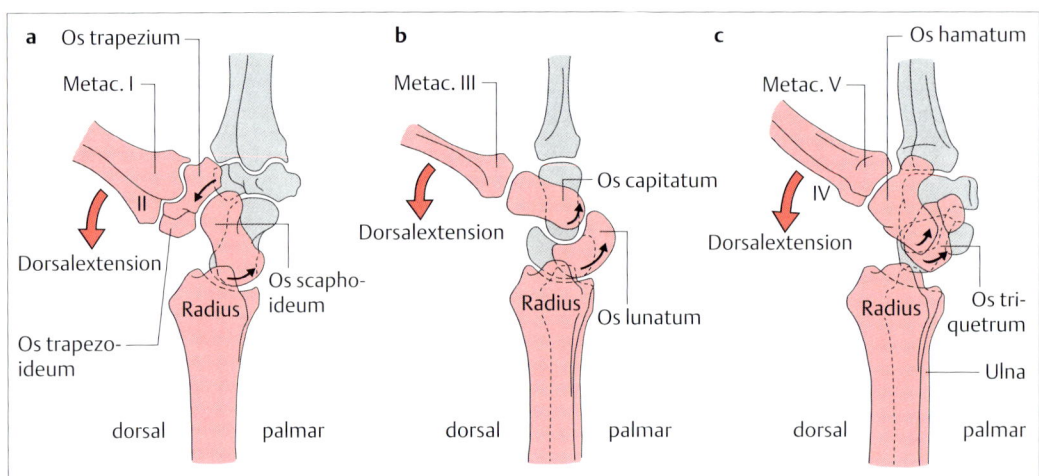

Abb. 6.47 Verhalten der Karpalknochen bei Dorsalextension *(Ansicht der li. Hand von radial)*,
a Skaphoidsäule,
b Lunatumsäule,
c Triquetrumsäule.

Radial- und Ulnarabduktion

Radial/Ulnar: 20/0/35

Die Bewegungen finden hauptsächlich im proximalen Handgelenk statt, da durch die Verzahnung der distalen Handwurzelreihe ein seitliches Gleiten nur geringgradig möglich ist. Es finden jedoch Flexions- und Extensionsbewegungen im distalen und proximalen Handgelenk statt.

Bewegungen der Handwurzelknochen

Bei *Ulnarabduktion*
- verlagert sich die proximale Reihe nach radial, bis das Lunatum dem Radius gegenübersteht,
- gleiten das Capitatum und das Hamatum minimal nach radial,
- macht die proximale Handwurzelreihe eine Extensionsbewegung: das Skaphoid, das Lunatum und das Triquetrum gleiten nach volar,
- gibt es eine Flexionsbewegung im Mediokarpalgelenk, d.h. die Trapezii gleiten nach volar, das Capitatum und das Hamatum nach dorsal.

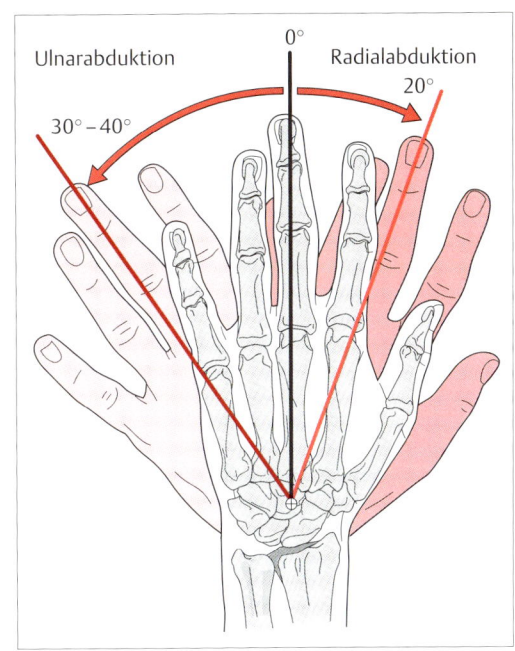

Abb. 6.**48** Radiale und ulnare Abduktion der Hand.

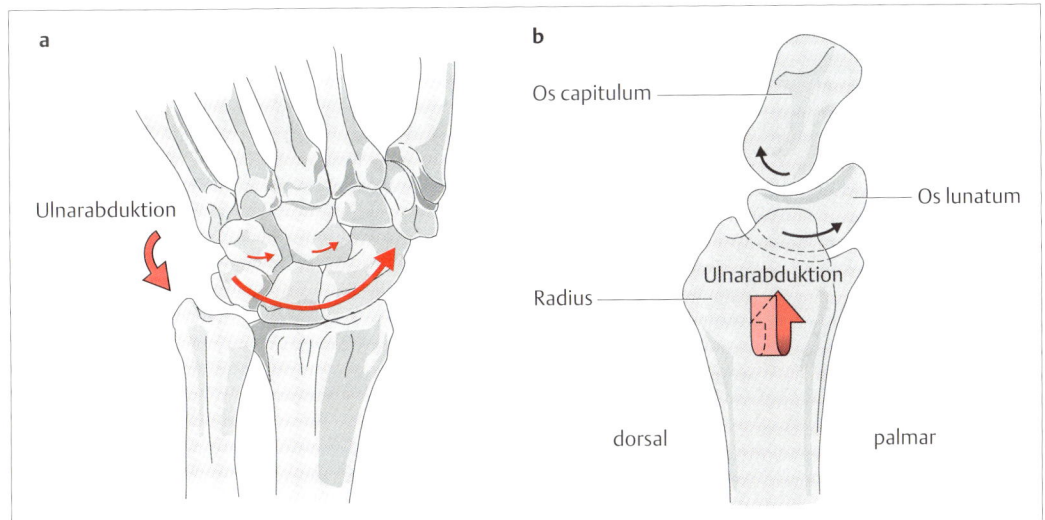

Abb. 6.**49** Verhalten der Karpalknochen bei der Ulnarabduktion,
a Ansicht von dorsal,
b Ansicht von radial am Beispiel der Lunatumsäule.

Bei *Radialabduktion*
- verlagert sich die proximale Reihe nach ulnar, so daß die Hälfte des Lunatums der Ulna gegenübersteht,
- gleitet das Capitatum etwas nach ulnar,
- findet im Articulatio radiocarpea eine Flexionsbewegung statt, z.B. gleitet das Skaphoid nach dorsal. Im Articulatio mediocarpea findet eine Extensionsbewegung statt, z.B. gleiten die Trapezii gegenüber dem Skaphoid nach dorsal.

Im täglichen Leben wird vorwiegend ein Bewegungsspielraum von 20–40° Richtung ulnare und ca. 10° radiale Abduktion benutzt.

Praxistip Bei einer Bewegungseinschränkung des Handgelenks in Richtung ulnare oder radiale Abduktion müssen die einzelnen Handwurzelknochen in ihrer Gleitfähigkeit unter anderem nach dorsal und volar untersucht werden, da dort der Grund für die Einschränkung liegen kann. ■

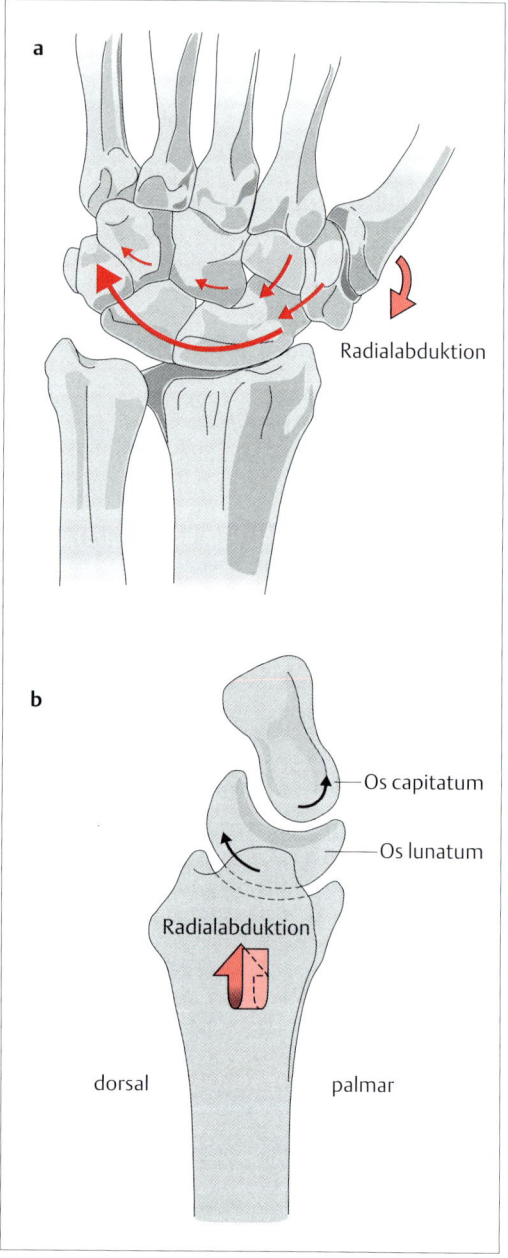

Abb. 6.**50** Verhalten der Karpalknochen bei der Radialabduktion,
a Ansicht von dorsal,
b Ansicht von radial am Beispiel der Lunatumsäule.

6.2.10 Muskeln des Handgelenks: Extensoren

M. extensor carpi radialis longus

- Zieht durch das 2. Sehnenfach,
- durch seine Insertion an der Basis ossis metacarpalis II liegt er radial der Abduktionsachse.

Funktion: Dorsalextension, radiale Abduktion.

M. extensor carpi radialis brevis

- Zieht durch das 2. Sehnenfach,
- inseriert an der Basis ossis metacarpalis III und liegt damit nahe der Abduktionsachse, deshalb hat er nur geringe Abduktionsfunktion.

Funktion: Dorsalextension

M. extensor carpi ulnaris

- zieht durch das 6. Sehnenfach,
- liegt ulnar der Abduktionsachse, da er zur Basis ossis metacarpalis V zieht.

Funktion: Dorsalextension, ulnare Abduktion.

Pathologie Bei der chronischen Polyarthritis wird die Sehne durch Zerstörung seines Sehnenfachs und damit seiner Fixierung über das Caput ulnae nach palmar verlagert. Dadurch wird der M. extensor carpi ulnaris zum Flexor, so daß auf der ulnaren Seite die Stabilität verloren geht und sich der Carpus gegenüber der Ulna nach palmar verlagert. Außerdem steht das Ulnaköpfchen weiter nach dorsal heraus *(Caput ulnae-Syndrom).* Therapie: Resektion des Caput ulnae.

Folgende Fingermuskeln helfen bei der Dorsalextension:
- M. extensor digitorum,
- M. extensor pollicis longus,
- M. extensor pollicis brevis,
- M. abductor pollicis longus,
- M. extensor indicis,
- M. extensor digiti minimi.

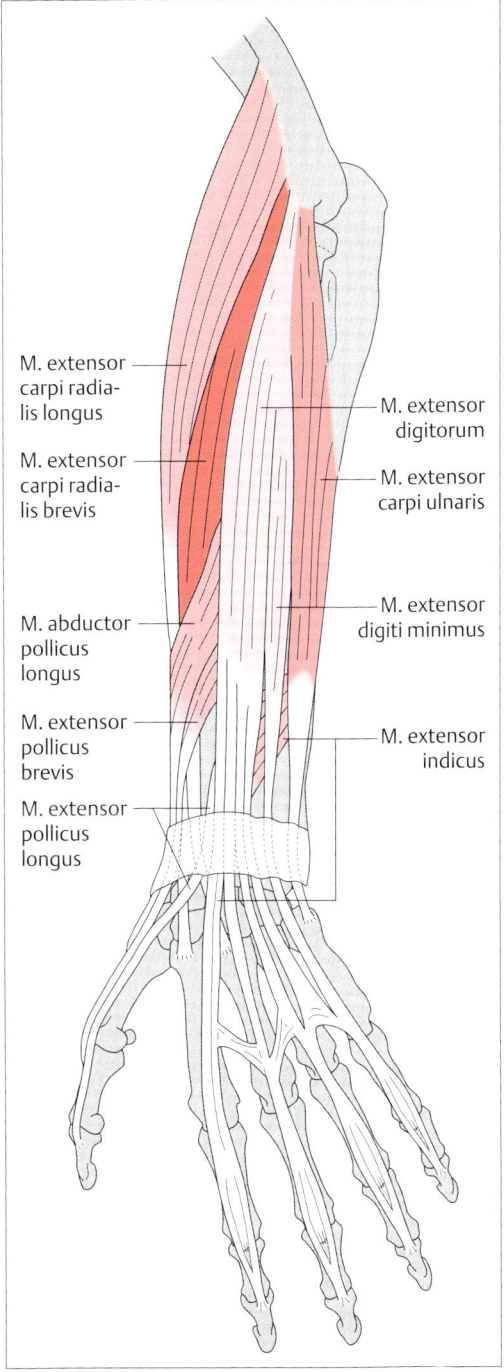

Abb. 6.**51** Extensoren der Hand *(Ansicht von dorsal).*

6.2.11 Muskeln des Handgelenks: Flexoren

M. flexor carpi radialis

Zieht zur Basis ossis metacarpalis II und liegt radial der Abduktionsachse.

Funktion: Palmarflexion, radiale Abduktion.

M. flexor carpi ulnaris

Hauptinsertion ist das Os pisiforme, einige Fasern ziehen bis zur Basis ossis metacarpalis V.

Funktion: Palmarflexion, ulnare Abduktion.

Folgende Fingermuskeln sind ebenfalls flexorisch tätig:
- M. flexor digitorum superficialis,
- M. flexor digitorum profundus,
- M. palmaris longus,
- M. flexor pollicis longus.

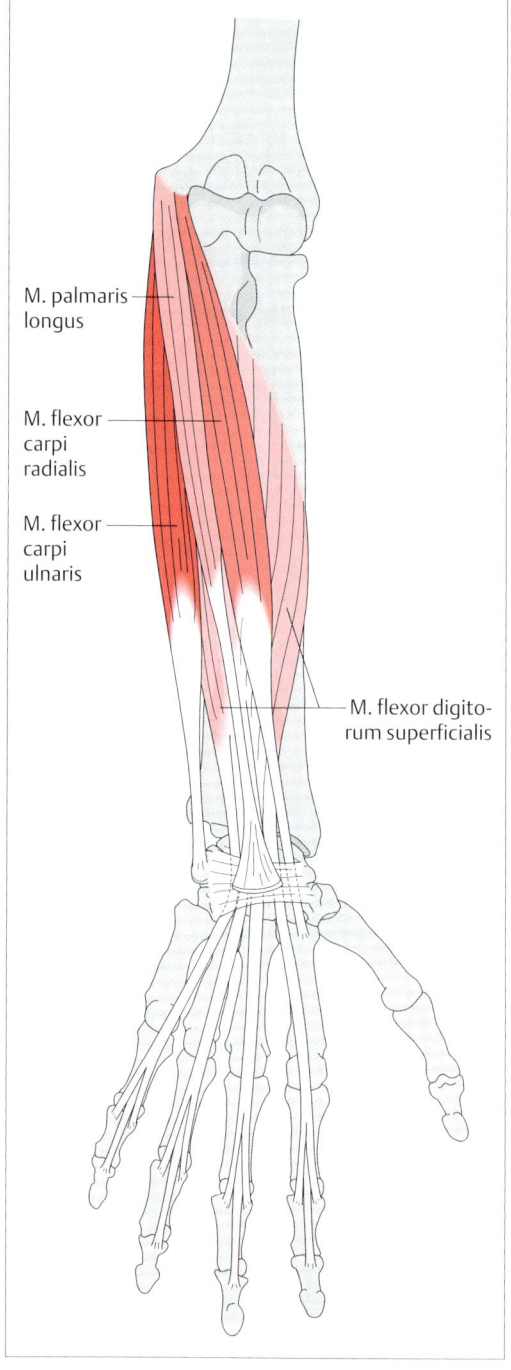

Abb. 6.52 Flexoren der Hand *(Ansicht von palmar).*

6.2.12 Muskeln des Handgelenks: radiale Abduktoren

Muskeln, die radial der Abduktionsachse verlaufen, machen eine radiale Abduktion. Es sind:
- M. extensor carpi radialis longus,
- M. extensor pollicis longus,
- M. extensor pollicis brevis,
- M. abductor pollicis longus,
- M. extensor indicis,
- M. flexor carpi radialis,
- M. flexor pollicis longus.

Pathologie Beim Rheumatiker überwiegt die radiale Muskelgruppe wegen der sehr schmerzhaften destruierenden Prozesse im Bereich des Caput ulnae und damit der Einschränkung der Ulnarabduktion.

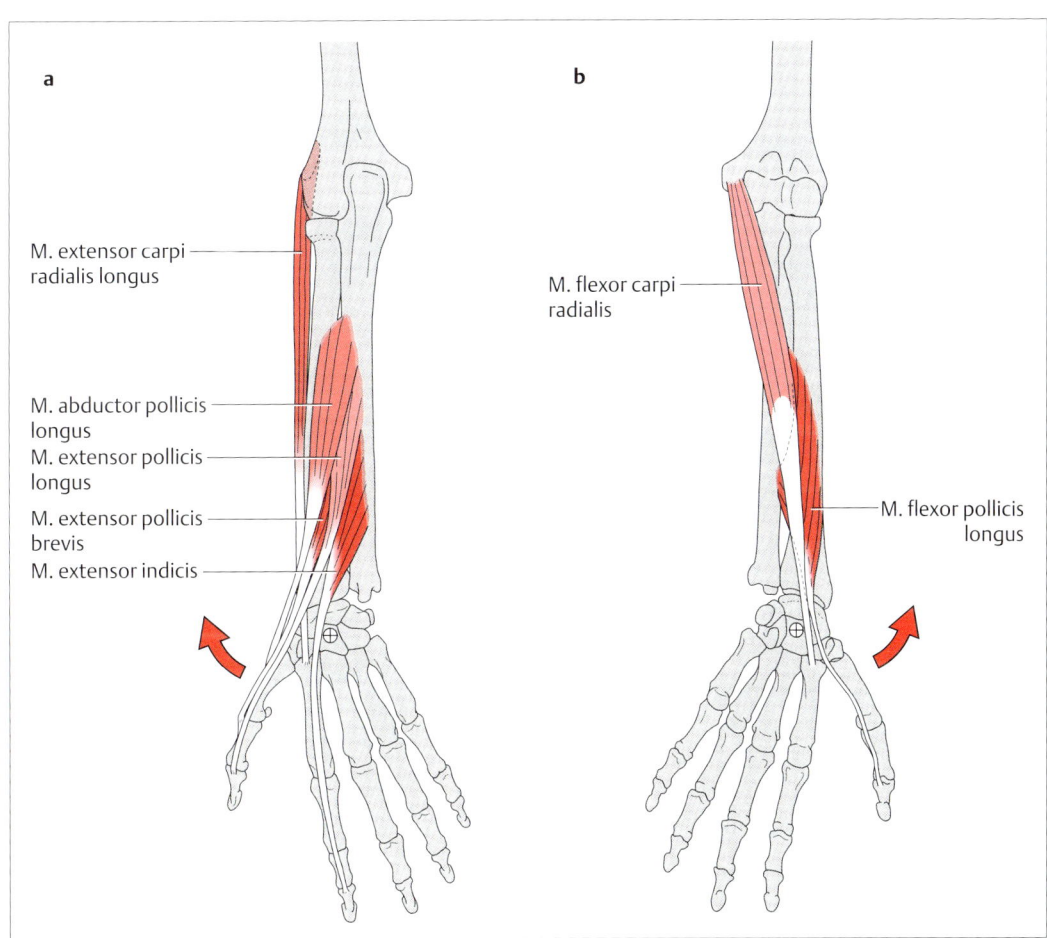

Abb. 6.53 Radiale Abduktoren der Hand,
a Ansicht von dorsal,
b Ansicht von palmar.

6.2.13 Muskeln des Handgelenks: ulnare Abduktoren

Alle Muskeln, die ulnar der Abduktionsachse verlaufen, machen eine ulnare Abduktion. Es sind:
- M. extensor carpi ulnaris,
- M. flexor carpi ulnaris,
- M. extensor digiti minimi.

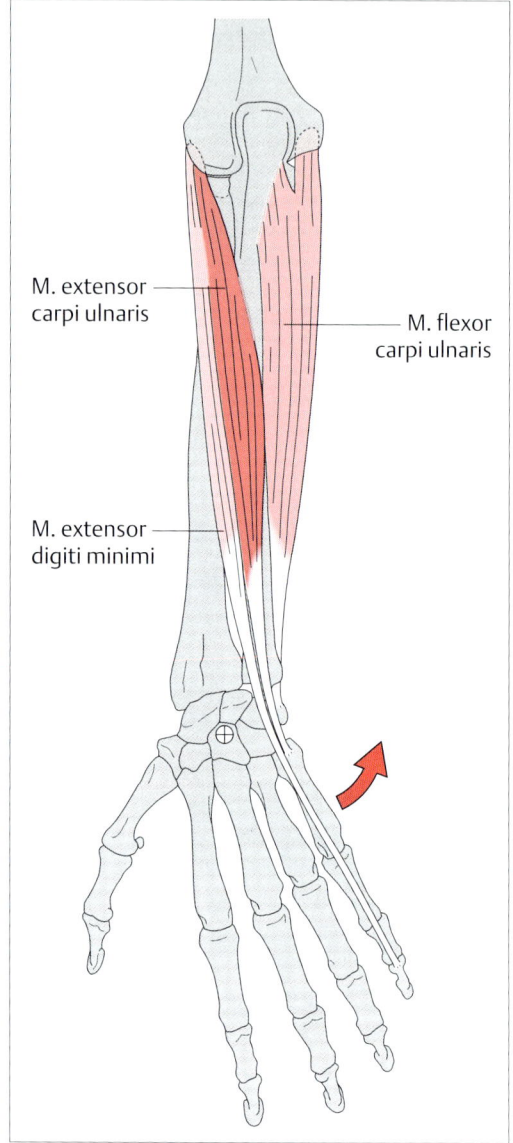

Abb. 6.**54** Ulnare Abduktoren der Hand *(Ansicht von dorsal)*.

6.2.14 Mittelhandgelenke

Die Bewegungsdynamik der Mittelhand wird von den Articulationes carpometacarpae und intermetacarpae bestimmt. Die gute Beweglichkeit in diesen Gelenken ist die Voraussetzung für das Greifen in verschiedenen Formen.

Articulationes carpometacarpae

- Artikulierende Flächen: distale Handwurzelreihe und die Basis ossis metacarpales,
- es sind Amphiarthrosen mit unterschiedlicher Beweglichkeit.
- Besondere Form der Basen:
  - Metakarpale II hat gabelige Form, dadurch hohe Stabilität und artikuliert mit beiden Trapezii,
  - Metakarpale III hat auf der dorso-radialen Seite einen kleinen Processus styloideus, der mit der Metakarpalen II und dem Os capitatum Kontakt hat. Dieses Gelenk ist sehr stabil, es gehört zur zentralen Säule der Hand,
  - die V. Basis ist leicht sattelförmig: konkav in radio-ulnare, konvex in dorso-palmare Richtung. In diesem Gelenk ist der größte Bewegungsspielraum,
- im 4. und 5. Karpometakarpalgelenk sind sowohl Flexions- und Extensionsbewegungen von ca. 15–30° als auch geringe seitliche Bewegungen und Drehbewegungen möglich,
- Stabilität durch Ligg. carpometacarpea palmaria und dorsalia, sie verbinden alle distalen Handwurzelknochen mit den Metakarpalen.

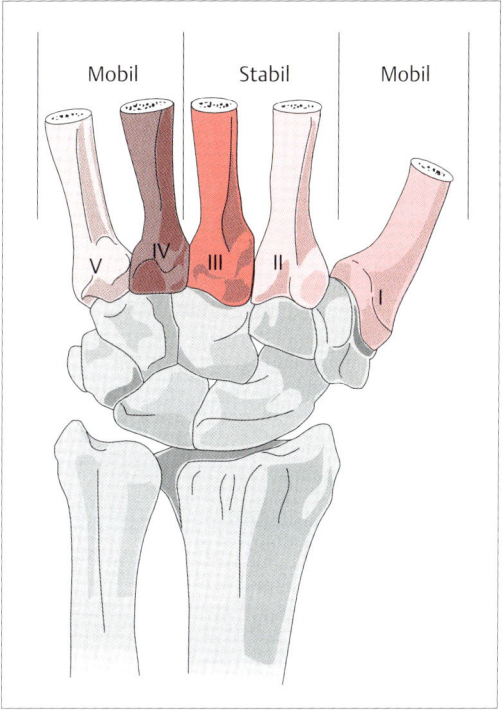

Abb. 6.**55** Form der Metakarpalbasen *(von dorsal)*.

Karpometakarpalgelenk I

Die Karpalknochen sind in einer Wölbung angeordnet, d.h., sie bilden einen stabilen transversalen Bogen, dessen Zentrum das Os capitatum bildet.

Das Os scaphoideum und das Os trapezium sind deutlich nach radio-volar orientiert. Dadurch steht die Metakarpale des Daumens nicht mit den anderen Fingern in einer Reihe, sondern ist um ca. 60° nach palmar gedreht.
Dies wird deutlich sichtbar, wenn der Verlauf der Flexions-Extensions-Achsen der anderen Karpometakarpalgelenke mit dieser verglichen wird.

Durch diese Abweichung des Daumens werden die verschiedenen Formen des Greifens erst möglich.

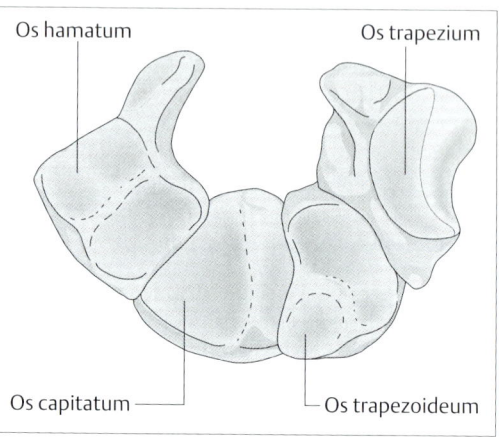

Abb. 6.**56** Die Wölbung des Karpus *(Blick von distal auf die distale Karpalreihe)*.

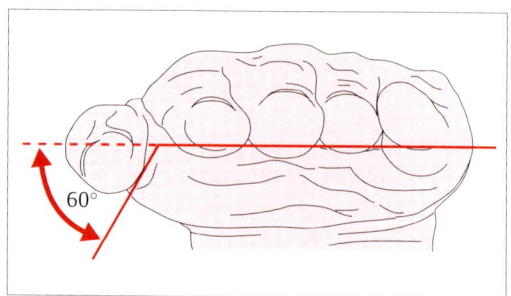

Abb. 6.**57** Stellung des Daumens gegenüber den Fingern.

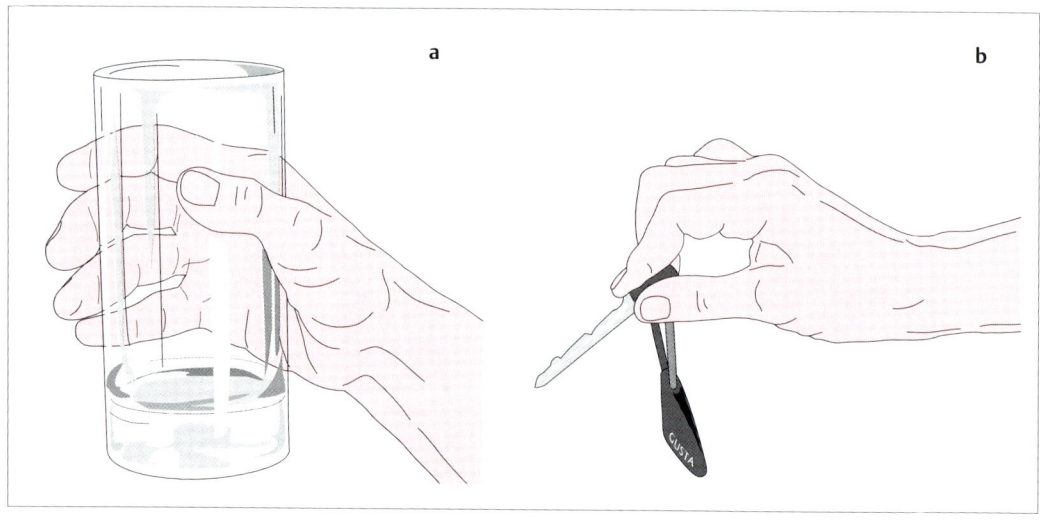

Abb. 6.**58** Griffarten, bei denen der Daumen gefordert wird.

Das **Karpometakarpalgelenk I** ist ein Sattelgelenk. Die Basis ossis metacarpalis I artikuliert mit dem Os trapezium, die Gelenkflächen sind kongruent, indem sie um 90° gegeneinander gedreht sind.

Für die Flexions- und Extensionsbewegung, d. h. in dorso-volare Richtung, ist die Gelenkfläche der Metakarpalen konkav. In radio-ulnare Richtung gesehen, d. h. für die Ab- und Adduktionsbewegung, ist die Gelenkfläche konvex gestaltet.

Praxistip Das Gleitverhalten der Basis ossis metacarpalis I ist bei der Ab- und Adduktionsbewegung zu palpieren. Bei der Adduktion drückt die Basis gegen den volar liegenden palpierenden Finger. Nach der Konkav-Konvex-Regel aus der Manuellen Therapie ist deshalb diese Facette konvex.

Pathologie Bei einer Rhizarthrose wird heute eher eine Ersatzprothese, z. B. nach Swanson, eingesetzt, da die alternative Arthrodese die Greiffunktion zu stark beeinträchtigt und die Belastung in den angrenzenden Gelenken zunimmt.

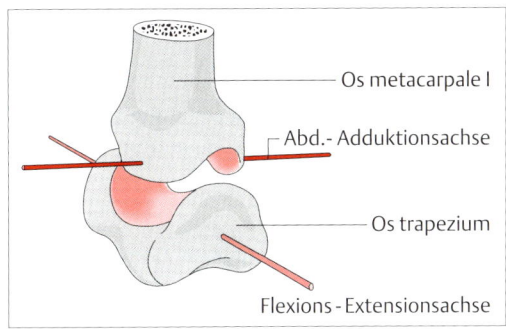

Abb. 6.**59** Daumensattelgelenk.

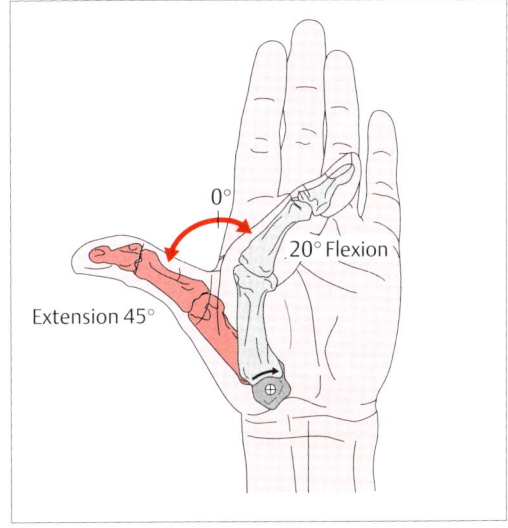

Abb. 6.**60** Flexion und Extension im Daumensattelgelenk *(Ansicht von palmar).*

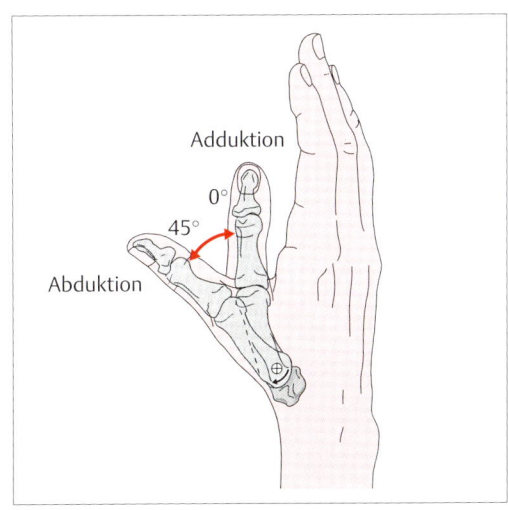

Abb. 6.**61** Abduktion und Adduktion im Daumensattelgelenk *(Ansicht von radio-dorsal).*

Bewegungen im Daumensattelgelenk

Bewegungsachsen
Die Bewegungsachse für die Flexion/Extension verläuft durch den distalen Bereich des Os trapezium und zieht von radio-volar nach ulno-dorsal.

Die Achse für die Abduktion/Adduktion geht durch das Os metacarpale I und verläuft von volar-ulnar nach dorso-radial.

Die Festlegung einer Bewegungsachse für die Opposition ist nicht möglich, da es sich um eine Mischbewegung handelt.

Bewegungsausmaß
Flexion/Extension: 20/0/45
Abduktion/Adduktion: 45/0/0

Opposition: Es findet eine Koppelung von Flexion und Adduktion mit einer axialen Rotation statt. Dabei verdreht sich die Basis gegenüber dem Trapezium um ca. 20–30°. Die Gelenkflächen sind also in dieser Stellung inkongruent.

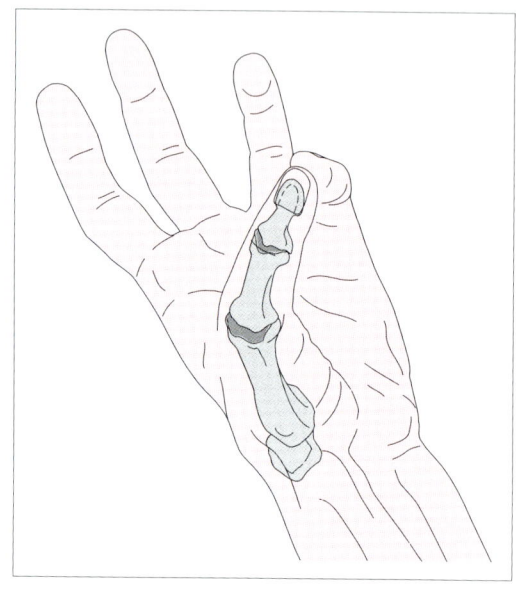

Abb. 6.**62**   Opposition im Daumensattelgelenk.

Bänder des Daumensattelgelenkes

Die Kapsel ist weit und läßt Spielraum für größere Bewegungen zu.

Die Bänder liegen direkt der Kapsel auf und stabilisieren das Gelenk. Sie sind so angeordnet, daß in jeder Daumenstellung ein Bandanteil unter Spannung steht.

Folgende Bänder werden unterschieden:
- ein schräg verlaufendes Band zieht von der Volarseite des Os trapezium um die Basis ossis metacarpalis I und setzt an der ulnaren Seite der Metakarpalen an,
- außerdem verläuft hier ein gerades Band vom Trapezium zur Basis,
- auf der Dorsalseite des Daumens zieht ein schräg verlaufendes Band um die Basis und setzt auf der Volarseite an.

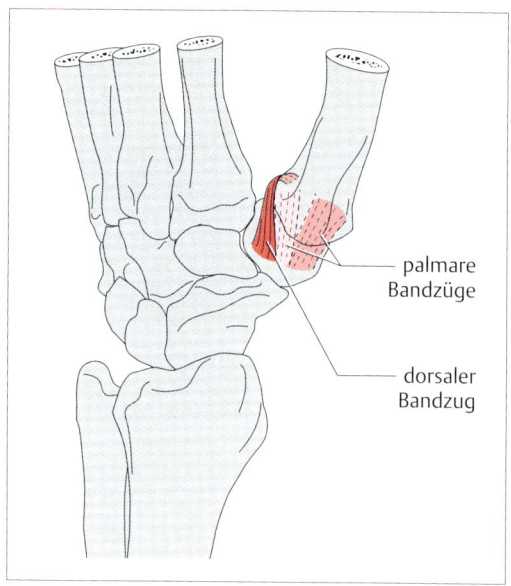

Abb. 6.**63**   Die Bänder des Daumensattelgelenks *(Ansicht von dorsal).*

Articulationes intermetacarpeae

- Es handelt sich um Amphiarthrosen, deren artikulierende Gelenkflächen die Basen der Metakarpale untereinander sind,
- durch Ligg. metacarpea dorsalia und palmaria sowie interossea werden sie stabilisiert, es gibt nur geringgradige Bewegungsmöglichkeiten,
- im distalen Bereich sind die Metakarpalköpfchen durch längere Bänder, Ligg. metacarpeum transversum profundum, an der palmaren Seite miteinander verbunden. Die Intermetakarpalverbindungen sind distal beweglicher, was vor allem beim festen Greifen und Fingerspreizen sichtbar ist,
- ebenso wie bei den Karpalknochen ist im Bereich der Metakarpale ein transversaler Bogen erkennbar, dessen Zentrum das 3. Metakarpalköpfchen ist.

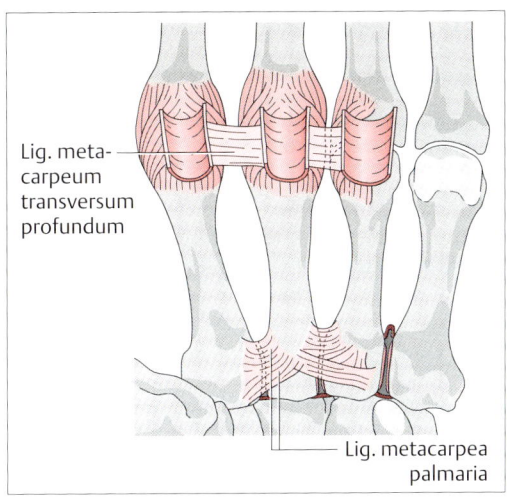

Abb. 6.64 Articulationes intermetacarpales *(Ansicht von palmar)*.

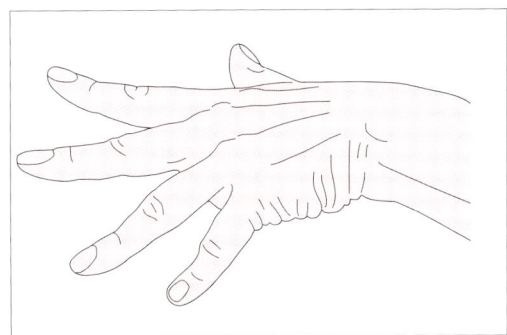

Abb. 6.65 Beweglichkeit der Metacarpalverbindungen beim Fingerspreizen.

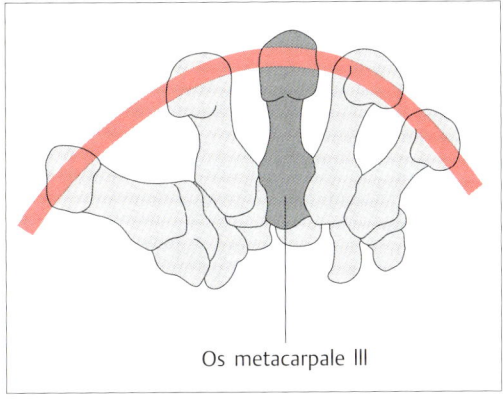

Abb. 6.66 Transversaler Bogen in Höhe der Metakarpalköpfchen.

6.2.15 Fingergelenke

Articulatio metacarpophalangea = MCP

- Die MCPs sind Kugelgelenke.
- Artikulierende Gelenkflächen:
  - konkav: Basis der proximalen Phalanx, sie wird palmar durch eine Faserknorpelplatte vergrößert. Sie ist mit der Gelenkkapsel verwachsen, die an dieser Stelle und an der Verbindung zur Basis der Phalanx eine bandartige Verstärkung (*Lig. palmare*) zeigt. Eine Verbindung zur Sehnenscheide der Flexoren ist sichtbar.
    Die Knorpelplatte hat in Neutral-0-Stellung Kontakt zum Caput der Metakarpale, verliert diesen jedoch bei zunehmender Flexion, da sie nach volar gleitet.
  - konvex: Metakarpalköpfchen
- Die Gelenkkapsel ist weit mit dorsalen und palmaren Recessi. Die Insertion liegt jeweils an der Knochen-Knorpel-Grenze der Gelenkflächen.

Kollateralbänder von MCP II-V

- Radiale und ulnare Bänder mit proximaler Fixierung am Metakarpalköpfchen, dorsal der Gelenkachse und distaler Insertion palmarwärts an der Basis der Grundphalanx,
- durch den Verlauf der Bänder, aber auch durch die dickere Palmarseite des Metakarpalköpfchens, geraten die Bänder bei Flexion unter Spannung, d.h., seitliche Bewegungen sind in Extension möglich, nicht jedoch in Flexionsstellung,
- die Dorsalaponeurose zieht mit einigen Fasern in die Gelenkkapsel.

Achsen

Die Flexions-/Extensionsachse verläuft nach radio-ulnar und liegt im Caput metacarpale. Sie wandert bei zunehmender Flexion leicht bogenförmig von dorsal nach palmar.

Die Achse für die Ab- und Adduktion verläuft nach dorso-palmar und liegt ebenfalls im Metakarpalköpfchen.

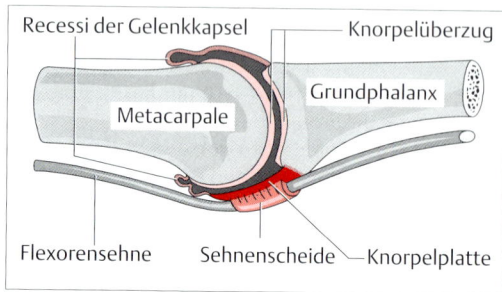

Abb. 6.**67** Articulatio metacarpophalangea (MCP).

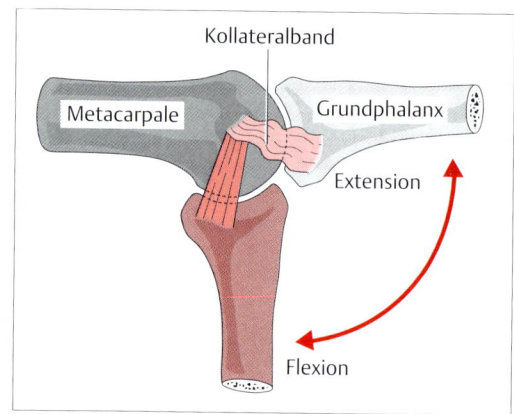

Abb. 6.**68** Die Achse des MCPs.

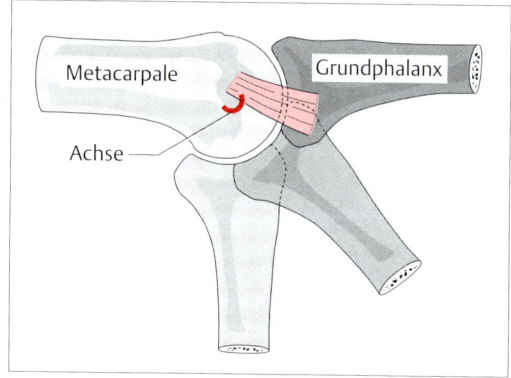

Abb. 6.**69** Kollateralband des MCPs.

Kollateralbänder von MCP I

- Radiale und ulnare Bänder teilen sich in zwei Faserzüge, ein Teil verläuft wie die der anderen MCPs, der zweite Faseranteil zieht nach palmar an die Faserknorpelplatte und weiter bis zu den Sesambeinen.
- Die *Sesambeine* sind in die Thenarmuskulatur eingelagert und werden palmar durch das Kollateralband auf der Knorpelplatte fixiert.
  Verbindungen der Sesambeine zur Basis der Grundphalanx gibt es als Faserzüge, die bis zur Insertion des Kollateralbandes ziehen.
- Durch die unterschiedlichen Verläufe gibt es Spannung und dadurch seitliche Stabilität sowohl in Extension als auch in maximaler Flexion.
- In leichter Flexion sind alle Faserbündel entspannt, so daß in dieser Stellung seitliche und Drehbewegungen möglich sind, wie z.B. beim Ergreifen von Gegenständen.

Pathologie Der sog. *Skidaumen* entsteht durch das abrupte Abstützen mit dem Skistock bei einem Sturz. Durch die Schlaufe, die über der Metakarpalen verläuft, wird der Daumen im MCP Richtung Abduktion und Extension gezogen und das ulnare Seitenband verletzt. Die Folge sind Schmerzen und eine Instabilität beim Spitzgriff, u.U. ist der ulnare Gelenkanteil bis zu 30° aufklappbar.

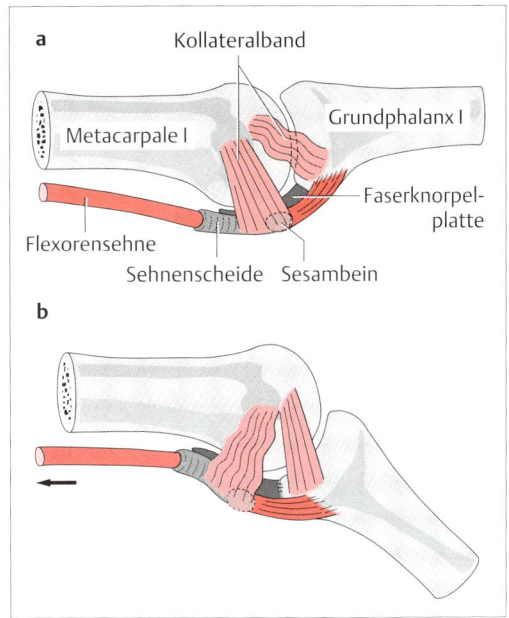

Abb. 6.70 Kollateralband von MCP I,
a in N-0-Stellung,
b in Flexionsstellung.

Bewegungen der MCPs

Flexion/Extension

Bewegungsausmaß
MCP II – V:
Flex./Ext. aktiv: 80 – 90/0/30 – 40
Flex./Ext. passiv: 100/0/80 – 90

MCP I:
Flex./Ext. aktiv: 40/0/0
Flex./Ext. passiv: 60/0/0

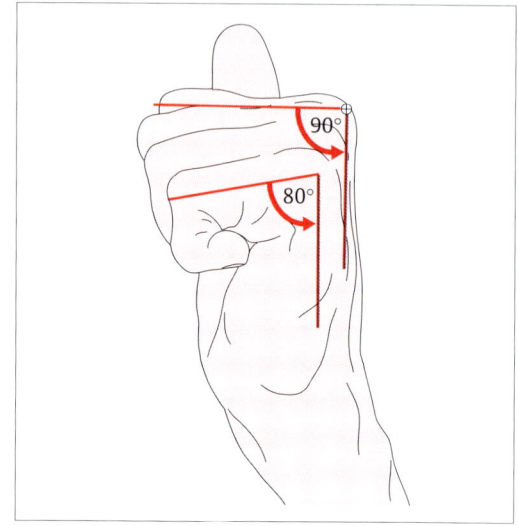

Abb. 6.**71**   Aktive Flexion in den MCPs.

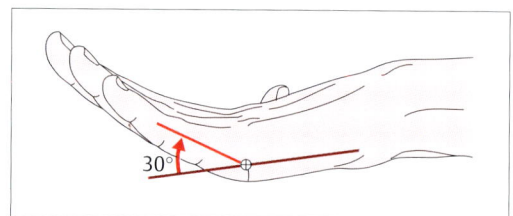

Abb. 6.**72**   Aktive Extension in den MCPs.

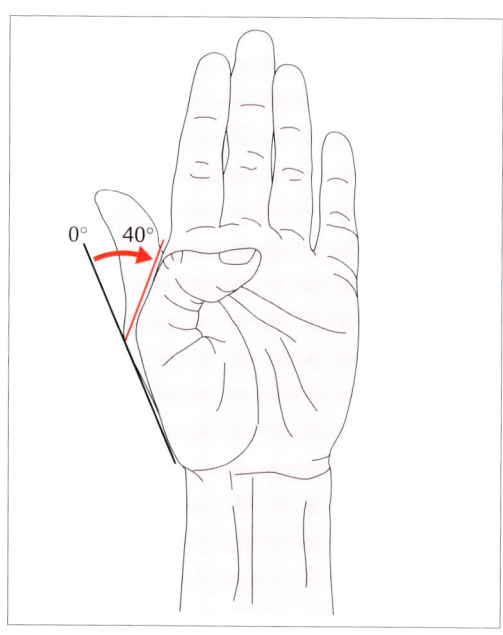

Abb. 6.**73**   Flexion und Extension im MCP I.

Abduktion/Adduktion

Die Achse liegt annähernd in der Mitte des Caput metacarpale. Die Bewegungsbezeichnungen richten sich nach dem Mittelfinger: alle Bewegungen vom Mittelfinger weg werden als *Abduktion*, alle hin als *Adduktion* bezeichnet. Im Schnitt sind ca. 20–30° möglich, der Zeigefinger hat die größte seitliche Bewegung, dann folgen der kleine Finger und die anderen. Die Kombination aller 4 Bewegungskomponenten wird als *Zirkumduktion* bezeichnet.

Rotation

Axiale Rotation ist in den MCPs II–V nur passiv um ca. 10–20° in jede Richtung möglich. Die axiale Rotation, die im Daumensattelgelenk möglich ist, setzt sich, um mit der größtmöglichen palmaren Daumenfläche zu greifen, nach distal fort. Zusätzlich findet eine kleine Kippung im Sinne einer Abduktion statt, so daß insgesamt eine Bewegung von ca. 20° sichtbar wird.

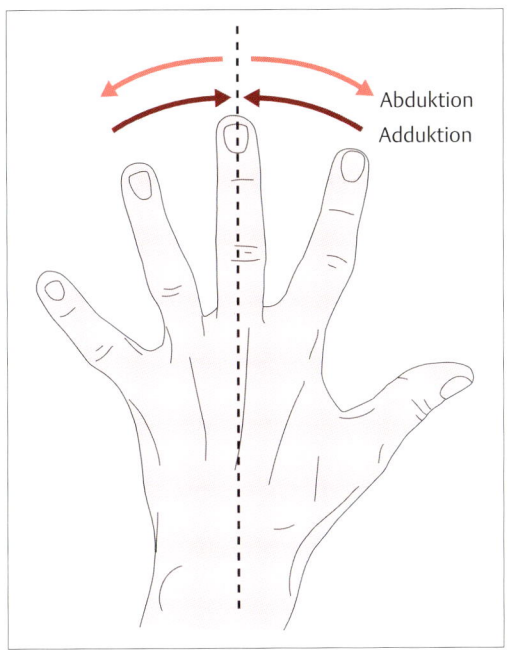

Abb. 6.**74** Bewegungsbezeichnungen für Ab- und Adduktion in den MCPs.

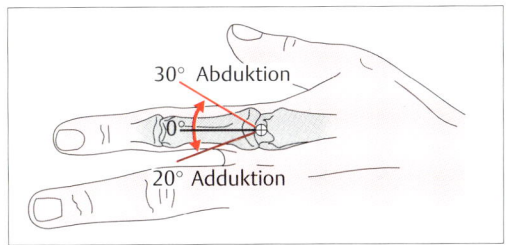

Abb. 6.**75** Ab- und Adduktion im MCP II.

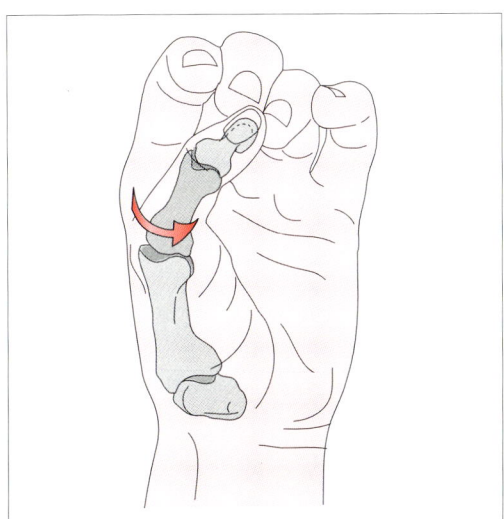

Abb. 6.**76** Rotation im MCP I.

Articulationes interphalangeae proximales und distales (PIP und DIP)

- Es handelt sich um Scharniergelenke.
- Gelenkflächen:
  - konkav die jeweilige Basis der Mittel- bzw. Endphalanx mit einer kleinen Leiste in der Mitte, die in eine entsprechende Rinne des anderen Gelenkpartners paßt = dadurch erhöhte seitliche Stabilität. Eine Vergrößerung der Gelenkfläche erfolgt wie bei den MCPs durch eine kleine Faserknorpelplatte,
  - konvex sind die Köpfchen der Grund- und Mittelphalanx mit einer Rinne in der Mitte,
- die Gelenkkapsel ist mit denen der MCPs vergleichbar,
- die Kollateralbänder sind durch ihren Verlauf vom Caput zur Basis und vom Caput zur Faserknorpelplatte sowohl in Extension als auch in maximaler Flexion gespannt.
- Achse und Bewegungen: Flexion/Extension
  PIP: 110/0/0,
  DIP: 70–80/0/5 passiv 30.
  Die Achse liegt jeweils im proximalen konvexen Gelenkpartner.
- Die Ansicht von volar bei der Flexion der Finger im MCP und PIP zeigt, daß die Fingerspitzen im Klein-, Ring- und Mittelfinger mehr oder weniger deutlich schräg nach radial zeigen. Der Verlauf der Fingerspitzen zeigt Richtung Os scaphoideum, was bei den Oppositionsbewegungen eine Rolle spielt.

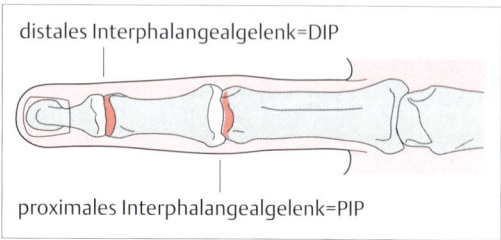

Abb. 6.**77** Articulationes interphalangea proximales et distales.

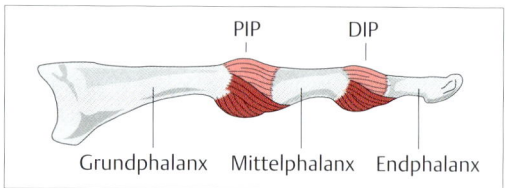

Abb. 6.**78** Die Bänder der PIPs und DIPs.

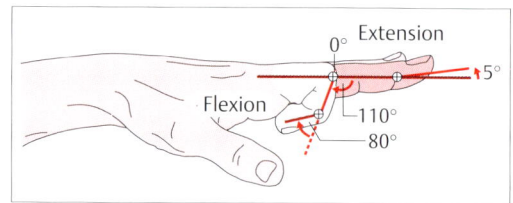

Abb. 6.**79** Aktive Flexion und Extension im PIP und DIP.

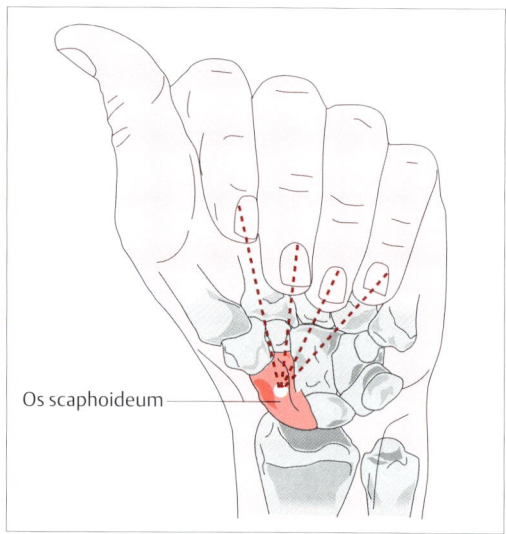

Abb. 6.**80** Orientierung der Finger Richtung Skaphoid bei Flexion.

Articulatio interphalangea I

- Kapsel und Bänder sind mit denen der PIPs und DIPs vergleichbar.
- Besonderheiten: Unterschiedlich ausgeprägtes Ende der Grundphalanx, der ulnare Teil des Kondylus ist etwas dicker. Dadurch gerät das ulnare Kollateralband eher unter Spannung. Das bedeutet, daß die Bewegung im radialen Gelenkanteil größer ist, dadurch entsteht die palmare Orientierung der Daumeninnenfläche = Fortsetzung der bisherigen Rotationstendenz des Daumens zur besseren Greiffunktion.
- Bewegungsausmaß
  Flexion/Extension: aktiv: 80/0/5 – 10,
  passiv: 100/0/30.

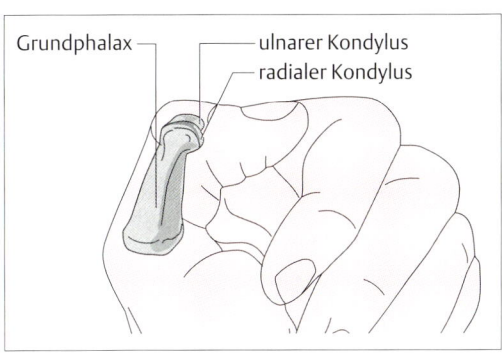

Abb. 6.**81** Distales Ende der Grundphalanx I.

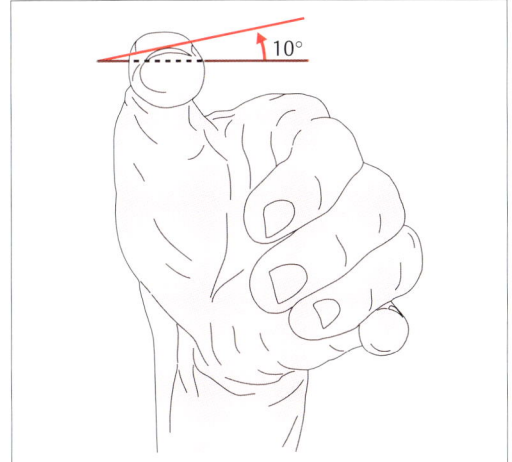

Abb. 6.**82** Kippung der Endphalanx I bei Flexion.

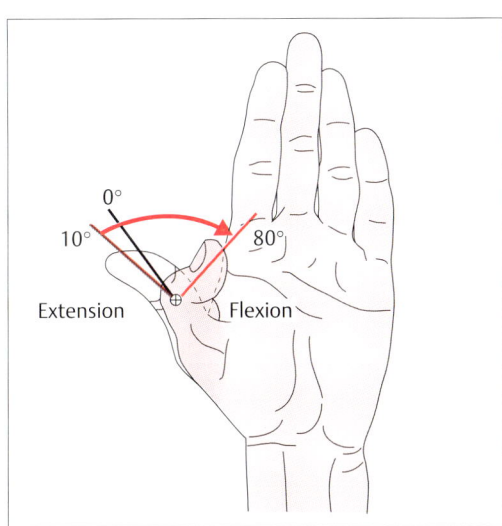

Abb. 6.**83** Aktive Flexion und Extension im Artic. interphalangea I.

6.2.16 Muskeln der Finger: Extensoren

M. extensor digitorum

- Bildet vier Sehnen zu den Fingern II–V,
- sie verlaufen durch das 4. Sehnenfach,
- die Sehnen sind proximal der MCPs durch quer verlaufende Faserzüge = *Connexus intertendinei* verbunden, dadurch werden die Bewegungen der einzelnen Finger eingeschränkt,
- die Sehne teilt sich distal in 3 Teile auf: ein zentral verlaufender Faserzug zieht bis zur Basis der Mittelphalanx. Zwei laterale Züge gehen distal des MCPs ab, geben in Höhe der PIPs Fasern in die Kollateralbänder ab und inserieren an der Basis der Endphalanx,
- bilden die Dorsalaponeurose, die eine Verbindung mit der Kapsel der MCPs eingeht.

Funktion
- Extension aller Fingergelenke, Hauptwirkung in den MCPs durch die Verbindung mit der Dorsalaponeurose zur Kapsel und der Grundphalanx. Der M. extensor digitorum zieht die Dorsalaponeurose nach proximal, dadurch können die Mm. lumbricales und interossei die Finger extendieren. Wenn er entspannt ist, verschiebt sich die Aponeurose nach distal und die intrinsischen Muskeln können das MCP beugen,
- Dorsalextension der Hand,
- hilft bei der Ulnarabduktion.

Pathologie Bei der Polyarthritis kommt es durch den Kollaps der radialen Handwurzelknochen zu einer Radialabweichung der Hand und dadurch zu einer Veränderung des Strecksehnenverlaufs im MCP-Bereich nach ulnar = *ulnare Deviation* und Entstehung einer Handskoliose. Die Oppositionsfähigkeit ist gestört, beim Greifen stemmt sich der Daumen gegen die Radialseite des Zeigefingers.

M. extensor indicis

- Verläuft ebenfalls durch das 4. Sehnenfach,
- zieht in die Dorsalaponeurose des Zeigefingers.

Funktion:
- isolierte Extension des Zeigefingers,
- Dorsalextension der Hand,
- hilft etwas bei der Radialabduktion.

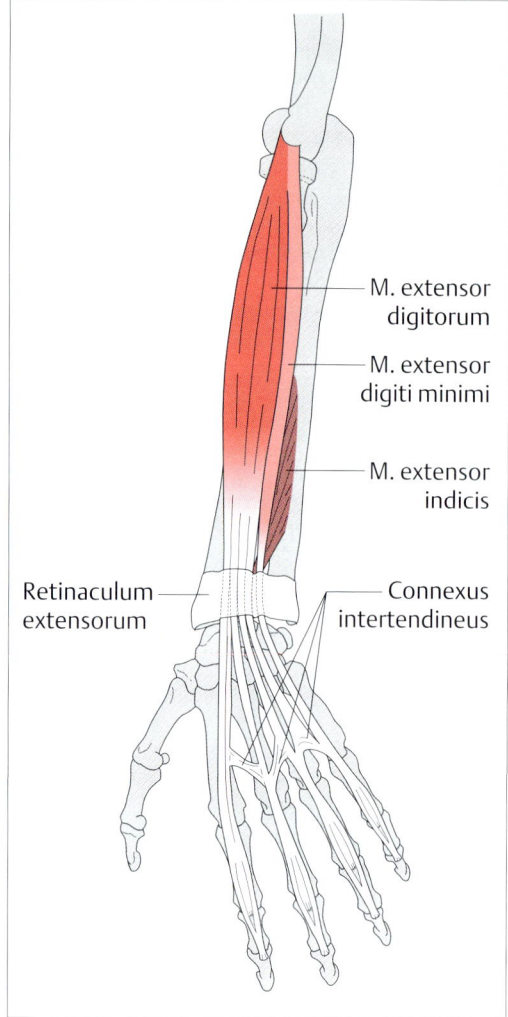

Abb. 6.**84** Extensoren der Finger.

M. extensor digiti minimi

- Ist mit dem M. extensor digitorum verwachsen,
- zieht durch das 5. Sehnenfach und teilt sich distal davon in 2 Sehnenanteile, die in die Dorsalaponeurose ziehen.

Funktion
- Extension aller Gelenke des Kleinfingers,
- Abduktion des Kleinfingers,
- Dorsalextension und Ulnarabduktion der Hand.

Mm. lumbricales

- Ziehen in die Dorsalaponeurose,
- Ursprung an den radialen Rändern der Sehnen des M. flexor digitorum profundus.

Funktion:
- Flexion der Fingergrundgelenke,
- durch die Verbindung mit den radialen Zügen der Dorsalaponeurose machen sie Extension der proximalen und distalen Interphalangealgelenke II bis V.

Mm. interossei

- Unterteilt in drei Mm. interossei palmares und vier Mm. interossei dorsales,
- Ansatzfasern bilden den Interosseuszügel der Dorsalaponeurose,
- Verbindung zur Gelenkkapsel der PIPs, auslaufende Fasern bis zur Endphalanx.

Funktion
- Mm. interossei palmares machen Adduktion, die dorsales Abduktion,
- gemeinsam machen sie Flexion in den MCPs und Extension in den PIPs und DIPs.

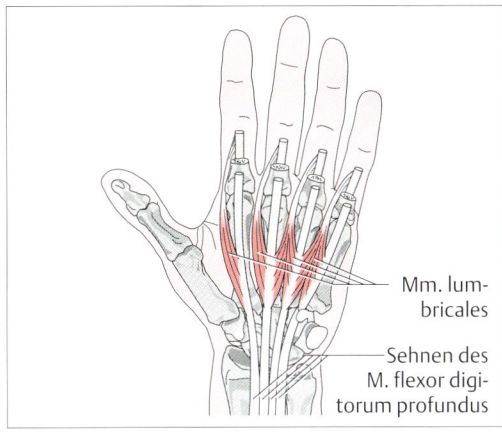

Abb. 6.**85** Mm. lumbricales *(Ansicht von palmar)*.

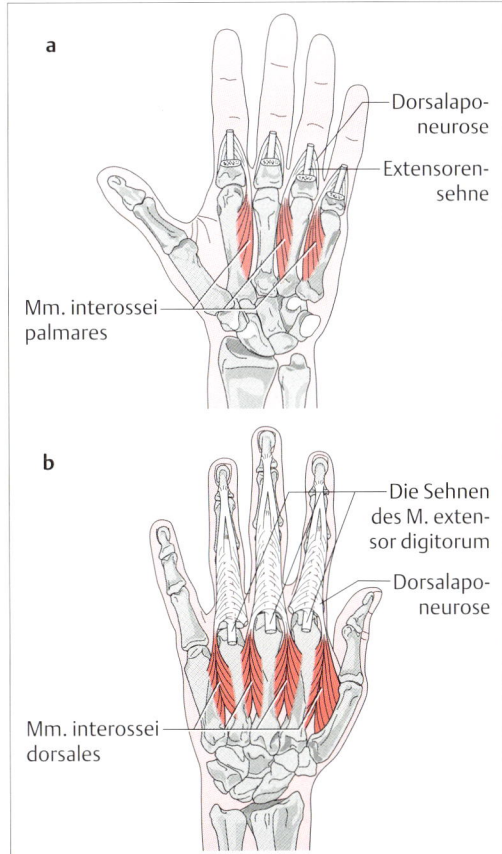

Abb. 6.**86** Mm. interossei,
a Mm. interossei palmares *(Ansicht von palmar),*
b Mm. interossei dorsales *(Ansicht von dorsal).*

Dorsalaponeurose der Finger

- Die Aponeurose hat eine dreieckige Form, ist proximal breit und wird nach distal schmaler.
- Der mittlere Zügel wird von der Sehne des M. extensor digitorum gebildet, die seitlichen Zügel von den Mm. interossei und von palmar strahlen die Sehnen der Mm. lumbricales in die Interosseuszügel ein. Diese Zügel sind durch bogenförmig nach dorsal verlaufende Fasern verbunden und bilden damit eine Art Haube.
- Im Bereich des Grundgelenks verlaufen die Interosseuszügel palmar, deshalb beugen sie hier. In Höhe des proximalen und distalen Interphalangealgelenks verlaufen sie dorsal der Gelenkachse und strecken sie.
- Eine Verbindung zur palmaren Seite der Gelenkkapsel des PIPs und zur Beugesehnenscheide hilft bei der seitlichen Stabilisierung.

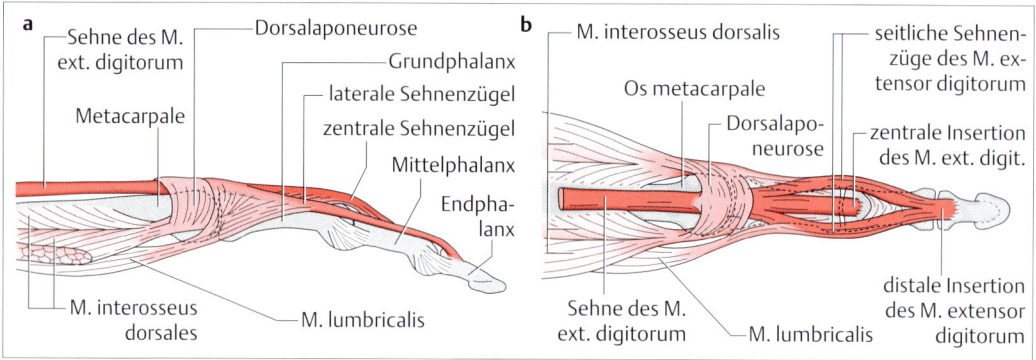

Abb. 6.87 Die Dorsalaponeurose mit Muskelinsertionen,
a Ansicht von radial,
b Ansicht von dorsal.

Pathologie Die **Knopflochdeformität**, Flexionsfehlstellung im proximalen (PIP) und Extension im distalen Interphalangealgelenk (DIP), entsteht durch eine Zerstörung des mittleren Dorsalaponeurosenzügels in Höhe der PIP. Das Gelenk schiebt sich durch die Aponeurosenspalte, und die seitlichen Zügel luxieren nach palmar, dadurch werden sie zu Beugern.

Die **Schwanenhalsdeformität** entsteht durch ein gestörtes Gleichgewicht zwischen Flexoren und Extensoren, die Mm. interossei überwiegen durch den Funktionsverlust des M. flexorum digitorum superficialis. Es entsteht eine Extensionsstellung in den proximalen und eine Flexionsstellung in den distalen Interphalangealgelenken.

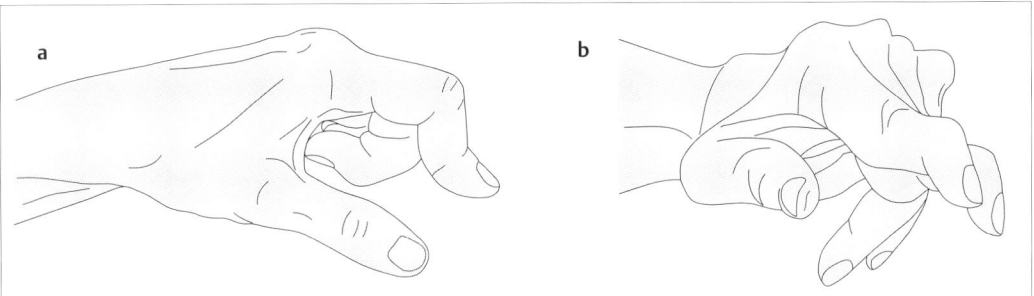

Abb. 6.**88** a Knopflochdeformität,
b Schwanenhalsdeformität.

Dorsale Sehnenscheiden

- Die Sehnen, die auf dem Handrücken verlaufen, sind von Sehnenscheiden umschlossen,
- proximal des Handgelenks werden sie vom Retinaculum extensorum zusammengehalten,
- die Sehnenscheiden beginnen ca. 1/2 cm proximal des Retinaculums und reichen unterschiedlich weit nach distal, z.B. ist die Vagina tendinis der Handextensoren kurz, sie ragt ca. 1–2 Querfinger über den distalen Rand des Retinaculums hinaus.

Pathologie CP-typische Veränderungen an den Sehnenscheiden sind die Rheumaknötchen, *Rheumatismus nodosum*. Es handelt sich um Wucherungen des Gleitgewebes, die mit den Sehnen und Bändern verwachsen können und die Gleitfähigkeit der Sehnen stören. Das führt zu Auflockerungen und schließlich zur Ruptur einzelner Sehnenfasern bis hin zur Totalruptur oder völligem Verkleben der Sehnen mit dem Gleitlager. Die Folge ist der Funktionsverlust dieser Muskeln. Therapie: rechtzeitige Tenosynovektomie, bzw. Rekonstruktion der Sehnenruptur.

Dorsale Sehnenfächer

- Entstehen durch die Verwachsung des Retinaculum extensorum mit den distalen Enden von Radius und Ulna, deshalb ist die Knochenoberfläche an den Fixierstellen mit Rillen und Leisten versehen,
- es gibt 6 Fächer, in jedem Fach verläuft nur eine Sehnenscheide, die jedoch mehrere Sehnen umschließen kann.
- Die Sehnen folgender Muskeln verlaufen in den Fächern:
    - 1. Fach: M. abductor pollicis longus, M. extensor pollicis brevis,
    - 2. Fach: M. extensor carpi radialis longus, M. extensor carpi radialis brevis,
    - 3. Fach: M. extensor pollicis longus,
    - 4. Fach: M. extensor digitorum, M. extensor indicis,
    - 5. Fach: M. extensor digiti minimi,
    - 6. Fach: M. extensor carpi ulnaris.

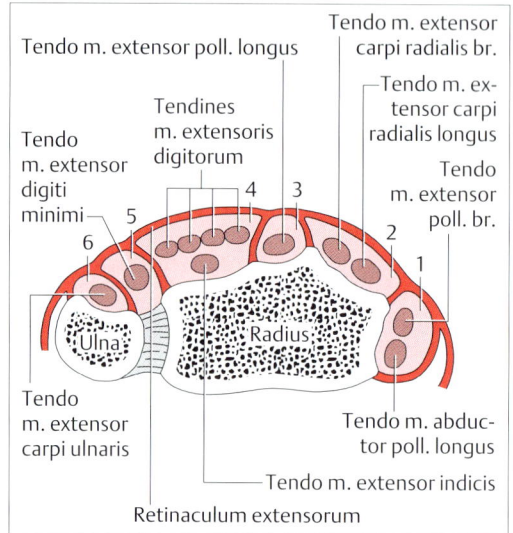

Abb. 6.**89** Die dorsalen Sehnenfächer der Hand im Transversalschnitt.

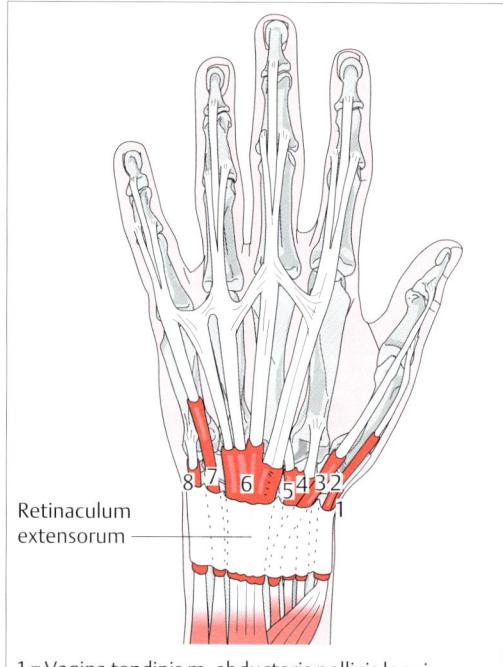

1 = Vagina tendinis m. abductoris pollicis longi
2 = Vagina tendinis m. extensoris pollicis brevis
3 = Vagina tendinis m. extensoris pollicis longi
4 = Vagina tendinis m. extensoris carpi radialis longi
5 = Vagina tendinis m. extensoris carpi radialis brevis
6 = Vagina tendium mm. extensorum digitorum und extensoris indicis
7 = Vagina tendinis m. extensoris digiti minimi
8 = Vagina tendinis m. extensoris carpi ulnaris

Abb. 6.**90** Die dorsalen Sehnenscheiden der Hand.

6.2.17 Muskeln der Finger: Flexoren

M. flexor digitorum superficialis

- Seine 4 Sehnen ziehen durch den Canalis carpi,
- in Höhe der MCPs teilt sich jede Sehne in zwei Schenkel, durch den so gebildeten Schlitz, *Chiasma tendineum*, zieht die Sehne des M. flexor digitorum profundus,
- in Höhe der PIP vereinigen sich die Schenkel und inserieren an den Basen der Mittelphalangen.

Funktion
- Flexion von MCP und PIP,
- hilft bei der Palmarflexion der Hand,
- hilft bei der Ellenbogenflexion.

M. flexor digitorum profundus

- Tiefe Muskelschicht, sie zieht mit 4 Sehnen durch den Canalis carpi,
- in Höhe der Grundphalanx ziehen sie durch den Schlitz, den der M. flexor digitorum superficialis bildet,
- inseriert an der Basis der Endphalanx,
- bietet Ursprung für die Mm. lumbricales.

Funktion
- Flexion aller Fingergelenke,
- Palmarflexion der Hand und Unterstützung bei der ulnaren Abduktion,
- hilft bei Ellenbogenflexion.

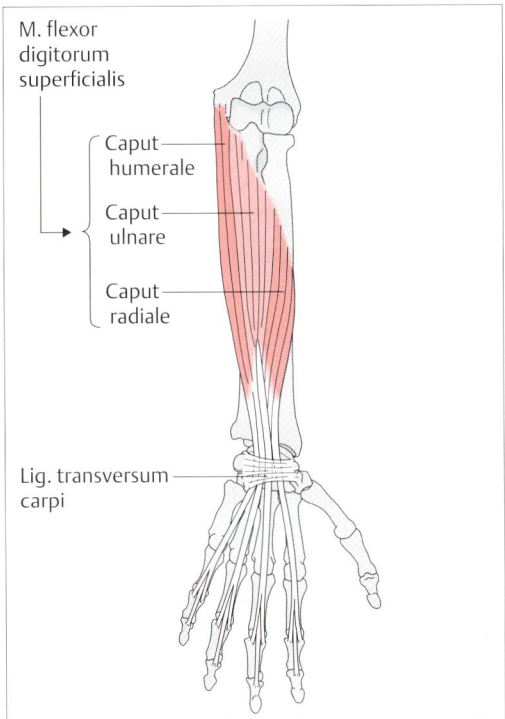

Abb. 6.91 M. flexor digitorum superficialis.

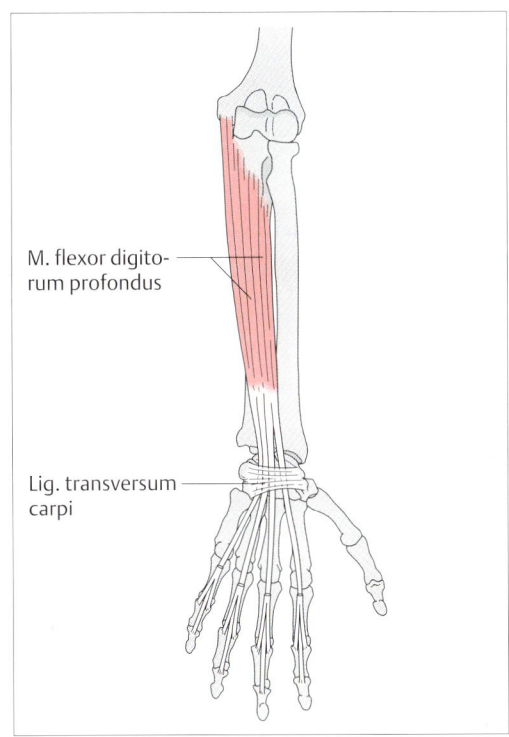

Abb. 6.92 M. flexor digitorum profundus.

Sehnenscheiden der Flexoren

- Umschließen die Sehnen der Fingerflexoren.
- Sie bilden mit den knöchernen Strukturen einen osteofibrösen Kanal, durch den die Sehnen ziehen, sie werden im Bereich der Gelenke durch die Ligg. palmaria verstärkt.
- Die Innenschicht ist das Tenosynovium, das die Reibung beim Sehnengleiten reduziert und zur Ernährung der Sehne beiträgt.
- Proximaler Beginn etwas proximal der MCPs, nur Daumen und Kleinfingersehnen sind fast vollständig bis zum Canalis carpi von Sehnenscheiden umgeben. Distal enden sie an der Basis der Endphalanx.
- Verstärkung durch zirkulär angeordnete Faserzüge, die Pars anularis der Vagina fibrosa = *Ringbänder*, die durch Ligg. cruciforme verbunden sind. Sie sorgen dafür, daß die Sehnen eng an der Phalanx geführt werden.
- Im Canalis carpi sind die Sehnen ebenfalls von Sehnenscheiden umgeben, sie reichen proximal bis zu 3 cm über das Ret. flexorum hinaus.

Pathologie Der schnellende Finger ist ein Mißverhältnis zwischen verdickter Sehne und Sehnenscheide. Durch Bildung von Rheumaknötchen ist wenig Raum unter dem Anularligament. Die verdickte Sehne muß bei der Flexion durch die Enge gezwängt werden, was ruckhaft geschieht. Therapie: Tenosynovektomie und Spaltung des Ringbandes.

Palmaraponeurose

- Fächerförmig ausgebreitete Bindegewebsplatte im Hohlhandbereich, die aus zwei Schichten besteht, eine tiefe mit quer verlaufenden und eine oberflächliche mit longitudinalen Faserzügen. Die quer verlaufenden Faserzüge strahlen in die Faszie der Hypothenar- und Thenarmuskulatur ein, die longitudinalen Faserzüge ziehen distal in das Lig. metacarpeum transversum profundus, sie vereinigen sich mit den proximalsten Ringbändern und setzen z. T. an den Grundphalangen an.
- Kleine kräftige fibröse Bündel sind mit der Subcutis verwachsen, so sind nur minimale Hautverschiebungen im Hohlhandbereich möglich. Diese Bündel unterkammern das subkutane Fettgewebe und führen Blutgefäße zur Haut.
- Mm. palmares longus und brevis ziehen in die Aponeurose.

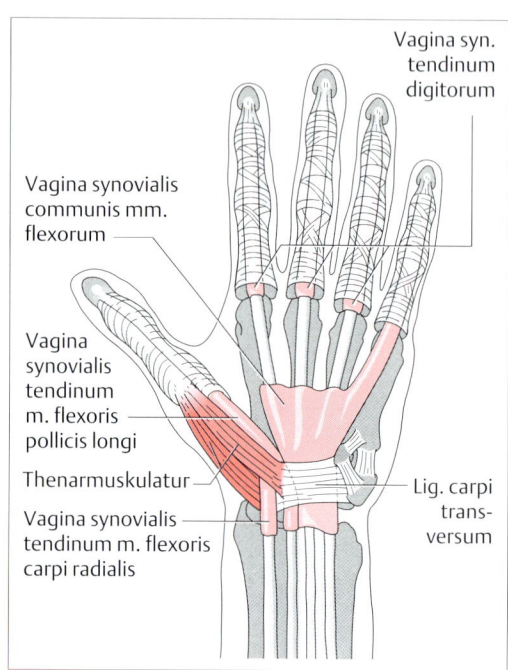

Abb. 6.**93** Die palmaren Sehnenscheiden der Hand.

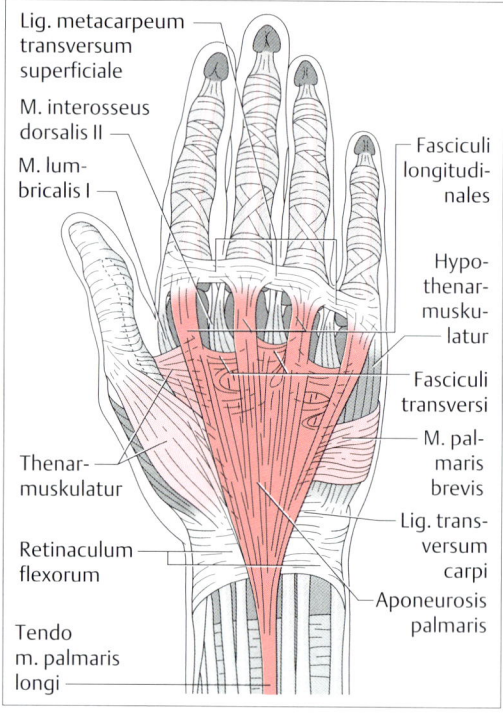

Abb. 6.**94** Die Palmaraponeurose.

6.2.18 Muskeln des Daumens

▷ Es gibt vier lange Muskeln, die im Bereich des Unterarms verlaufen:

M. extensor pollicis longus: Durch seine Insertion dorsal an der Basis der Endphalanx macht er eine Extension in allen Gelenken des Daumens.

M. extensor pollicis brevis: Inseriert dorsal an der Basis der proximalen Phalanx und extendiert in den Articulationes carpometacarpea und metacarpophalangea.

M. abductor pollicis longus: Durch seine Insertion an der radio-palmaren Seite der Basis der Metakarpalen abduziert er und ist an der Oppositionsbewegung beteiligt.

M. flexor pollicis longus: Hat Flexionsfunktionen in allen Gelenken, da er palmar an der Basis der Endphalanx inseriert.

▷ Zur Thenarmuskulatur gehören fünf kurze Muskeln:

M. flexor pollicis brevis: Besitzt zwei Köpfe, einen tiefen, der zum ulnaren Sesambein und zur ulnaren Seite der Basis der Grundphalanx zieht und einen oberflächlichen, der zum radialen Sesambein und zur radialen Basis der Grundphalanx zieht. Dadurch flektiert er nur in den Articulationes carpometacarpea und metacarpophalangea.

M. abductor pollicis brevis: Liegt sehr oberflächlich und inseriert am radialen Sesambein und der radialen Basis der Grundphalanx, dadurch Abduktionsfunktion.

M. opponens pollicis: Setzt an der gesamten Radialseite des Os metacarpale I an und bewegt den Daumen durch eine Kombination von Abduktion, Flexion und Rotation zum Kleinfinger hin.

M. adductor pollicis: Besteht aus zwei Köpfen, die am ulnaren Sesambein und der palmaren Seite der Basis der Grundphalanx inserieren.

M. interosseus palmaris I: Strahlt in die Dorsalaponeurose ein und hat einen ähnlichen Verlauf wie der M. opponens.

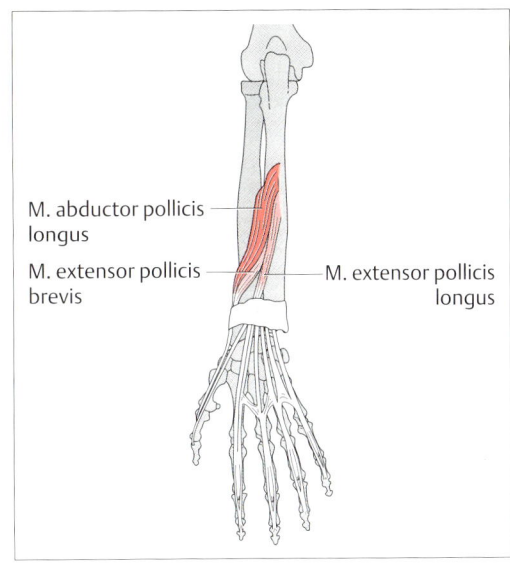

Abb. 6.**95** Die langen Muskeln des Daumens.

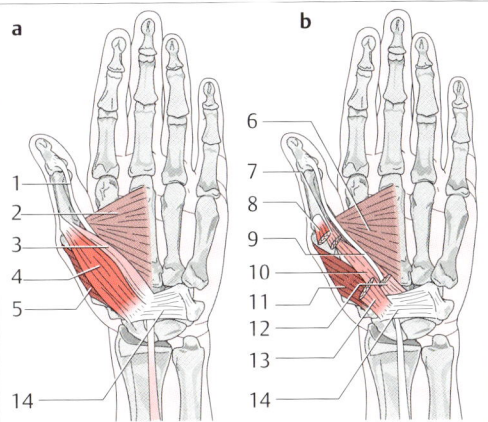

1 = Tendo M. flexoris pollicis longi
2 = M. adductor pollicis
3 = oberfl. Kopf M. flexor pollicis brevis
4 = M. abductor pollicis brevis
5 = M. opponens pollicis
6 = M. adductor pollicis
7 = oberfl. Kopf M. flexor pollicis brevis
8 = M. abductor pollicis brevis
9 = Sehne, M. flexor pollicis longus
10 = tiefer Kopf M. flexorpoll. br.
11 = M. opponens
12 = oberfl. Kopf M. flexor poll. br. (abgeschn.)
13 = M. abductor pollicis brevis (abgeschn.)
14 = Lig. transversum carpi

Abb. 6.**96** Die Thenarmuskulatur,
a oberflächliche Schicht,
b tiefe Schicht.

6.2.19 Muskeln des Kleinfingers

Der Hypothenar besteht aus drei Muskeln, die auf der Volarseite in folgender Reihenfolge von ulnar nach radial zu finden sind:

M. abductor digiti minimi

Nimmt von der Breite her etwa die Hälfte des Kleinfingerballens ein und macht eine Abduktion, wenn die Grundphalanx gestreckt ist, und eine Flexion im MCP, wenn der M. extensor digiti minimi entspannt ist.

M. flexor digiti minimi brevis

Liegt radial des Abduktors und macht eine Flexion im Metakarpophalangealgelenk.

M. opponens digiti minimi

Verläuft am weitesten radial und bringt den Kleinfinger Richtung Daumen.

M. palmaris brevis

Ist für die Bewegungen der Hand unbedeutend, er ist an der Haut distal des Os pisiforme fixiert und zieht in den ulnaren Rand der Palmaraponeurose. Er polstert die Loge de Guyon, spannt die Palmaraponeurose von der Kleinfingerseite her und kann die Haut runzeln.

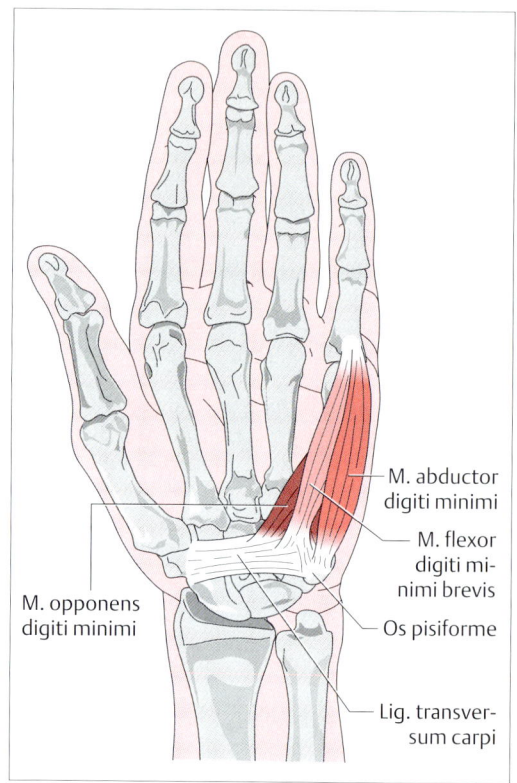

Abb. 6.97   Die Hypothenarmuskulatur.

6.3 Verlauf der Nerven im Handbereich

N. medianus

Distal des M. pronator teres gibt der N. medianus den **N. interosseus anterior** ab, der die Mm. flexor pollicis longus, digitorum profundus (außer ulnare Muskelanteile), pronator quadratus und das Handgelenk versorgt.

Im Karpalkanal verläuft er ulnar der Sehne des M. flexor pollicis longus und palmar der übrigen Sehnen, die durch den Kanal ziehen.

Distal davon zweigt er sich in Muskeläste zum Thenar für die Mm. abductor pollicis brevis, flexor pollicis brevis, opponens und in die sensiblen **Nn. digitales palmares proprii** auf, die die Haut des Daumens, Zeige- und Mittelfinger; sowie die radiale Seite des Ringfingers innervieren. Nn. digitales palmares communis I und II versorgen die entsprechenden Mm. lumbricales.

Der **R. palmaris** geht proximal des Handgelenks ab, versorgt die Haut im Thenarbereich und bildet Anastomosen mit dem R. palmaris des N. ulnaris.

▷ s. Karpaltunnel Abb. 6.43

N. ulnaris

In Handgelenkshöhe teilt er sich in die **Nn. digitales dorsales** für die Haut auf der Dorsalseite des Ring- und Kleinfingers und auf der ulnaren Seite des Mittelfingers bis zum proximalen Interphalangealgelenk.

Der sensible **R. palmaris ulnaris** versorgt die ulnare Volarseite des Handgelenks und den proximalen Anteil des Hypothenars.

Der Hauptteil des N. ulnaris zieht auf der Volarseite zwischen Lig. carpi transversum und Lig. pisohamatum durch die Loge de Guyon. Distal der Loge verzweigt er sich in 2 Endäste:
- **R. superficialis** gibt einen motorischen Ast zum M. palmaris brevis ab und teilt sich in die sensiblen **Nn. digitales palmares cummunes** IV und V, die als Nn. digitales palmares proprii den kleinen Finger und die ulnare Seite des Ringfingers versorgen.
- **R. profundus** innerviert die Muskeln des Hypothenars und die Mm. lumbricales III und IV, alle Mm. interossei sowie den tiefen Kopf des M. flexor pollicis brevis.

  Durch Anastomosen steht er mit den Nn. medianus und radialis in Verbindung.

▷ s. Loge de Guyon Abb. 6.44

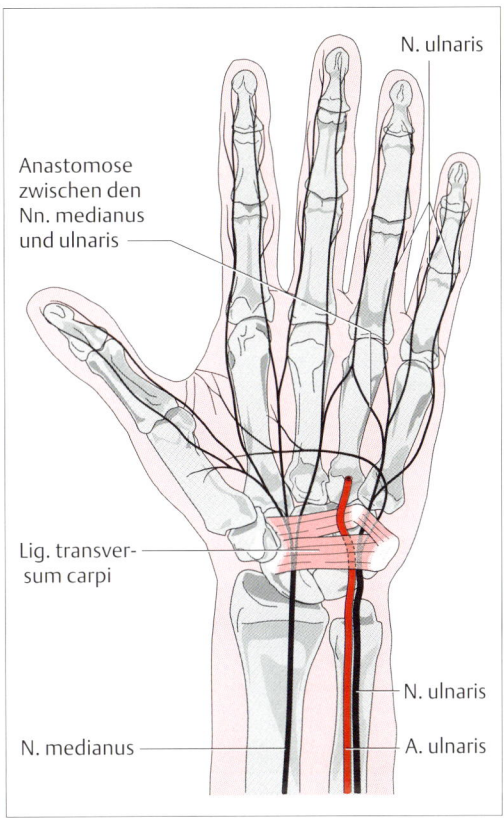

Abb. 6.98 Verlauf der Nerven im Handbereich: N. medianus und N. ulnaris.

N. radialis

Auf der Dorsalseite des Unterarms zieht der sensible **R. superficialis** nach distal. Er verläuft oberhalb des Retinaculums und weiter quer über die Tabatière nach radial und teilt sich in 6 Fingeräste, die **Nn. digitales dorsales,** auf, die die dorsale Daumenseite bis zur distalen Phalanx, die dorsalen Hautpartien im Bereich der Grundphalanx von Zeige- und Mittelfinger versorgen. Durch eine Anastomose ist er mit dem N. ulnaris verbunden.

Pathologie Der N. medianus ist hinsichtlich einer Irritation vor allem im Karpaltunnel gefährdet.
Die häufigste Therapie ist die Operation. Zur Dekompression des Nervs wird das Lig. carpi transversum gespalten. Der N. ulnaris wird entweder in seinem Verlauf über dem Lig. carpi transversum komprimiert oder in der Loge de Guyon.

Praxistip Wichtig ist die Differentialdiagnostik. Durch die Untersuchung der HWS kann eine C 6/7-Problematik, durch Provokationstests im Bereich des Thoracic-outlets können Engpässe als Ursache ausgeschlossen werden.
Die Höhe der Läsion eines Nervs kann durch die entsprechende Provokation eines Muskels, z. B. des M. pronator teres, bei einer Medianuskompression im Ellenbogenbereich oder durch manuelle Kompression des Karpaltunnels bestimmt werden.

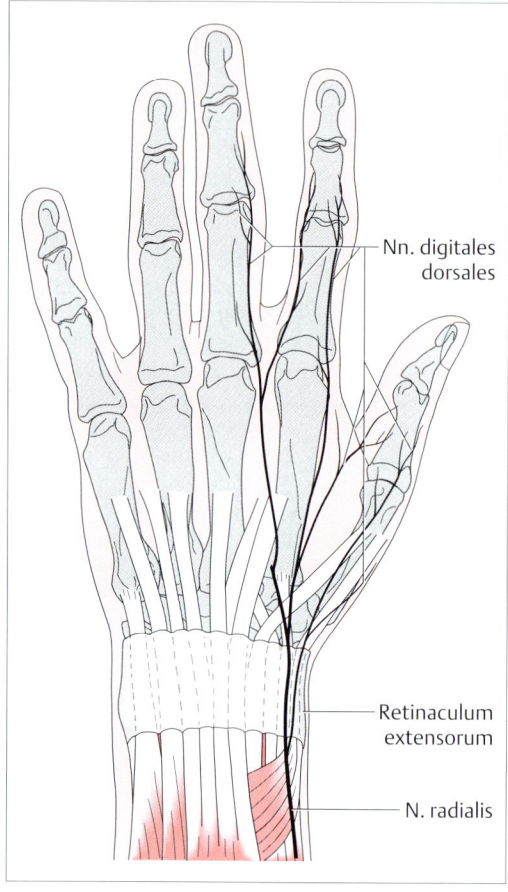

Abb. 6.**99** Verlauf des N. radialis im Handbereich.

Literatur

American Society for Surgery of the hand: Die Hand. Springer, Berlin 1990
Berchtold, R. u. a.: Chirurgie. 3. Aufl. Urban & Schwarzenberg, München 1994
Brügger, A.: Die Erkrankungen des Bewegungsapparates und seines Nervensystems. 2. Aufl. Fischer, Stuttgart 1986
Caillet, R.: Hand Pain and Impairment. F. A. Davis Company, Philadelphia 1982
Caillet, R.: Neck and Arm Pain. F. A. Davis Company, Philadelphia 1991
Cochran, G.: Orthopädische Biomechanik. Band 51 aus Bücherei des Orthopäden. Enke Stuttart 1988
Cotta, H., W. Heipertz, A. Hüter-Becker: Krankengymnastik, Bd. 4. Funktionelle Anatomie, Thieme, Stuttgart 1990
Debrunner, A.: Orthopädie – Orthopädische Chirurgie. Huber, Bern 1995
Debrunner, H. U., W. R. Hepp: Orthopädisches Diagnostikum, 6. Aufl. Thieme, Stuttgart 1994
Dittel, R.: Schmerzphysiotherapie. Fischer, Stuttgart 1992
Donhauser-Gruber, U. u. a.: Rheumatologie. Pflaum, München 1996
Dvorak, J., V. Dvorak, W. Schneider, H. Spring, Th. Tritschler: Manuelle Medizin, Diagnostik. Thieme, Stuttgart 1991
Eder, M., H. Tilscher: Chirotherapie. Hippokrates, Stuttgart 1990
Feuerstake, G., J. Zell: Sportverletzungen. Fischer, Stuttgart 1990
Frisch, H.: Programmierte Untersuchung des Bewegungsapparates. Springer, Berlin 1995
Gutmann, G. u. a.: Funktionelle Pathologie und Klinik der Wirbelsäule, Bd. 1: Halswirbelsäule, Bd. 2: Brustwirbelsäule. Fischer, Stuttgart 1984
Gyot, J.: Atlas of Human Limb Joints. Springer, Berlin 1981
Hohmann, D. u. a.: Neuroorthopädie: Halswirbelsäulenerkrankungen mit Beteiligung des Nervensystems. Springer, Berlin 1983
Hoppenfeld, St.: Klinische Untersuchung der Wirbelsäule und der Extremitäten. 2. Aufl. Fischer, Stuttgart 1992
Horst, M.: Mechanische Beanspruchung der Wirbelkörperdeckplatte. Zeitschrift KG-Intern 1989
Jayson, M.: The Lumbar Spine and Back Pain. Churchill Livingstone, Edinburgh 1992
Kahle, W., H. Leonhardt, W. Platzer: Taschenatlas der Anatomie für Studium und Praxis. Bd. 1: Bewegungsapparat. Thieme, Stuttgart 1991
Kapandji, I. A.: Funktionelle Anatomie der Gelenke aus Bücherei des Orthopäden, Bd. 3: Rumpf und Wirbelsäule. 2. Aufl. Enke, Stuttgart 1992. Bd. 40: Obere Extremität. 2. Aufl. Enke, Stuttgart 1992
Klein-Vogelbach, S.: Funktionelle Bewegungslehre. 4. Aufl. Springer, Berlin 1993
Koch, W.: Die Partnerschaft von Krankengymnasten und Zahnärzten. Z. KG-Intern 2 (1994) 22
Krämer, J.: Bandscheibenbedingte Erkrankungen. Thieme, Stuttgart 1994
Lanz, J., W. Wachsmuth: Praktische Anatomie. Springer, Berlin 1972
Laser, T.: Lumbale Bandscheibenleiden. Springer, Berlin 1994
Lumley J.: Oberflächenanatomie. Fischer, Stuttgart 1993
Möller, T.: Röntgennormalbefunde, 2. Aufl. Thieme, Stuttgart 1996
Mummenthaler, M., H. Schliack: Läsionen peripherer Nerven, 6. Aufl. Thieme, Stuttgart 1993
Nakamura, R. u. a.: Wrist Disorders. Springer, Berlin
Neer, Ch.: Shoulder Reconstruction. W. B. Sounders Company, Philadelphia 1990
Netter, F.: Farbatlanten der Medizin, Bd. 7: Bewegungsapparat I. Thieme, Stuttgart 1992
Niethard, F. U., J. Pfeil: Orthopädie. Duale Reihe, 2. Aufl. Hippokrates, Stuttgart 1992
Nigst, H., E. Scharizer: Untersuchung der Hand. Hippokrates, Stuttgart 1991
Rauber, A., F. Kopsch: Anatomie des Menschen. Bd. 1: Bewegungsapparat. Thieme, Stuttgart 1987
Rockwood, Ch., F. Matsen: The Shoulder. Vol. 1 u. 2. W. B. Sounders, Philadelphia 1990
Rohen, J., Ch. Yokochi: Anatomie des Menschen. Photographischer Atlas. Schattauer, Stuttgart 1993
Rohen, J.: Funktionelle Anatomie. Schattauer, Stuttgart 1994
Sobotta-Becher: Atlas der Anatomie des Menschen, Bd. 1. 20. Aufl. Urban & Schwarzenberg, München 1993
Sherk, H.: The Cervical Spine. Lippincott-Raven Publishers, Philadelphia 1994
Taylor, J. R.: The development and adult structure of lumbar intervertebral discs. J. Manual Medicine 5 (1990) 43
Tittel, K.: Beschreibende und funktionelle Anatomie des Menschen. Fischer, Stuttgart 1994
Uhlmann, K.: Lehrbuch der Anatomie des Bewegungsapparates. Quelle & Meyer, Heidelberg 1989

White, A., M. Panjabi: Clinical Biomechanics of the Spine. Lippincott-Raven Publishers, Philadelphia 1990

Wieben, K., B. Falkenberg: Muskelfunktion. Thieme, Stuttgart 1997

Winkel, D. u. a.: Nichtoperative Orthopädie der Weichteile des Bewegungsapparates. Teil 1: Anatomie in vivo. Teil 2: Diagnostik. 2. Aufl. Fischer, Stuttgart 1994/5

Wolf, H. D.: Neurophysiologische Aspekte des Bewegungssystems. 3. Aufl. Springer, Berlin 1996

Sachverzeichnis

A

Abduktion, automatische Außenrotation 120
Adduktion 122
– dorsal ausgeführte 123
Adduktoren 122
Akromioklavikulargelenk 97, 108
– Bewegungen 108
– Gelenkfläche 108
– Gelenkspalt 108
– Kapsel 108
– Palpation 90
– und Sternoklavikulargelenk, Zusammenwirken 110
Akromion 103
– Palpation 90
Angulus(-i) costae, Palpation 69
– inferior, Palpation 94
– mandibulae 35
– superior scapulae, Palpation 94
Anulus fibrosus 16
– – Faserschichtung 16
Aponeurosis palmaris, Palpation 168
Arcus vertebrae 5
Arm, Bewegungsumfang, beteiligte Gelenke 97
– Muskulatur die den Arm bewegt 125
Arteria(-ae) basilaris 55
– brachialis, Kapsel-Band-Apparat 147
– – Palpation 140
– carotis, Palpation 29
– cerebelli superior 55
– cerebri posterior 55
– collateralis media, Kapsel-Band-Apparat 147
– – ulnaris, Kapsel-Band-Apparat 147
– profundi brachii, Kapsel-Band-Apparat 147
– radialis, Palpation 162
– recurrens ulnaris, Kapsel-Band-Apparat 147
– subclavia dextra 55
– ulnaris, Palpation 166
– vertebralis 55
– – dextra 55
– – Einfluß von Bewegungen 56
– – Extension 56
– – Extension/Rotation 56
– – Flexion 56
– – Flexion/Rotation 56
– – Gesamtverlauf 55
– – Lateralflexion 56
– – Rotation 56
Arterie, Provokationstest 56
Articulatio(-nes) acromioclavicularis 108
– atlantoaxialis lateralis 47
– – mediana 47

– atlantooccipitalis 47
– capitis costae 77
– carpometacarpae 191
– costotransversaria 76
– cubiti 142
– humeroradialis 142, 144
– – Humerus 144
– – Radius 144
– humeroulnaris 142
– interchondrales 79
– intermetacarpae 195
– interphalangea distales 200
– interphalangea I 201
– – aktive Flexion und Extension 201
– interphalangea proximales 200
– mediocarpea 171, 173
– metacarpophalangea 196
– – Abduktion 199
– – Achsen 196
– – Adduktion 199
– – aktive Flexion/Extension 198
– – Flexion/Extension 198
– – Kollateralbänder 196 f
– – Rotation 199
– metacarpophalangeae, Palpation 169
– phalangeae, Palpation 169
– radiocarpea 171
– – proximale Gelenkflächen 171
– radioulnaris distalis 142, 148
– – – Gelenkkapsel 148
– – – Radius 148
– – – Ulna 148
– – proximalis 142, 145
– – – Radius 145
– – – Ulna 145
– sternoclavicularis 109
– sternocostales 79
– temporomandibularis 35 ff
– – Palpation 27
– zygapophysialis 7
Atemhilfsmuskulatur 86
Atlantoaxialgelenk, Extension 51
– Flexion 51
Atlantooccipitalgelenk, Extension 51
– Flexion 51
Atlas 46
Atlasschleife 55
Außenrotation, Bewegungsausmaß 126
Außenrotatoren 126 f
Axilla, vordere, Palpation 95
Axis 46

B

Bandscheibe 16 ff
- Bewegungsachsen 21
- Ernährung 18
- Höhenänderung 19
- pathologische Veränderungen 22 f
- Verhalten bei Bewegung 21

Bandscheibendegeneration, Folgen 23
Bandscheibenraum 4
- Traktion 20

Basis ossis metacarpalis I, Palpation 162
Bewegungssegment 4
- Einteilung 4
- Innervation 12

Bizepssehne und Lacertus fibrosus 154
- lange, depressorische Wirkung 119
- – Ruptur 118
- – Tendopathie 118
- – Verlauf 117
- Palpation 139
- Ruptur 139

Brustwirbel 72 ff
- 12., Besonderheit 73
- blockierte 83

Brustwirbelsäule, Bänder 73
- Bandscheibe 73
- Beweglichkeit 74
- Bewegungstendenz bei der Atmung 75
- Extension 74
- Flexion 74
- funktionelle Anatomie 71 ff
- Lateralflexion 75
- Muskeln, intertransversales System 82
- – sakrospinales System 82
- – spinales System 82
- – transversospinales System 82
- Muskulatur 82 ff
- – lateraler Trakt 82
- – medialer Trakt 82
- Palpation 68 ff
- Röntgenbild 71
- – anterior-posteriore Aufnahme 71
- – Bandscheibenräume 71
- – frontaler Strahlengang 71
- – Kyphosewinkel 71
- Rotation 75
- Verlauf der Nerven 87 ff

Bursa subacromialis 103
- subdeltoidea 103

Bursablätter, Verschiebung bei der Abduktion 103

C

Capitulum humeri 144
- radii, Palpation 136
- – Stellung in maximaler Flexion 144

Caput breve 117
- humeri 98
- longum 117
- – Adduktion 123

Cavitas glenoidalis 98
- – Neigung 98

Centrum tendineum 84
Chorda obliqua 150
Circulus vitiosus, arthromuskuläre 11
Clavicula, Bewegungsrichtung und -ausmaß 110
Codmans Paradoxon 120
Cornu majora 28
Corpus mandibulae 35
- vertebrae 5, 53, 72

D

Daumen in d.p.-Projektion 170
- Muskeln 209

Daumensattelgelenk 193
- Bänder 194
- Bewegungen 194
- Bewegungsachsen 194
- Flexion und Extension 193
- Opposition 194

Dehydratation 19
Diaphragma 84
- Funktion 85
- Palpation 70
- Pars lumbalis 84
- Verlagerung bei Inspiration 85

DIP s. Articulationes interphalangea distales
Discus articularis 36
- – ulnocapitalis 148
- – ulnocarpalis 172
- vertebrae 54

Diskus, Höhenänderung s. Bandscheibe, Höhenänderung
Dorsalaponeurose, Finger 204
- – Muskelinsertion 204

Druck, intradiskaler, Ausgangsstellung 19
- – Belastungssituation 19 f

Druckparese, Oberarm 130
Dupuytren-Kontraktur 168
Dura mater encephali 33

E

Ellenbeugeseite, Palpation 139
Ellenbogen 134 ff
– Achsen und Bewegungen 151 ff
– Bänder 149 f
– Bewegungsachse für Flexion und Extension und Kubitalwinkel 151
– Bewegungsausmaß, Richtung, Flexion und Extension 151
– dorsale Bänder 150
– dorsaler, Innervation 147
– Flexion/Extension 151
– Flexoren 154 f
– funktionelle Anatomie 141 ff
– Gelenkkapsel 146
– Muskulatur 154 ff
– – Extensoren 156
– Pronatoren 156
– Röntgenbild 141
– – anterior-posteriore Aufnahme 141
– – laterale Aufnahme 141
– Supination/Pronation 152
– – Bewegungsausmaß 152
– – Gelenkflächenkontakt 152
– Supinatoren 157
– ventrale Bänder 150
– ventraler, Innervation 147
Ellenbogenbereich, Nerven, Verlauf 158
– Palpation 134 f
– passive Strukturen und Muskulatur 134 f
Ellenbogengelenk, arterielle Versorgung 147
Endphalanx, Kippung bei Flexion 201
Epicondylitis lateralis 134
Epicondylus lateralis humeri, Palpation 134
– medialis humeri, Muskelursprung, Palpation 136
– – – Muskelverlauf, Palpation 137
– – – Palpation 136
– – – Tendopathie 137
Exspirationsmuskeln 86
Extension 124
– ausführende Muskeln 124
– Bewegungsausmaß 124
Extensoren 124

F

Facies costalis scapulae, Palpation 95
Filamentum laterale 13
– mediale 13
Finger, Dorsalaponeurose 204
– in d.p.-Projektion 170
– Extensoren 202
– Flexoren 207
– – Sehnenscheiden 208
– Gelenkkapseln 174
– Innervation 176
– Muskeln 202 ff, 207
– Palmaraponeurose 208
– schnellender 208
Fingergelenke 196
Fingermuskeln 157, 187
Flexion 125
– Bewegungsausmaß 125
– Phasen 125
Foramen intervertebrale 4, 6, 54
– venae cavae 84
– vertebrale 6
Fossa infraspinata, Palpation 95
– mandibularis 35
– olecrani 142
– – Palpation 139
– supraspinata, Palpation 95
Fovea articulares superiores atlantis 47
– articularis radii 144
Frohse-Arkade des Musculus supinator 158

G

Ganglia trunci sympathici 87
Gapping, maximales, Ulna 151
Gehirn, Meningen 33
Gelenk als sensorisches Organ 10
Gelenkfacette, Divergenzbewegung 57
Gelenkfläche, Akromion 108
Gelenkkapsel 8, 36
– Gefäßversorgung 9
– Schulter 99
– – arterielle Versorgung 100
– – Bänder 101
– – Innervation 100
Gleitebene, skapulothorakale 97, 104
– – Gleitspalten 104
Gleitraum, subakromialer 97, 103
– Palpation 94
Golferellenbogen 137
Golgi-Rezeptor 10
Grundphalanx, distales Ende 201

H

Halswirbel 53
Halswirbelsäule, Flexion (Inklination) C0/C1 51
– im frontalen Strahlengang 45
– obere 46 f
– – anterior-posteriore Aufnahme 44
– – Bänder 48 f
– – Bewegungen 51 f
– – dorsale Bänder 48
– – Extension (Reklination) C0/C1 51
– – Flexion/Extension 51
– – Lateralflexion C0/C1 52
– – Rotation C0/C1 52
– – ventrale Bänder 48
– Palpation 26 ff
– Röntgenbild 44 f
– Stellungsänderung, Konsequenzen für die Okklusion 39
– untere 53
– – anterior-posteriore Aufnahme 44
– – Bandverbindung 54
– – Bandverbindungen 54
– – Bewegungen 57 f
– – Extension 57
– – Flexion 57
– – Lateralflexion 58
– – Rotation 58
Hamulus ossis hamati, Palpation 166
Hand, Bänder 177 ff
– – Funktion 179
– dorsale Bänder 177
– – Sehnenfächer 206
– – Sehnenscheiden 206
– in d.p.-Projektion 170
– funktionelle Anatomie 170 ff
– Gefäßversorgung 175
– Gelenkkapsel 174
– – Innervation 176
– Innervation 176
– Kollateralbänder 177
– Lunatumsäule 179 f
– – Dorsalextension 179 f
– palmare Bänder 178
– Palpation 162 ff
– radiale und ulnare Abduktion 185
– Röntgenbild 170
– in r.u.-Projektion 170
– Säulensystem 179
– Skaphoidsäule 180
– Triquetrumsäule 181
– – Dorsalextension 181
– Verlauf der Nerven 211 f

Handgelenk 171 f
– distales 174
– – Achsen und Bewegungen 183
– Dorsalextension 183
– Durchblutung 175
– Extensoren 187
– Flexoren 188
– Muskeln 187 ff
– Palmarflexion 183
– proximales 174
– – Achsen und Bewegungen 183
– Radialabduktion 185 f
– radiale Abduktoren 189
– Ulnarabduktion 185
– ulnare Abduktoren 190
Handkante, radiale 162
– ulnare 165
Handrücken, 2. Sehnenfach, Palpation 164
– 3. Sehnenfach, Palpation 164
– 4. Sehnenfach, Palpation 164
– 5. Sehnenfach, Palpation 165
– 6. Sehnenfach, Palpation 165
– dorsale Sehnenscheiden 206
– dorsales Sehnenfach, Palpation 163
– Palpation 163
Handwurzelknochen, arterielle Versorgung 175
– Bewegungen 184 f
Handwurzelreihe, distale 173
– proximale 173
Hebel III. Ordnung, Ellenbogen 154
Heben, Belastung 20
Hiatus aorticus 84
– oesophageus 84
Hohlhandbereich, Palpation 166
Humeroradialgelenk, Gelenkspalt, Palpation 136
Humeroskapulargelenk 97 f
– Kraft, Richtung und Größe 119
Humeroulnargelenk, Traktionsbehandlung 143
Humerus 142, 144
– Abduktion, Bewegungsanteile 121
– und cavitas, Retroversion 98
– dorsaler, Kapselinsertion 146
– ventraler, Kapselinsertion 146
Humerusfraktur, subkapitale 129
Humeruskopf, Neigungswinkel 98
Hydratation 19
Hyperabduktionssyndrom 66
Hypothenar, Muskeln, Palpation 169
Hypothenarmuskulatur 210
– Palpation 169

I

Impingement-Syndrom, chronisches 102
– isometrische Anspannung 124
Incisura costales sterni 79
– trochlearis, Stellung 143
– – ulnae 143
– ulnaris radii 148
Innenrotation, Arm 120
– Bewegungsausmaß 126
Innenrotatoren 126 f
Inspirationsmuskeln 84
Interkostalmuskulatur, Palpation 70
Intervertebralgelenke, Palpation 28

K

Kapsel, Überdehnung 11
Kapsel-Bandapparat, dorsaler 150
– ventraler 150
Karpalkanal 167
Karpalknochen, Verhalten bei Dorsalextension 184
– – bei Radialabduktion 186
– – bei Ulnarabduktion 185
Karpaltunnel 182 f
Karpaltunnelsyndrom 182
Karpometakarpalgelenk I 192 f
Karpus, Wölbung 192
Kaumuskulatur 40
Kiefergelenk, Bewegungen 37 f
– Laterotrusion/Mediotrusion 38
– Mahlbewegung 38
– Protrusion/Retrusion 37
Kiefer-Halswirbelsäule, funktionelle Einheit 39
Klavikula 66, 112
– Abduktion 112
– – Bewegungsausmaß 112
– – Phasen 112
– Bewegungskombination, Abduktion und Flexion 111
– Endstellung 111
– Engpaß 132
– enggradiges Bewegen 112
– Gleitbewegung, bei der Elevation 110
– – der Retraktion 110
– Muskeln 111
Klavikulabereich, lateraler, Bandverbindung 108
Kleinfinger, Muskeln 210
Knopflochdeformität 205
Knorpelplatte 17
Kompressionssyndrom im Schulterbereich 132
Kostotransversalgelenk, Palpation 69

Kostovertebralgelenke 80
– Bänder 78
– kaudale, Verlauf der Bewegungsachse 81
– kraniale, Verlauf der Bewegungsachse 80
Krallenhand 131
Kubitalwinkel 151

L

Lacertus fibrosus 154
– – Palpation 139
Latissimus und Trizeps, Synergismus 124
Leptomeninx 33
Levator scapulae 107
Ligamentum(-a) acromioclaviculare 108
– alaria 49 f
– – Verlauf 50
– anulare radii, Palpation 136
– apicis dentis 49
– arcuata laterale 84
– – mediale 84
– capitis costae intraarticularis 78
– – – radiatum 78
– carpi radiatum 178
– – transversum 178
– – – Palpation 167
– collaterale carpi radiale 177
– – – ulnare 177
– – radiale 149
– – – Palpation 135, 162
– – ulnare 149
– – – Faserzüge 149
– – – Palpation 138, 165
– coracoacromiale 102 f
– – Palpation 91
– coracoclaviculare 108
– coracohumerale 101
– costoclavicularis 109
– costotransversarium 78
– – lateralis 78
– – – Rippenbewegung 80
– – superior 78
– costoxiphoidea 79
– cruciforme atlantis 49
– flavum 14
– – Brustwirbelsäule 73
– glenohumerale 101
– – Insertion am Humerus 101
– interclaviculare 109
– interspinale 14
– – Brustwirbelsäule 73
– intertransversarium 14
– – Brustwirbelsäule 73

- – longitudinale anterius 15
- – – Brustwirbelsäule 73
- – – posterius 15, 48
- – – Brustwirbelsäule 73
- – nuchae 48
- – – Palpation 28
- – pisohamatum 178
- – radiocarpeum palmare 178
- – sternocostalis radiata, Gelenkkapsel 79
- – supraspinale 14
- – – Brustwirbelsäule 73
- – transversum atlantis 49
- – – humeri 117

Linea nuchae inferior, Palpation 26
- – – superior, Palpation 26

Liquor cerebrospinalis 34
Loge de Guyon 182
- – – Palpation 166
Lunatummalazie 179

M

Mandibula 35
Margo lateralis humeri, Palpation 135
- – – Skapula, Palpation 95
- – medialis humeri, Palpation 138
- – – Skapula, Palpation 94
MCP s. Articulatio metacarpophalangea
Medianusläsion 159
Membrana atlantoaxialis mediana 48
- – – posterior 48
- – atlantooccipitalis anterior 48
- – – posterior 48
- – fibrosa 8
- – interossea 150
- – synovialis 8
- – tectoria 48
Metakarpalbasen, Form 191
Metakarpalköpfchen, transversaler Bogen 195
Metakarpalverbindung, Beweglichkeit beim Fingerspreizen 195
Mittelhandgelenk 191 ff
Mund, öffnen und schließen 37
Mundbodenmuskulatur 41
Musculus(-i) abductor digiti minimi 210
- – pollicis brevis 209
- – – longus 209
- – adductor pollicis 209
- – anconaeus, Ellenbogen 156
- – – Palpation 135
- – biceps brachii 117
- – – Ellenbogen 154
- – – als Hebelsystem III. Ordnung 154

- – – Innenrotation 126
- – – Kräfte, Parallelogramm 154
- – – Palpation 91, 95
- – – Ruptur, vergleichende Palpation 118
- – brachialis 155
- – brachioradialis, Ellenbogen, Flexion 155
- – – Palpation 135
- – buccinator 43
- – coracobrachialis, Adduktion 122
- – – Innenrotation 126
- – – Palpation 91
- – corrugator supercilii 43
- – deltoideus 116
- – – Kraftkomponenten 116
- – – Pars acromialis 116
- – – – clavicularis 116
- – – – – Innenrotation 126
- – – – spinalis 116
- – – – – Extension 124
- – – – – Rotation 126
- – – und Rotatorenmanschette, funktionelles Zusammenspiel 119
- – – Schultergürtelstellung 111
- – depressor anguli oris 43
- – – labii inferioris 43
- – digastricus 41
- – – Palpation 31
- – – venter anterior, Palpation 31
- – – – posterior, Palpation 31
- – erector spinae, Palpation 70
- – extensor carpi radialis brevis, Handgelenk 187
- – – – – Palpation 134, 164
- – – – – longus, Handgelenk 187
- – – – – Palpation 135, 164
- – – – ulnaris, Handgelenk 187
- – – – – Palpation 134, 165
- – – digiti minimi, Finger 203
- – – – Palpation 134, 165
- – – digitorum, Finger 202
- – – – Palpation 134, 164
- – – indicis, Finger 202
- – – – Palpation 164
- – – pollicis brevis 209
- – – – longus 209
- – – – Palpation 164
- – flexor carpi radialis, Handgelenk 188
- – – – Palpation 137, 167
- – – – ulnaris et radialis, Ellenbogen, Flexion 155
- – – – – Handgelenk 188
- – – – – Palpation 137, 168
- – – digiti minimi brevis 210
- – – digitorum profundus, Finger 207
- – – – – Palpation 168

Musculus(-i) flexor digitorum superficialis, Finger 207
– – – – Palpation 137, 167
– – pollicis brevis 209
– – – longus 209
– – – – Palpation 167
– geniohyoideus 41
– iliocostalis cervicis 62
– – – Palpation 29
– – thoracis 82
– infraspinatus, Palpation 92 f
– – Rotation 126
– – Rotatorenmanschette 113
– intercostales externi, Inspiration 85
– – interni, Exspiration 86
– interossei, Finger 204
– interosseus palmaris 209
– interspinales cervicis 62
– – thoracis 82
– intertransversarii anteriores cervicis 59
– – laterales 82
– – posteriores cervicis 63
– latissimus dorsi, Adduktion 123
– – – Extension 124
– – – Innenrotation 126
– levator anguli oris 43
– – costarum 85
– – nasi et labii superioris 43
– – scapulae 62, 106
– – – Palpation 29
– longissimus capitis 26, 62
– – – Palpation 29
– – cervicis 62
– – – Palpation 29
– – thoracis 82
– longus capitis 59
– – colli 59
– – – Palpation 30
– lumbricales, Finger 203
– masseter 40
– – Palpation 30
– mentalis 43
– multifidi 63, 82
– mylohyoideus 41
– – Palpation 31
– nasalis 43
– obliquus capitis inferior 64
– – – superior 26, 64
– occipitofrontalis 42 f
– omohyoideus 41
– opponens digiti minimi 210
– – pollicis 209
– orbicularis oculi 43
– – oris 43
– palmaris brevis 210
– – longus, Palpation 137, 168
– pectoralis major, Adduktion 122
– – – Innenrotation 126
– – – Palpation 95
– – minor 106
– – – Engpaß 132
– – – Palpation 91
– – Schultergürtelstellung 111
– procerus 43
– pronator quadratus 156
– – teres 156
– – – Ellenbogen, Flexion 155
– – – Palpation 138
– pterygoideus lateralis 40
– – – Palpation 31
– – medialis 40
– – – Palpation 31
– rectus capitis anterior 59
– – – lateralis 59
– – – posterior major 26, 64
– – – – minor 26, 64
– rhomboidei 106
– – Extension 124
– – Palpation 70
– risorius 43
– rotatores breves 82
– – cervicis breves et longi 63
– – longi 82
– scaleni, Inspiration 85
– – Palpation 95
– scalenus anterior 60
– – – Palpation 30
– – medius 60
– – – Palpation 30
– – posterior 60
– – – Palpation 30
– semispinalis capitis 26, 63
– – – Palpation 29
– – cervicis 63
– – thoracis 82
– serratus anterior 106
– – – Palpation 95
– – – Pars ascendens 106
– – – – descendens 106
– – – – transversa 106
– – posterior inferior, Exspiration 86
– – – superior, Inspiration 85
– spinalis cervicis 62
– – thoracis 82
– splenius capitis 26, 62
– – – Palpation 29
– – cervicis 62
– – – Palpation 29

- sternocleidomastoideus 26, 61
- – Lateralflexion 61
- – Palpation 30, 95
- sternohyoideus 41
- sternothyroideus 41
- stylohyoideus 41
- subclavius, Palpation 95
- – Schultergürtelstellung 111
- subcostales, Exspiration 86
- subscapularis 103
- – Innenrotation 126
- – Palpation 91
- – Rotatorenmanschette 113
- supinator 157
- supraspinatus, Palpation 92 f
- – Rotatorenmanschette 114
- tempoparietalis 42
- temporalis 40
- – Palpation 30
- teres major, Adduktion 123
- – – Extension 124
- – – Innenrotation 126
- – – Rotation 126
- – minor, Extension 124
- – – Palpation 92
- – – Rotatorenmanschette 113
- thyrohyoideus 41
- transversus thoracis, Exspiration 86
- trapezius 26, 62, 106
- – Palpation 29, 95
- – Pars ascendens, Extension 124
- – – transversa, Extension 124
- – Schultergürtelstellung 111
- triceps brachii, Adduktion 123
- – – Caput longum, Extension 124
- – – – Rotation 126
- – – Ellenbogen 156
- – – Palpation 95
- zygomaticus minor et major 43

Muskelinsertionen 68
Muskelschlingen, Skapula 107
Muskulatur, infrahyale 41
- – Kaumuskulatur, Zusammenspiel 42
- – Kieferschluß, Flexion der Halswirbelsäule 42
- mimische 43
- praevertebrale 59
- – tiefe Schicht 59
- suprahyale 41
- – Kaumuskulatur, Zusammenspiel 42
- – Kieferschluß, Flexion der Halswirbelsäule 42

N

Nackenmuskeln, kurze 64
Nackenmuskulatur 62
Nervus(-i) axillaris 100
- – (C5-7) 129
- cutaneus brachii posterior, Schädigung 130
- digitales dorsales 211 f
- – palmares communes 211
- – – proprii 211
- dorsalis scapulae (C3-5) 128
- intercostales 87
- interosseus anterior 211
- medianus 131
- – (C5-Th 1) 131
- – Ellenbogenbereich 159
- – Epicondylus medialis 147
- – geschädigter 159
- – Handbereich 211
- – Palpation 140, 168
- musculocutaneus 100, 130
- – (C5-7) 130
- – Ellenbogen 147
- pectorales medialis et lateralis (C5-Th1) 129
- phrenicus 88
- – Verlauf 88
- radialis 130
- – (C5-Th1) 130
- – Ellenbogen 147
- – Ellenbogenbereich 158
- – Epicondylus medialis 147
- – Handbereich 212
- spinalis 12
- subscapularis 100, 128
- – (C5-6) 128
- suprascapularis 100, 128
- – (C4-6) 128
- suprascapularis, Schädigung 128
- thoracicus longus (C5-7) 129
- – – Schädigung 129
- thoracodorsalis 128
- – (C6-8) 128
- ulnaris 131
- – (C5-Th 1) 131
- – Ellenbogen 147
- – Ellenbogenbereich 159
- – Epicondylus medialis 147
- – Handbereich 211
- – Luxation 138
- – Palpation 138
- – Schädigung 131
Neuritis ulnaris 182

Neurocranium 32
Nozizeptoren 10
Nucleus pulposus 17

O

Olekranon, Palpation 139
Olekranonfraktur 143
Os capitatum 173
– – Palpation 163
– coccygeum 2
– hamatum 173
– – Palpation 163
– hyoideum, Palpation 28
– lunatum, Palpation 163
– pisiforme, Palpation 166
– scaphoideum, Palpation 162
– temporale, Gelenkfläche 35
– trapezium 173
– trapezoideum 173
– – Palpation 163
– triquetrum, Palpation 163

P

Palmaraponeurose 208
Pediculi arci, Röntgenbild 71
Phalangen, Palpation 169
PIP s. Articulatio interphalangea proximales
Platysma 61
Plexus brachialis 65 f
– – Kompressionssyndrom 66
– – – im Bereich der Klavikula 66
– – – – des Musculus pectoralis minor 66
Polyarthritis, chronische 145
Processus articularis 6, 54
– – Brustwirbel 72
– – inferior 72
– – superior 72
– coracoideus 103
– – Insertion der Bänder 102
– – Palpation 91
– coronoideus, Palpation 27
– mastoideus, Palpation 26
– spinosus 5, 54
– – Brustwirbel 72
– – Muskelinsertionen 68
– – Palpation 28, 68
– styloideus radii, Palpation 162
– – ulnae, Palpation 165
– transversus 5, 68
– – Brustwirbel 72

– – C1, Palpation 27
– – Muskelinsertionen 68
– – Palpation 68
– uncinatus 53, 55
– – Osteophytenbildung 53
Prolaps 22
Prolapslokalisation und Schmerzhaftigkeit 23
Propriozeptor 10
Protrusion 22
Protuberantia occipitalis externa, Palpation 26

R

Radialisläsion 158
Radius 144
– Kapselinsertion 146
– Pronationsstellung 153
– Supinationsstellung 153
Radiusköpfchenfraktur 144
Ramus communicans 13
– dorsalis 13
– mandibulae 35
– meningicus 12
– palmaris 211
– profundus, Ellenbogenbereich 158
– superficialis 211
– – Ellenbogenbereich 158
– ventralis 13
Recessus axillaris 99
– – Entfaltung 99
– – Verklebung 99
– subscapularis 99
Rheumatismus nodosum 206
Rhizarthrose 193
Rhythmus, humeroskapularer 121
– – Störung, Ausweichbewegung 121
Rippen 76
– Bewegung 80 f
– blockierte 83
– kaudale, Bewegung 81
– kraniale, Bewegung 80
Rippenhebung 80
Rippensenkung 80
Rotation 126
– Bewegungsausmaß 126
Rotationsnullstellung, Arm 120
Rotatorenmanschette 113
– und Musculus deltoideus, funktionelles Zusammenspiel 119
– Wirkungsweise 119
Rückenmuskeln, Funktion 82
Ruffini-Rezeptor 10
Rundrücken 108

S

Sakrum, Mobilisation 34
Schädel, funktionelle Anatomie 32 ff
 – Mobilität 34
 – Palpation 26 ff
Schädeldach, Muskeln 42
Schulter, Arthrographie 96
 – automatische Außenrotation bei der Abduktion 120
 – funktionelle Anatomie 96 ff
 – Nerven, Verlauf 128 ff
 – Palpation 90
 – passive Strukturen 90
 – Röntgenbild 96
 – – anterior-posteriore Aufnahme 96
 – – transaxilläre Aufnahme 96
Schultergürtel, Muskulatur die den Schultergürtel bewegt 125
Schulterregion, rechte, Röntgenbild 96
Schultersteife, Außenrotation 126
Schwanenhalsdeformität 205
Schwurhand 131
Sehnen, palmare, Palpation 167 f
Serratusschlinge, untere 107
Skalenuslücken 60
Skapula, Abduktion, Bewegungsanteile 121
 – Adduktion/Abduktion 105
 – Außenrotation 105
 – Bewegungen 105
 – Elevation/Depression 105
 – Muskulatur 106
 – Palpation 94
 – Stellung 104
Skidaumen 197
Spinalkanal 4
Spinalkanalbreite, Röntgenbild 71
Spinalnerv 55
Spondylophyt 23
Spongiosaarchitektur 3
Sternoklavikulargelenk 97, 109 f
 – Ausrichtung 109
 – Bänder 109
 – Bewegungen 110
 – – Frontalebene 110
 – – Transversalebene 110
 – Diskus 109
 – Gelenkfläche 109
 – Palpation 90
Sternokostalgelenke 81
 – Palpation 69
Sulcus intertubercularis, Palpation 92 f
 – olecrani medialis, Palpation 138
Supinations-Pronationsachse 152

Supraspinatussehne, Durchblutung 114
 – Ruptur 115
 – verminderte Durchblutung 114
Sutura cranii 32
 – lambdoidea 32
 – sagittalis 32
 – tempoparietale 32
Synergismus, Trizeps und Latissimus 124

T

Tabatière, Palpation 162
Tendinose 114
Tennisellenbogen 134
Thenar, Muskeln 169
 – – Palpation 169
Thoracic-outlet-Syndrom 132
Thorax, funktionelle Anatomie 76 ff
 – Palpation 68 ff
Tragen, Belastung 20
Traktion 20
Trapeziusschlinge, mittlere 107
 – obere 107
 – untere 107
Triggerpoints 83
Trigonum lumbocostale 84
 – sternocostale 84
Trizeps und Latissimus, Synergismus 124
Trizepssehne, lange, Verlauf 123
Trochlea humeri 142
 – – Stellung 143
Tuberculum majus, Palpation 92
 – minus, Palpation 91
 – ossis trapezii, Palpation 162
Tuberositas deltoidea, Palpation 94
 – masseterica, Palpation 27
 – radii, Palpation 140

U

Ulna 143
 – Pronationsstellung 153
 – radialer Bereich, Kapselinsertion 146
 – Supinationsstellung 153
Ulnaköpfchensyndrom 172
Ulnarisläsion 159

V

Viscerocranium 32

W

Wechselbeziehung, viszerovertebrale 83
Wirbel, Aufbau 5
Wirbelbogengelenk 4, 7 f
– Gefäßversorgung 9
– Gelenkfläche 7

Wirbelsäule, Bänder 14 f
– Entwicklung 2 ff
– Form 2 ff
– ideale Krümmung 2
– Muskulatur die die Wirbelsäule bewegt 125
– Wachstum 2

Z

Zygomatikus s. Musculus zygomaticus

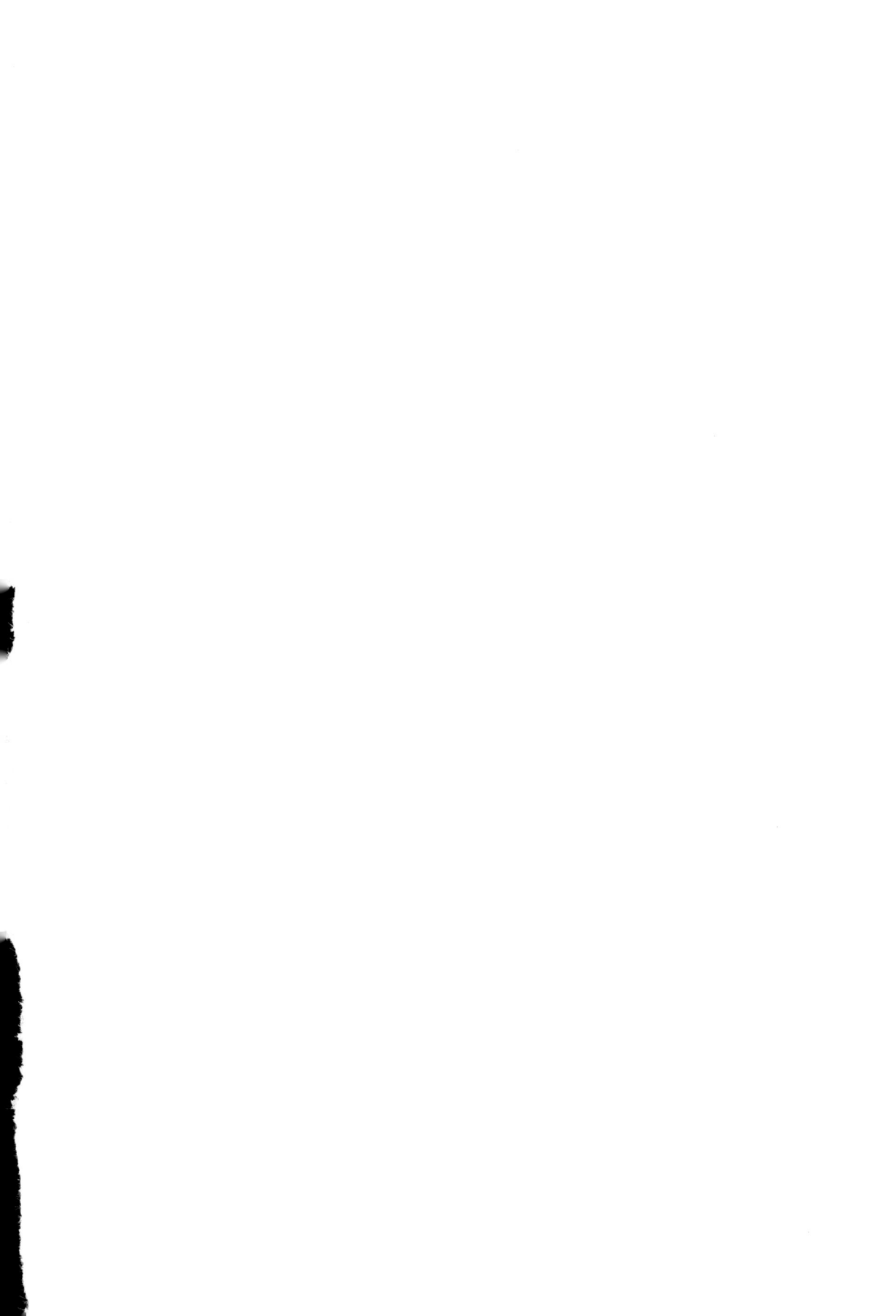